Benjamin Joseph/Selvadurai Nayagam/Randall T. Loder

Essential Paediatric Orthopaedic Decision Making
A Case-Based Approach

小儿骨科核心治疗决策
基于病例的实践

〔印〕本杰明·约瑟夫

主　编　〔英〕塞尔瓦杜拉伊·纳亚加姆

〔美〕兰德尔·T. 罗德

主　审　杨建平　沈先涛

主　译　张中礼　夏敬冬

天　津　出　版　传　媒　集　团
天津科技翻译出版有限公司

著作权合同登记号：图字：02-2024-121

图书在版编目（CIP）数据

小儿骨科核心治疗决策：基于病例的实践／(印)
本杰明·约瑟夫 (Benjamin Joseph)，(英) 塞尔瓦杜拉
伊·纳亚加姆 (Selvadurai Nayagam)，(美) 兰德尔·
T.罗德 (Randall T. Loder) 主编；张中礼，夏敬冬主
译. -- 天津：天津科技翻译出版有限公司，2024. 11.
ISBN 978-7-5433-4599-7

Ⅰ. R726.805

中国国家版本馆 CIP 数据核字第 2024ES2028 号

授权单位：CRC Press
出　　　版：天津科技翻译出版有限公司
出 版 人：方　艳
地　　　址：天津市南开区白堤路 244 号
邮政编码：300192
电　　　话：022-87894896
传　　　真：022-87893237
网　　　址：www.tsttpc.com
印　　　刷：天津新华印务有限公司
发　　　行：全国新华书店
版本记录：787mm×1092mm　16 开本　21.5 印张　400 千字
　　　　　　2024 年 11 月第 1 版　2024 年 11 月第 1 次印刷
　　　　　　定价：168.00 元

（如发现印装问题，可与出版社调换）

译者名单

主　审　杨建平　沈先涛

主　译　张中礼　夏敬冬

副主译　韦宜山　邱汝彪　任　翔　何汉晖　叶　鹏　刘洪亮

译　者　(按姓氏汉语拼音排序)

陈安辉　天津市天津医院

陈兆强　天津市天津医院

邓书贞　天津市天津医院

付　喆　天津市天津医院

何汉晖　佛山市中医院

惠涛涛　无锡市第九人民医院

吉耿锋　天津市天津医院

刘洪亮　广东省中医院

邱汝彪　广西壮族自治区妇幼保健院

曲大伟　天津市天津医院

任　翔　成都市妇女儿童中心医院

王　侃　天津市天津医院

韦宜山　内蒙古医科大学第二附属医院

魏武增　天津市天津医院

夏敬冬　武汉儿童医院

叶　鹏　宁夏医科大学总医院

张华东　天津市天津医院

张中礼　天津市天津医院

编者名单

Benjamin Joseph
Retired Professor & Former Head of Paediatric Orthopaedic Service
Kasturba Medical College
Karnataka, India

Binu Prathap Tomas
Professor & Head
Paul Brand Centre for Hand Surgery
Christian Medical College
Tamil Nadu, India

Caroline M. Blakey
Consultant Orthopedic Surgeon and Educational Lead
Department of Paediatric Orthopaedics
Trauma and Spinal Surgery
Shefeld Children's NHS Foundation Trust
Shefeld, UK

Christopher Prior
Consultant in Children's Orthopaedics and Limb Reconstruction Surgery
Alder Hey Children's Hospital NHS Foundation Trust
Liverpool, UK

David A. Spiegel
Division of Orthopaedic Surgery
Children's Hospital of Philadelphia
Professor of Orthopaedic Surgery
Perelman School of Medicine at the University of Pennsylvania
Philadelphia, USA

Hitesh Shah
Professor & Head of the Department of Paediatric Orthopaedics
Kasturba Medical College
Manipal Academy of Higher Education
Karnataka, India

James A Fernandes
Consultant Orthopaedic Surgeon and Paediatric Limb Reconstruction Lead
Department of Paediatric Orthopaedics, Trauma and Spinal Surgery
Shefeld Children's NHS Foundation Trust
Shefeld, UK

Leo Donnan
Associate Professor, University of Melbourne
Murdoch Children's Research Institute
Royal Children's Hospital
Melbourne, Australia

Nicholas Peterson
Consultant Orthopaedic Surgeon, Paediatric and Adult Limb Reconstruction Surgery
Alder Hey Children's Hospital NHS Foundation Trust
Liverpool University Hospitals NHS Foundation Trust
Broadgreen Hospital
Liverpool, UK

Nick Green
Consultant Orthopaedic Surgeon
Department of Paediatric Orthopaedics, Trauma and Spinal Surgery
Shefeld Children's NHS Foundation Trust
Shefeld, UK

Randall T. Loder
Garceau Professor Emeritus of Orthopaedic Surgery
Riley Children's Hospital
Indianapolis, USA

Selvadurai Nayagam
Retired Consultant and Orthopaedic Trauma and Limb Reconstruction Surgeon
Alder Hey Children's Hospital NHS Foundation Trust
Liverpool, UK

中文版序言

方先之教授作为我国骨科领域的先驱者,于 20 世纪 50 年代初期,先后将天津医院的骨科细分为创伤、骨病、小儿、手外和骨结核 5 个亚专业组,创立了全国骨科医师进修班,创办了《骨科进修班通讯》杂志,随后改为《天津医药骨科附刊》(《中华骨科杂志》前身)。此举远见卓识,对于临床诊疗、学科建设及人才培养的贡献深远且不可磨灭。至今,全国骨科医师进修班已持续举办 65 期,传承不断。

20 世纪 80 年代初,我加入天津医院小儿骨科担任住院医师。按照医院规定,除通读我院编写的《临床骨科学》系列书籍之外,每周一、四晚上要参加进修班的大课学习,连续参加了 3 年的培训。此外,周三下午要进行大骨科的病例讨论,授课教师均为骨科、影像和病理科资深专家。在小儿骨科每周三的大查房和术前讨论中,戴祥麒主任沿袭方先之教授的诊疗理念,对每一个病例都进行了深入的临床分析,并提出为什么手术、最适宜的手术方案是什么。这些经历对我的成长和建立规范化的诊疗思维具有非常重要的影响。

20 世纪 90 年代初,我通过了公派留学考试,前往加拿大多伦多儿童医院学习。在那里,我有幸与仰慕已久的 Robert B. Salter 教授交流,当时他虽然已不再担任小儿骨科主任岗位,但仍坚持每周一、三、五早上参与教学查房和病例讨论。他对每个病例严谨、逻辑清晰、条理分明的分析,让我受益匪浅。他强调"决策比手术更重要(Decision is more important than incision.)",临床决策的重要性不言而喻,而细致的体格检查、详细的影像分析与测量,以及反映出的病理改变是临床决策(即施行保守或手术治疗)的基础和前提。这一模式正是当前国际上流行的、行之有效的"基于病例学习/自我决策的训练(case-based learning/self-directed training)"模式。

从 2004 年起,我们在全国骨科医师进修班的基础上,进一步开办了每年两期、每期 6 个月的小儿骨科医师专科进修班;自 2014 年开始,在每周三术前讨论的基础上增加了术后回顾环节,要求每个专业组将前一周所有的手术制成幻灯片,集体进行回顾性分析和点评。这些举措旨在培养和训练青年住院医师、主治医师及进修医师的临床思维,逐渐形成个体化诊疗模式,包括病史采集、详细的体格检查、大体像及功能像、影像资料的分析与测量、术中透视的评估、术后即刻影像学检查、并发症及防治措施。通过这一流程,临床实践更加规范化和标准化。这不仅是对方先之教授诊疗理念和青年医师培养传统的传承,也是对"基于病例学习/自我决策的训练"模式的积极探索和实践。过去 10 年的经验证明,这一模式对青年医师的培养具有积极、有效的作用,并深受进修医师的欢迎。

最近,我科张中礼主任组织了一批青年医师,在繁忙工作之余,成功完成了《小儿骨科核心治疗决策:基于病例的实践》一书的翻译工作。原著的三位编者中,Selvadurai Nayagam 教授和 Benjamin Joseph 教授是我们的老朋友,他们具有丰富的临床经验,并曾多次受邀来天津进行学术交流。Selvadurai Nayagam 教授是英国著名的成人与儿童肢体矫形与重建专家;Benjamin Joseph 教授是印度资深的小儿骨科医师,擅长治疗小儿骨科的各种疾病,尤其对 Perthes 病的自然转归、分型、手术干预时机与远期结果等方面有着深入的研究。

本书精选了小儿骨科 60 个典型病例,全面涵盖了小儿骨科各领域的常见问题。每个病例均详细描述了外观、体格检查、影像学分析与数据测量、诊疗方案,以及制订方案时需要考虑的基本原则和影响因素,随后展示了详细的手术过程,术后 X 线片结果,最后进行总结分析,使读者通过病例能够了解并掌握临床诊疗决策的具体过程。因此,本书不仅是一本启发思考、训练临床诊疗思维、建立规范化和标准化诊疗流程的宝贵参考书,更是"基于病例学习/自我决策的训练"模式的典范。我特将此书推荐给青年医师阅读,希望读者通过认真、仔细地阅读,深入理解和掌握诊疗的决策过程,有效规避诊疗风险,使之成为日常工作的习惯,努力成为一名称职、优秀的骨科医师。

天津市天津医院

中文版前言

书中共 60 个病例,从复杂的创伤后遗畸形、严重的感染后畸形,到罕见的儿童先天骨病。从上肢、下肢到脊柱,不一而足。编者从三个层次引导读者,让读者身临其境,以第一视角沉浸地参与其中,抽丝剥茧,进而熟悉并掌握如何制订每一个病例的治疗决策。每章都先介绍临床病例,提出一系列的问题和思考;再逐一回答提出的问题,分析可行的治疗方案及技术要点;最后分享病例的实际处理过程和技术细节,展示随访结果并做总结提炼。

书中展示了大量病例,可以帮助读者解决很多复杂的临床问题。对于不同层次的读者来说,阅读本书都将会有不同的收获。本书可以帮助读者锻炼良好的临床思维,通过系统、深入地分析,将复杂的临床病例化繁为简,逐一击破,清晰、明朗地解决棘手的临床问题。"心灵才能手巧",无论是高年资的医师还是刚进入临床的医师,这种思维方式的训练都是尤为重要的,即"授之以渔"。同时,本书以病例为基础,展示了小儿骨科领域常用的、先进的治疗技术。如果仅是学习病例涉及的技术,也将收获颇多,换言之,亦为"授之以鱼"。系统学习这些病例之后,在工作中遇到类似病例时,不妨直接参考借鉴。所以,本书也可作为临床医师的案头书。当然,领会书中的"解题方法",可能比获得答案本身更有意义。

此书翻译团队由天津医院小儿骨科(TJPO)医师和"天津医院小儿骨科校友会"高年资医师组成,本次译著也是"TJPO 校友会"合力做的一件"大事"。校友们专业、开放又富有热情,前后进行了多次校对,反复打磨,力求为读者奉上"信、达、雅"的高质量译作。不过因为译者团队水平所限,内容不当之处恳请同道朋友们批评指正。

谨以此书献给我们共同看顾的孩子们。唯有热爱,可抵岁月漫长。

每天进步一点点。KID IS THE KEY。

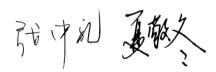

序言一

我非常高兴受邀为此书撰写序言,该书在小儿骨科教育中占有重要的地位。这是继《儿童骨科治疗决策》之后的又一部作品。

尽管教科书中详细阐述了小儿骨科各种临床疾患及其治疗方法,但在处理具体病例特别是发生并发症时,这些教科书提供的实际帮助有限,本书则可以解决这一问题。

该书适合骨科实习生和临床住院医师阅读,也适合刚进入临床的骨科医师参考阅读,他们已经通过培训,并能够处理常见问题,但遇到更困难的问题时却力不从心,需要一本可以答疑解惑的书籍。

本书的呈现方式颇为有益。首先介绍患者的病史和体格检查结果,然后明确问题并进行逐一讨论,展示了术者处理病例时的诊疗思路。一些病例中还详细介绍了手术技术。外科医师需衡量是否能够自行处理,或是需寻求帮助,并且还会与患者及其家属进行沟通,再做出决定。

我相信该书能帮助骨科医师解决小儿骨科方面的难题,并为这些棘手的病例提供更好的处理办法。

我极力推荐此作。

Anthony Catterall 博士
英国斯坦莫尔
皇家国立骨科医院骨科顾问医师

序言二

"决策比手术更重要",是已故的 Robert B. Salter 教授众多名言中的一句。Benjamin Joseph 教授及其合著者精心编撰,为小儿骨科领域的年轻医师们提供了一部既实用又具独特价值的参考书。本书适用于执业医师/住院医师及接受专科培训的医师。书中详细阐述了 60 个充满挑战的临床病例,涵盖了胫骨骨折畸形愈合及胫骨假关节初次手术失败后的多种复杂情况。每个病例均以系统的方式展开讨论,包括病史、体格检查的关键特征及提出系列问题。读者应停下来思考这些问题,而非急于查找答案。若读者能本着该书编写的初衷深入其中,必将获益匪浅。书中的问题部分引导读者去思考手术目的,进而列出各病例的解决方案。随后,介绍了外科医师实际选择的方案,通常还附有手术过程、临床外观照及影像资料。大多数病例都有充分的随访资料以证实外科决策的正确性,此外,书中还展示了所运用的手术技巧,以及详细的术后管理和随访结果。

书中所呈献的病例内容丰富,值得深入学习。在繁忙的小儿骨科中心,住院医师和专科培训医师在门诊、手术室或术后随访中可能会遇到相似的病例,每周可以抽取 1~2 个病例进行学习。这本书比大多数专业教科书更易懂,从而帮助小儿骨科医师在面对罕见或是复杂的问题时,做出更合适的决策。

谨以此书献给那些在治疗期间信任我们的孩子们,让我们能为其做出正确的治疗决策。

Kerr Graham 博士

澳大利亚墨尔本

墨尔本大学骨科教授

序言三

《小儿骨科核心治疗决策:基于病例的实践》一书将成为骨科医师的重要资源,本书可以帮助临床医师掌握基本原则,从而处理小儿骨科具有挑战性的疾病。

本书的3位编者均具有多年处理小儿骨科复杂疾病的临床经验,他们在书中与读者分享了自己的临床经验。这些享有盛誉的小儿骨科专家来自不同国家,汇聚了全球范围内的知识和经验。

针对具有挑战性的小儿骨科疾病,本书在教授处理原则的方法上,体现了多方面的独创性。

首先,针对小儿骨科这类疾病,在教授需掌握的基础理论的过程中,此书采用了一种创新的教学方式。目前,大多数小儿骨科教材多采取被动教授的方式,介绍基础理论而缺乏对概念的深入强化,通常只提供单一的治疗方案,读者必须通过被动记忆或实际操作经验来掌握这些治疗原则。而本书则采用互动的方式,评估各种可行的治疗方案,强调停下来认真思考不同治疗方案的利弊,而不仅是推荐标准教科书中的单一方法。这种预评估方法增加了治疗成功的可能,使医师能更深刻且持久地掌握处理复杂小儿骨科疾病的基础理论。该书激励小儿骨科医师批判性地审视不同的治疗方案,进而制订周全的治疗计划。这种互动教学方法极具价值,可以引导骨科住院医师为患者制订系统性的治疗计划。

其次,书中介绍的病例涉及的问题复杂,远超常规小儿骨科疾病的标准处理范畴。例如,Ponseti技术对未经治疗的马蹄内翻足通常有效,而对于治疗不当或效果不佳的僵硬型马蹄内翻足,则需要对多种僵硬畸形进行深入评估,从而做出多种决策并比较治疗的替代方案。编者在书中分享了遇到罕见情况时制订治疗方案的经验,小儿骨科医师在临床中通常很少遇到这些罕见情况,他们面临的临床场景通常都有标准且成熟的治疗方案,例如,桡骨远端及干骺端或骨干的移位骨折通常可以通过标准的复位和固定方法得到妥善处理。然而,尺桡骨愈合不良,其治疗过程更具挑战性,需审慎评估各种治疗方案的优势和治疗目标。面对多发畸形、创伤及骨病后遗畸形时,本书介绍的审视评估过程将成为宝贵的指导。

本书的编者们在处理未经治疗或治疗不当导致残余畸形等病例方面拥有丰富的经验,这种经验对于小儿骨科医师来说是难能可贵的。本书的价值在于教会读者如何整理一套治疗方案,包括如何审视、分析治疗方案,从而帮助小儿骨科医师处理这些具有挑战性的小儿骨科疾病。

许多骨科医师可能会去医疗资源匮乏的地区开展医疗活动,在这些区域,经常会遇到一些未被妥善处理或治疗不当的小儿骨科病例,这些病例与平时遇到的常规骨科病例有所不同,无法采用标准的简单治疗手段。本书的编者在处理这类复杂病例方面拥有丰富的实践经验,并在书中详细描述了他们如何运用特定的评估方法来解决这些复杂的骨科问题。作为小儿骨科医师,如能将本书介绍的交互式、批判性评估方法融入处理复杂小儿骨科病例的过程,也将受益匪浅。

非常值得称赞的是,编者们在书中分享了他们在处理小儿骨科复杂疾病方面的创新方法,骨科医师们将从这一独特的教育资源中受益。

Kaye E. Wilkins 博士

美国圣安东尼奥

得克萨斯大学健康科学中心(圣安东尼奥分校)骨科名誉教授

前　言

在《儿童骨科治疗决策》的第一版和第二版中,编者们概述了一种系统方法,基于每个临床病例的相关因素来选择治疗方案。我们在思考如何能最好地展示这种方法时,越来越清晰地发现,使用真实的病例来传达这一信息将是非常理想的方式。

在这本包含60个代表性病例的专著中,我们努力强调如何为每一个病例选择特定的治疗方式。全书采用了统一的格式,从简明的病例摘要开始,然后是一系列标准化问题。我们鼓励读者在阅读章节后续部分之前先掩卷思考这些问题。

在每一章中,我们列出了需要解决的问题和治疗目标,以及实现治疗目标的各种方案。再以表格的形式列出了影响治疗决策的因素。最后呈现实际的治疗细节和结果。

我们希望这本书对小儿骨科实习生和住院医师能有帮助。

目 录

共同交流探讨
提升专业能力

▪■· 智能阅读向导为您严选以下专属服务 ·■▪

 领取【推荐书单】　　专业好书推荐，
助您精进专业知识。

加入【读者社群】　　与书友分享阅读心得，
交流专业知识与经验。

操作步骤指南

微信扫码直接使用资源，无需额
外下载任何软件。如需重复使用
可再扫码，或将需要多次使用的
资源、工具、服务等添加到微信
"收藏"功能。

扫码添加
智能阅读向导

第 **1** 部分

畸　形

病例 1：马蹄足畸形

Christopher Prior，Nicholas Peterson，Selvadurai Nayagam

病例

患儿，女，11 岁，因明显右踝马蹄畸形而就诊。患儿曾因先天性马蹄内翻足（CTEV）在婴儿期接受 Ponseti 方法及经皮跟腱切断术治疗。由于依从性较差，并未规范配戴矫形支具，所以马蹄畸形复发。3 岁时曾实施胫前肌腱转位术和比目鱼肌延长术。1 年后，因畸形复发又行跟腱延长术。患儿之后失随访。7 岁时，患儿再次出现右踝 20°马蹄畸形。当时的主治医生认为不能继续通过软组织手术来治疗畸形，进而实施了胫骨远端截骨术，目的是使踝关节可背伸活动。

体格检查发现，右踝存在马蹄畸形 30°，右侧胫骨向后成角畸形 25°（图 1.1），以及右下肢短缩 25mm 导致下肢不等长。右后足无疼痛症状且活动度良好，前足跖屈但无明显内收。患儿行走时膝关节代偿性过伸。神经血管功能正常。

思考

- 需要解决哪些问题？
- 治疗的目标是什么？
- 有哪些可行的治疗方案？
- 有哪些因素会影响治疗方案的选择？
- 基于这些因素，你建议如何治疗该患儿？
- 治疗后需要随访该患儿多久？

需要解决的问题

- 马蹄畸形导致的功能和外观问题。
- 穿鞋困难。
- 生长过程中 CTEV 依然存在复发的潜在风险。
- 下肢不等长。

治疗目标

- 纠正胫骨和踝关节的畸形。
- 获得活动度良好、无痛、柔软的跖行足，恢复足的稳定性和功能。

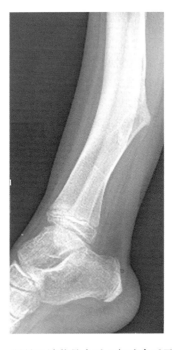

图 1.1　胫骨远端截骨术后 5 年残余反弓畸形。

- 防止复发。

治疗方案

- 马蹄足的矫正。
  - 系列手法矫正及石膏固定。
  - 软组织松解术：
    - 再次跟腱延长术。
    - 后关节囊松解术。
    - 跖腱膜松解术。
  - 马蹄足的逐步矫正：
    - 应用环形外固定架矫正,联合或不联合足部截骨术。
    - 胫骨远端前侧半骨骺阻滞术。
  - 关节融合术：
    - 三关节融合术。
    - 踝关节融合术。
- 胫骨远端反弓畸形的矫正：
  - 进行胫骨即刻截骨矫正(闭合楔形截骨),同时实施内固定。
  - 应用环形外固定架逐步矫正。

- 胫骨短缩的矫正：
  - 胫骨延长。
  - 对侧骨骺阻滞术。

影响治疗选择的因素
• 既往治疗的结果
• 既往治疗后残余畸形的影响
• 患儿的年龄
• 治疗方案潜在的不良影响

表 1.1 概述了基于这些因素的治疗选择。

治疗过程

由于 Ilizarov 方法对严重的、僵硬挛缩畸形有逐渐矫正能力,并可以同时矫正胫骨反弓畸形[2],笔者向患儿父母推荐了这种方法,并详细解释了该治疗方案的长期性和复杂性。患儿及家属表示愿意配合治疗。

表 1.1　影响治疗选择的因素

因素		对治疗的影响
既往治疗的结果	既往尝试系列石膏矫形,但没有成功	进一步尝试系列石膏矫形不太可能达到矫正足畸形的目的
既往治疗后残余畸形的影响	多次进行软组织松解	进一步松解或延长瘢痕组织是十分困难的,通常也无效,并有损伤神经血管束的风险
患儿的年龄	11 岁	11 岁患儿的足还有生长潜能,如果做三关节融合会导致足的生长发育迟缓,并导致下肢不等长变得更明显。对于接近骨骼成熟的患儿,如果没有其他选择,可以考虑将其作为一种挽救性手术
治疗方案潜在的不良影响	重复的跟腱延长术	延长跟腱会导致踝关节跖屈力量减弱[1]
	闭合楔形截骨矫正胫骨反弓畸形	闭合楔形截骨会加重肢体不等长
	外固定架逐渐矫正胫骨反弓畸形	治疗的周期较长,需要家庭的全力配合
	胫骨反弓矫正	胫骨反弓畸形的矫正会加重踝关节马蹄畸形
	关节融合术矫正马蹄内翻足	关节融合术会导致足部僵硬

该手术分两个阶段进行,以避免矫形期间发生矫正方案错误的可能。因为矫正胫骨反弓和踝关节马蹄畸形所需的牵张方向是相反的。

第一阶段:矫正胫骨畸形

在腓骨中、远 1/3 交界处用摆锯做斜向截骨。以一组四环 Ilizarov 架组成近端环和远端环框架,远、近端环架平行,置于胫骨成角旋转中心(CORA)点的两端。术中透视下旋转肢体,发现胫骨远端实为一个倾斜的成角畸形(轻度外翻合并成角畸形)。将铰链放置在垂直于胫骨纵轴的平面上,透视下拍摄胫骨正侧位 X 线片,以定位 Ilizarov 架,在冠状位,Ilizarov 环形外固定架与胫骨轴线垂直;在矢状位,铰链位于胫骨远、近端轴线

相交的平面上。铰链与胫骨后侧皮质的后方对齐,以便在矫正过程中使胫骨有一定程度的延长(图 1.2)。在 CORA 点处进行低能量截骨(使用线锯),在外固定架前方安装牵张连杆。

7 天后开始矫正,指导父母每天转动前侧牵张连杆螺母 4 次,每次半圈。

第二阶段:安装踝关节和前足的外固定架

4 周后,胫骨力线矫正满意。患儿在 1 周后再次手术,第二阶段的治疗是对环形外固定架进行调整。应用止血带控制出血,经足跖侧进行跖腱膜切断术。应用 2 枚橄榄针穿过跟骨,固定于 5/8 半环上并拉紧,构成外固定架后足环。另 2 枚克氏针横穿跖骨远

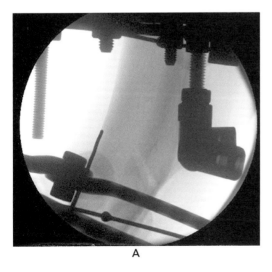

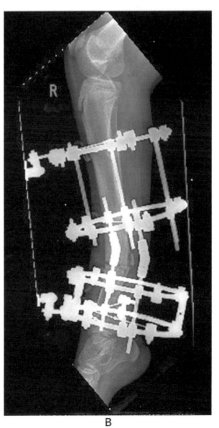

图 1.2 铰链放置于胫骨后侧皮质的正后方。在胫骨近端轴线和远端轴线相交处进行截骨。

端，连接在第 2 个 5/8 半环上并拉紧，构成前足环。后足环连接于胫骨环的最远端，其内、外侧铰链放置于踝间旋转中心上。在距下关节的后侧放置万向铰链，以便纠正后足内翻。该铰链单元连接到推拉杆上，矫正踝关节马蹄畸形。

后足环用 2 个活动组件连接到前足环上，以便牵张前足。再将前足环通过 2 个活动组件连接到由长连接板和双支柱构成的 T 形组件，并连接到胫骨环上。前侧活动组件用来矫正前足跖屈，后侧环和活动组件用来矫正踝关节马蹄畸形。T 形结构向前侧延伸要多一些，以确保纠正前足跖屈的力量是施加在圆弧切线上，该圆弧的旋转中心位于踝间旋转中心。随着矫正的进行，可将踝关节发生前侧半脱位的风险降至最低。这例马

蹄足矫正结构的外固定架组装细节如图 1.3 所示。

术后管理

首先需要牵开踝关节，X 线检查可见关节间隙增大。这样就保证了在矫正过程中，距骨软骨不会与胫骨远端相互挤压[4]（图 1.4）。

同时矫正踝关节马蹄和前足跖屈，并在此基础上增加一定的前足牵张。指导家属如何在牵张杆上旋转螺母以调整外架，并监测其依从性及矫形进展。校正的速度和节奏可根据患儿在每周临床检查中的耐受性进行适当调整。定期对胫骨进行 X 线检查，以确保治疗过程中胫骨远端骨骺不会与干骺端分离，并且评估胫骨截骨端的愈合情况。安

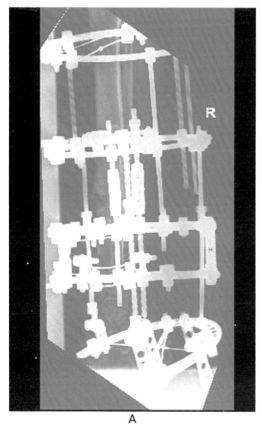
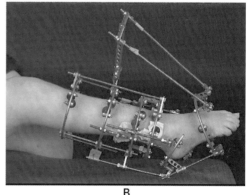
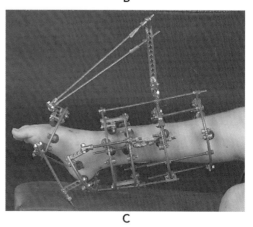

图 1.3　在开始矫正右侧马蹄畸形之前，安装好后足环和前足环的 X 线片（A）及临床外观照（B，C）。

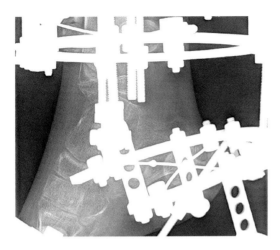

图 1.4 踝关节 X 线片显示，在矫正前踝关节已被牵开。

排患儿每周接受门诊复查，加强针道护理和定期物理治疗。在矫正过程中，要注意防止足趾和膝关节的挛缩[4]。

　　在患儿可耐受治疗的前提下，矫正踝关节到背伸 10°。残余的轻度后足内翻也得到

矫正。继续维持固定 4 周，以确保软组织适应矫正后的结构，以降低复发的风险。X 线片证实，胫骨截骨处在拆除外固定架 5 个月后骨性愈合（图 1.5）。

　　在全身麻醉下，拆除外固定架，并使用膝下石膏固定右足于过度矫正位 4 周。拆除石膏后，白天采用中立位踝足矫形器（AFO）维持体位，夜间使用定制的 AFO 来进行过度矫正，定期理疗以恢复正常步态和训练胫前肌。4 个月后，为防止马蹄足复发，配戴 AFO 支具，帮助患儿在行走中第二时相踝关节做背伸动作。并鼓励患儿定期拆除支具，训练胫前肌并恢复踝关节的活动度。

　　在治疗成功后，建议延长支具的使用时间（全天配戴为 12 个月，夜间配戴直到青春期生长高峰之后）。末次随访时，患儿依然存在 12mm 的肢体不等长，该缺陷并未引发症状，并且通过配戴 AFO 得到了部分代偿。该患儿需要继续随访直至骨骼发育成熟。

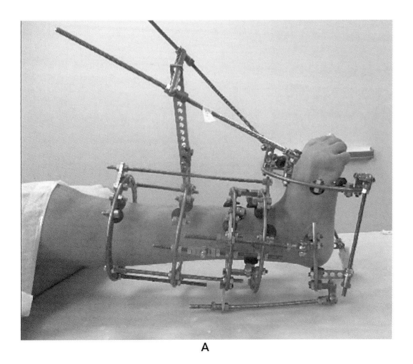
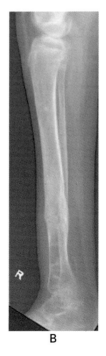

图 1.5 矫正后踝关节的临床外观照（A），X 线片证实胫骨截骨端骨性愈合并且对线对位良好（B~D）。（待续）

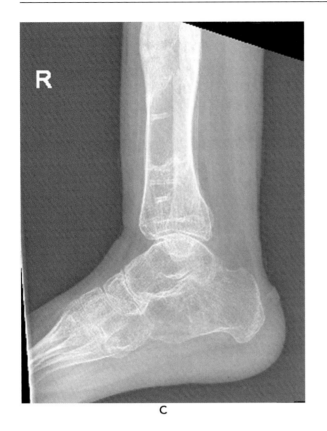
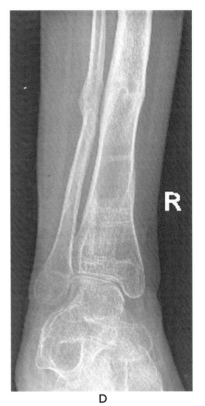

图 1.5(续)

总结

此例 CTEV 经 Ponseti 方法治疗，但患儿依从性不佳，导致了残余畸形。该病例提供了 2 个重要信息，首先，Ponseti 方法治疗失败可能有不同的原因，故该治疗方法可能并非总是有效的。经典的开放手术包括软组织松解和肌腱延长，其作用很小；一旦不成功或出现早期复发，绝不能重复使用。通过反复手术引起的瘢痕会加重复发畸形的僵硬程度。Ilizarov 方法逐步矫正对此类病例是有效的，甚至对那些之前未经治疗但预测对石膏矫形无效的严重畸形也是有效的[5]。

其次，使用胫骨截骨术矫正马蹄足，对于有马蹄足复发的儿童来说，不是一个好的早期选择（截骨后骨骼很快发生塑形），但对骨骼发育成熟的患者可能有效。如果将截骨作为治疗方案，截骨应位于踝上的部位，并根据截骨术的原则对截骨远端进行适当后移（矫形原则 2）。

参考文献

1. Firth GB, McMullan M, Chin T, Ma F, Selber P, Eizenberg N, Wolfe R, Graham HK. Lengthening of the gastrocnemius-soleus complex: An anatomical and biomechanical study in human cadavers. *J Bone Joint Surg Am*. 2013 Aug 21;95(16):1489–96. doi: 10.2106/JBJS.K.01638. PMID: 23965699.
2. Malizos KN, Gougoulias NE, Dailiana ZH, Rigopoulos N, Moraitis T. Relapsed clubfoot correction

with soft-tissue release and selective application of Ilizarov technique. *Strategies Trauma Limb Reconstr.* 2008 Dec;3(3):109–17. doi: 10.1007/s11751-008-0049-5. Epub 2008 Dec 5. PMID: 19057984; PMCID: PMC2599798.

3. Peterson N, Prior C. Correction of the neglected clubfoot in the adolescent and adult patient. *Foot Ankle Clin.* 2020 Jun;25(2):205–20. doi: 10.1016/j.fcl.2020.02.008. PMID: 32381310.

4. Davies R, Holt N, Nayagam S. The care of pin sites with external fixation. *J Bone Joint Surg Br.* 2005 May;87(5):716–19. doi: 10.1302/0301-620X.87B5.15623. PMID: 15855378.

5. Nunn TR, Etsub M, Tilahun T, Gardner ROE, Allgar V, Wainwright AM, Lavy CBD. Development and validation of a delayed presenting clubfoot score to predict the response to Ponseti casting for children aged 2–10. *Strategies Trauma Limb Reconstr.* 2018;13(3):171–7.

病例 2：马蹄内翻足

Nicholas Peterson，Christopher Prior，Selvadurai Nayagam

病例

患儿，男，14 岁，有共济失调性毛细血管扩张症（影响患者寿命）[1]，其右足畸形进行性加重（图 2.1）。畸形已严重到无法穿戴踝足矫形器（AFO）的程度，且矫形器已不能控制足部畸形。患儿日常使用电动轮椅进行移动，可以独自站立，也能使用 Kaye 助行器辅助行走。足部无疼痛症状。

体格检查发现，患儿右足呈马蹄内翻畸形。屈膝时，踝关节跖屈 15°；伸膝时，跖屈增加到 30°。前足内收畸形和后足内翻畸形只能被动部分矫正。经步态分析和足踝评估，跖屈和内翻肌力为 MRC 4 级，背伸和外翻肌力为 MRC 3 级。在 Kaye 助行器辅助下进行的步态分析显示，右足是以前足的外侧缘着地，然后经踝关节轴再向前推进。患儿希望能矫正上述畸形，但不愿意配戴支具。

思考

- 需要解决哪些问题？
- 治疗的目标是什么？
- 有哪些可行的治疗方案？
- 有哪些因素会影响治疗方案的选择？
- 基于这些因素，你建议如何治疗该患儿？
- 治疗后需要随访该患儿多久？

需要解决的问题

- 右足畸形。
- 存在不可治愈的进行性神经肌肉疾病，在治疗后有复发的风险。

治疗目标

- 矫正畸形，获得无痛、跖行的足。

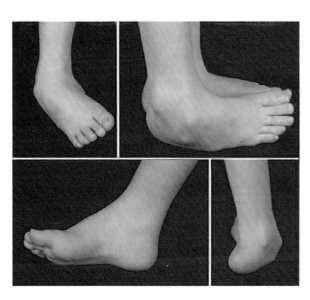

图 2.1　患儿右侧马蹄内翻足畸形，只能被动部分矫正。

9

- 最大限度降低畸形复发的风险。
- 减少对矫形器的依赖。

治疗方案

- 矫正畸形。
  - 系列的手法矫正和石膏固定。
  - 软组织手术及支具矫正：
    - 软组织松解术。
    - 肌腱转位术。
  - 使用环形外固定架逐步矫正。
  - 关节外截骨术（如跗骨截骨术）。
  - 三关节融合术。
- 将复发风险降至最低。
  - 通过调整内翻肌和跖屈肌的肌力来恢复肌力平衡：
    - 肌腱切断术。
    - 肌腱延长术。
    - 肌腱转位术。

影响治疗选择的因素

- 原发疾病的自然转归
- 畸形的严重程度
- 患儿希望不再使用支具
- 患儿的年龄

表 2.1 概述了基于这些因素的治疗选择。

治疗过程

　　患儿希望通过一次手术达到治疗目的，同时，考虑到原发病的高复发风险，该患儿不适合进行多次手术，因此，手术的决策受这两个因素的影响[2]。尽管小儿骨科医生通常采用保留关节的手术方式，但是三关节融合术可以即刻完全纠正畸形，所以对该患儿采取了三关节融合术[3]，用延长跟腱和胫后肌腱的方法来重新平衡肌力，以降低畸形复发的风险。在进展性神经肌肉疾病中，肌腱转位的结果是不可预测的，如果拮抗侧肌群存在肌力，肌腱切断可能导致过度矫正，故不考虑为该患儿行肌腱转位和肌腱切断术[2]。

　　在全身麻醉及神经阻滞下为患儿进行手术。经后内侧入路，做跟腱和胫后肌腱的 Z 形延长，暂时不缝合延长后的肌腱。采用改良 Ollier 弧形切口行三关节融合术[4]（图 2.2）。保护腓肠神经和腓浅神经，将趾短伸肌（EDB）由近及远行锐性剥离，清理跗骨窦内的脂肪组织（图 2.3）。跟骨前突处做截骨（图 2.4）。显露距下关节的前方、距骨头及距舟关节。拉钩置于腓骨肌腱的深面，向后牵开肌腱，暴露距下关节后方的关节囊，并用

表 2.1　影响治疗选择的因素

因素		对治疗的影响
原发疾病的自然转归	进展性疾病	畸形复发风险高。即使通过系列石膏矫形或 Ilizarov 技术矫正畸形，在肌力不平衡没有得到解决的情况下，复发的可能性很高
畸形的严重程度	不能完全被动矫正的中重度畸形	系列石膏外固定不太可能实现完全矫正 即使畸形得到矫正，也需要长期配戴支具
患儿希望不再使用支具	患儿希望不再继续配戴 AFO 支具	需要配戴支具的治疗方案是不被患儿接受的
患儿的年龄	14 岁	在该年龄阶段，由于足的发育基本完成，三关节融合术是可行的

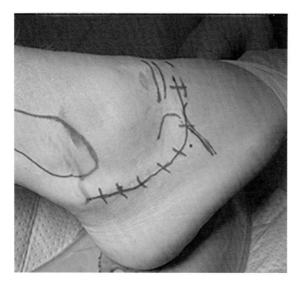

图 2.2　改良 Ollier 弧形切口跨越了跟骰关节,便于处理关节面,以及方便截骨后内固定钢板的放置。

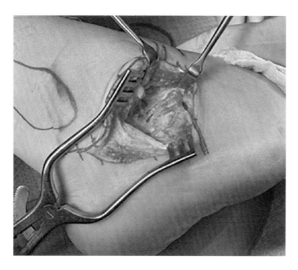

图 2.3　将趾短伸肌向上向前提拉,显露跗骨窦。

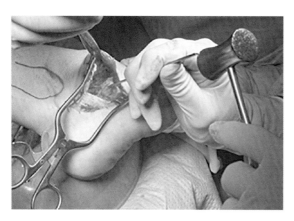

图 2.4　跟骨前突处截骨,有利于显露关节。

咬骨钳咬开关节囊。暴露跟骰关节和距舟关节,切除关节囊(图2.5)。

切除上述三个关节面的关节软骨,暴露出血的软骨下骨(图2.6)。楔形截骨后,手法推挤足部使之处于中立位。使用1枚直径6.5mm半螺纹空心螺钉由前向后经距骨颈向跟骨方向固定距下关节。距舟和跟骰关节用克氏针临时固定在合适位置,然后用锁定钢板固定(图2.7)。最后,将跟腱和胫后肌腱在适当张力下用不可吸收缝线予以缝合。在术后2周内,使用石膏夹板固定以保护伤口。

术后管理

术后6周内免负重。术后2周复查伤口的同时进行AFO取模。术后6周内避免负

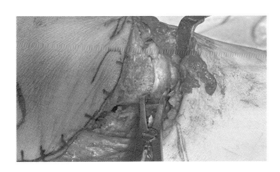

图2.5 显露距舟关节,然后凿除关节软骨,直至最终可以显露关节的内侧结构。

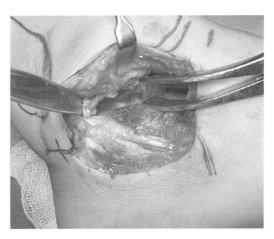

图2.6 显露并处理距下关节后方关节面。当切口深面内侧可见踇长屈肌腱时,提示已充分显露。

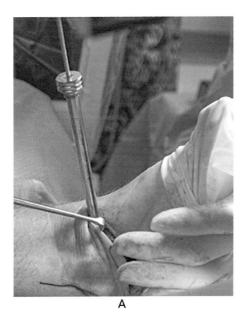

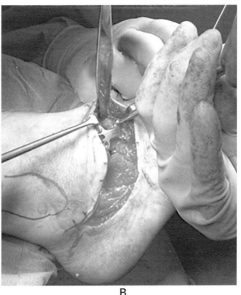

图2.7 当足部矫正到合适的位置时,经背部切口置入一枚空心螺钉,以固定距下关节(A);距舟关节和跟骰关节用钢板固定(B)。

重,防止胫后肌腱或跟腱挛缩。术后 6 周时,更换新支具来维持矫形效果。连续配戴 3 个月 AFO 支具,然后改为夜间配戴,持续 12 个月,防止畸形复发。

术前和术后 X 线片,以及临床外观照如图 2.8 和图 2.9 所示。

患儿在不穿戴矫形支具的情况下,右足能以跖行足的状态站立。患儿及其家属对已达到的手术效果感到满意。

总结

三关节融合术通常被称为挽救性手术。这仍然是解决大多数后足和中足畸形的可靠方法。对 16 岁的患儿来说,用此术式最终获得了序列良好、稳定、无痛的足。应该随访该患儿至成年,追踪关节融合术后的长期疗效。

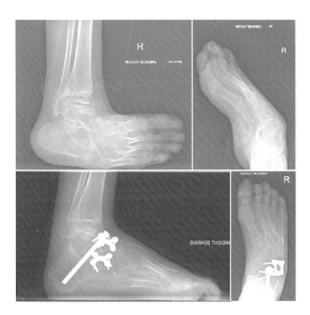

图 2.8　术前和术后的 X 线片。

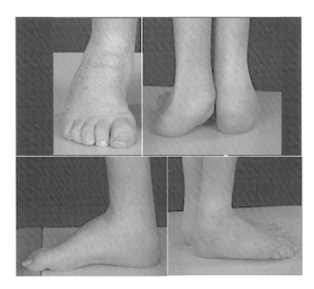

图 2.9　术后临床外观照显示右足最终的矫正形态。

参考文献

1. van Os NJH, Haaxma CA, van der Flier M, Merkus PJFM, van Deuren M, de Groot IJM, et al. Ataxia-telangiectasia: Recommendations for multidisciplinary treatment. *Dev Med Child Neurol*. 2017 Jul;59(7): 680–9.
2. Lee MC, Sucato DJ. Pediatric Issues with cavovarus foot deformities. *Foot Ankle Clin*. 2008 Jun;13(2): 199–219.
3. Saltzman CL, Fehrle MJ, Cooper RR, Spencer EC, Ponseti IV. Triple arthrodesis: Twenty-five and forty-four-year average follow-up of the same patients. *J Bone Joint Surg Am*. 1999 Oct;81(10):1391–402.
4. Steindler A. A text-book of Operative Orthopedics. *Br J Surg*. 1926 Jan;13(51):594.

病例3：跟骨畸形

Christopher Prior，Nicholas Peterson，Selvadurai Nayagam

病例

一例骨骼发育成熟的青少年男性患者，在婴儿期因左侧先天性马蹄内翻足实施了后内侧软组织松解术，目前因左足畸形而就诊。

临床检查显示，左踝关节过度背伸（图3.1），跖屈仅达踝关节中立位。患者用足跟站立，前足几乎不能着地。患者存在明显的步态异常：在支撑相中，仅能观察到足推进过程中3个滚动轴的第1个轴（即足跟着地），患儿尝试过度屈曲趾间关节来达到放平足的目的，但第3个滚动轴（即前足离地）没有出现。左踝关节跖屈肌力MRC评分3+级。足踝关节其他肌肉的肌力正常。足负重侧位X线片显示跟骨Pitch角异常增大（43°）

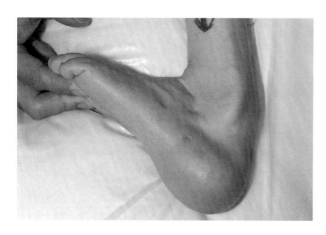

图3.1 左侧先天性马蹄内翻足实施后内侧松解术后，因过度延长跟腱，使腓肠肌和比目鱼肌持续无力，导致踝关节过度背伸。

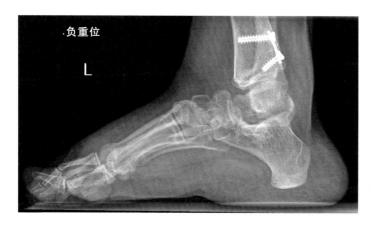

图3.2 既往通过骨骼阻滞术以期达到胫骨远端关节面的反向倾斜，但实际未能改善步态中的跖屈无力，最终呈跟行步态。

15

伴高弓畸形(图 3.2)。

前期治疗曾试图通过骨骺阻滞术来改善这种情况。在胫骨远端的后侧放置 8 字钢板,使踝关节矢状面反向倾斜,以期解决踝关节背伸的问题[1]。然而,踝关节过度背伸角度虽然减少,但这并没有改善步态。

思考

- 需要解决哪些问题?
- 治疗的目标是什么?
- 有哪些可行的治疗方案?
- 有哪些因素会影响治疗方案的选择?
- 基于这些因素,你建议如何治疗该患儿?
- 治疗后需要随访该患儿多久?

需要解决的问题

- 踝关节跖屈无力。
- 后足高弓畸形。

治疗目标

- 改善踝关节跖屈力量。
- 矫正踝关节过度背伸。
- 矫正后足跟骨方向及高弓畸形。

治疗方案

- 改善踝关节跖屈力量。
  - 肌腱转位术:
    - 胫前肌代跟腱术[2]。
    - 趾长屈肌代跟腱术。
  - 折叠紧缩、过长的跟腱。
  - 通过跟骨近端平移截骨术来延长腓肠肌-比目鱼肌的力臂。
- 防止踝关节过度背伸:
  - 胫骨远端骨骺生长引导技术。
  - 折叠紧缩跟腱术。
- 矫正后足跟骨方向:
  - 跟骨平移截骨术(向近端平移)[3,4]。

影响治疗选择的因素

- 患者的年龄及骨骼成熟度
- 既往手术治疗的影响
- 肌腱转位对跖屈力量增强的效果
- 跟骨平移截骨的效果

表 3.1 概述了基于这些因素的治疗选择。

表 3.1　影响治疗选择的因素

因素		对治疗的影响
患儿的年龄及骨骼成熟度	骨骼成熟的青少年	由于骺板接近闭合,涉及骨骺阻滞的方案是不可行的
既往手术治疗的影响	胫骨远端骨骺阻滞	骺板已经闭合时,此方案不适用
肌腱转位的效果	胫前肌转位	胫前肌转位将导致第一跖列下沉,这将加重高弓足畸形。此外,该患儿为非同侧转位
	趾长屈肌转位	该患儿为同侧转位,但肌力比胫前肌弱
跟骨平移截骨的效果	跟骨结节近端平移	截骨后降低了跟骨 Pitch 角和高弓畸形,延长了腓肠肌-比目鱼肌的力臂

治疗过程

根据需要考虑的各种因素,决定行跟骨近端平移截骨术和跟腱折叠紧缩术,并通过将趾长屈肌转位到跟腱来增强腓肠肌-比目鱼肌的肌力。在标准侧位 X 线片中评估后足骨骼的形态,并进行截骨计划的模拟(图3.3)。

取平行于跟腱外侧缘的后外侧切口,保护腓肠神经和隐静脉,并做跟腱 Z 字形切断。显露腓骨长肌和姆长屈肌之间的间隙,将姆长屈肌和胫后神经血管束向内侧牵拉,显露后踝、距下关节及跟骨背侧面(图3.4A)。在透视引导下将克氏针置入跟骨中,标记闭合截骨的楔形骨块,其底部位于跟骨的背侧

面(图 3.4B)。该楔形骨块的大小是由图 3.3所示术前模拟确定。克氏针固定后,使用宽骨刀截取楔形骨块(图 3.4C,D)。去除楔形骨块后闭合截骨端,并将跟骨结节向近端平移以进一步纠正跟骨 Pitch 角。用空心螺钉和两孔钢板固定截骨端(图 3.4E,F)。

在踝关节跖屈的状态下切断趾长屈肌腱,以获得足够的长度。尽可能从远端切断,使远侧残端附着在姆长屈肌上,然后将踝关节保持在跖屈 15°位,在此位置的张力下进行跟腱 Z 字成形折叠紧缩术,以实现一定程度的肌腱短缩。将趾长屈肌的近侧残端穿过跟腱,在保持张力情况下,编织缝合于短缩的跟腱上,以加强跟腱。闭合伤口前将止血带放气,确保其可以充分、有效地止血。用膝下石膏托固定踝关节于屈曲位。

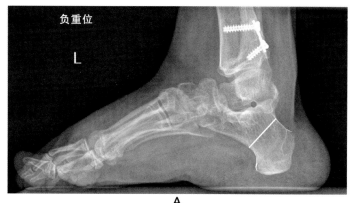

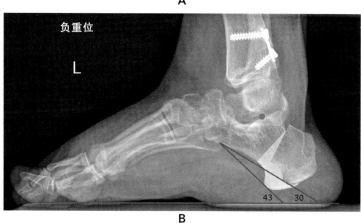

图 3.3　使用图像处理软件对畸形进行分析和矫正,通过模拟图像来指导手术。此处需要以踝关节旋转中心为轴进行旋转,实施经跟骨的斜形截骨,然后规划背伸-跖屈的弧度。模拟图像证实截骨块向近端平移和成角可以达到预期的效果。

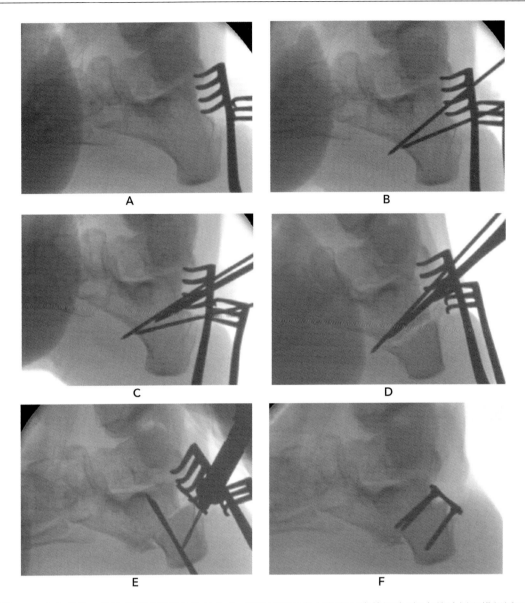

图 3.4 术中系列 X 线片显示了楔形骨块的大小,以及如何在术中定位和将其切除(如术前计划和模拟矫正所示),同时,再将远端骨块向近端平移,用一对两孔钢板和螺钉固定截骨端。

术后管理

术后 2 周检查伤口,同时将石膏托更换为踝关节跖屈 15°位的管型石膏。术后 8 周拆除石膏,然后配戴 4 周的铰链式踝足矫形器,铰链锁止于踝关节跖屈位。开始进行物理治疗以增强踝关节的主动跖屈活动,同时防止背伸超过中立位。12 周时将 AFO 设定为足的跖行姿态,并继续进行物理治疗以强化腓肠肌和比目鱼肌的力量(图 3.5)。6 个月后停止 AFO 的穿戴。

末次随访时的步态检查显示,足推进过程中(支撑相)的第 2 个轴已经出现。虽然患者很明显是在足趾辅助下完成这个动作的,但推进的效果有所改善。评估腓肠肌-比目

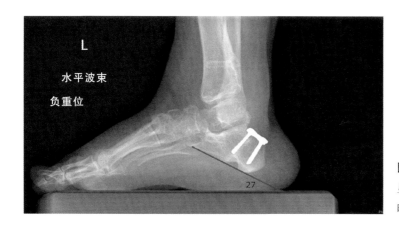

图 3.5　术后负重侧位 X 线片显示：跟骨 Pitch 角改善，高弓足畸形纠正，患者步态也有所改善。

鱼肌的活动显示，MRC 分级为 4 级。站立时足部外观明显改善（见图 3.2 和图 3.5），患者及其父母对临床结果感到满意。

总结

已有多种不同的跟骨截骨技术来减小跟骨 Pitch 角[3,4]。笔者使用的跟骨平移截骨术可以实现以踝关节旋转中心为 CORA 点的畸形矫正。图 3.3 中的模拟显示，为达到这种矫正目的，需对带有跟骨结节的骨块进行向近端平移和成角。但在实际手术中使用的是闭合性楔形截骨，而不是开放性楔形截骨。

参考文献

1. Sinha A, Selvan D, Sinha A, James LA. Guided growth of the distal posterior tibial physis and short term results: A potential treatment option for children with calcaneus deformity. *J Pediatr Orthop.* 2016;36(1):84–8.
2. Peabody CW. Tendon transposition: An end result study. *Journal of Bone & Joint Surgery—American Volume.* 1938;20(1):193–205.
3. Hansen ST. Osteotomy techniques. In: Hansen ST, editor. *Functional reconstruction of the foot and ankle.* Philadelphia: Lippincott Williams & Wilkins; 2000. pp. 372–3.
4. Samilson RL, Dillin W. Cavus, cavovarus, and calcaneocavus: An update. *Clin Orthop Relat Res.* 1983(177):125–32.

病例4：高弓足畸形

David A. Spiegel

病例

患儿，女，13岁，因 *PMP22* 基因重复突变而被诊断为腓骨肌萎缩症1a型，因足部畸形就诊。

患儿双侧进行性足部畸形，左侧较重。既往接受过物理治疗、牵张和系列石膏矫形固定，曾穿戴鞋垫，但拒绝使用AFO支具。与同龄儿童相比，其参加体育活动的能力受限，但既往可以跑步和跳跃。直至最近，足部功能恶化，左侧畸形更加严重。患儿经常会被

绊倒，且踝外侧和内侧靠近足底筋膜起点处疼痛。患儿主诉足部易感不适，行走时足尖很难抬起。

体格检查发现，双侧高弓足畸形，左侧比右侧更严重（图4.1）。右足背伸可超越中立位10°，而左足背伸仅达中立位。双足背伸和外翻肌力均为4级（MRC分级），右侧胫后肌肌力4级。小腿中段以远对振动和针刺感减弱。左足第一跖列固定跖屈伴足底筋膜挛缩。尽管患儿右侧高弓足可以被动矫正，但其足底筋膜也十分紧张。俯卧位左后足柔韧性检查发现，后足可外翻5°。患儿可独立行

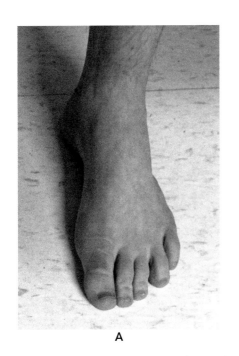 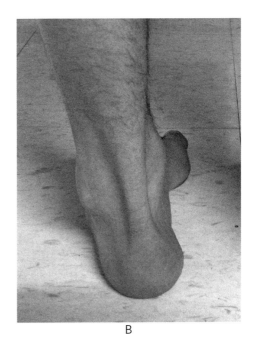

图4.1 高弓足畸形的临床外观照。（待续）

走,左足轻度下垂,左足在摆动相和支撑相均呈倾斜状态。负重位 X 线片显示(图 4.2),骨骼排列特征符合高弓足畸形的典型表现[1]。

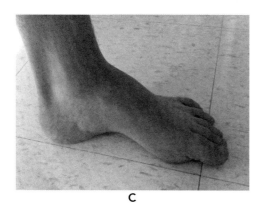

C

图 4.1(续)

思考

- 需要解决哪些问题?
- 治疗的目标是什么?
- 有哪些可行的治疗方案?
- 有哪些因素会影响治疗方案的选择?
- 基于这些因素,你建议如何治疗该患儿?
- 治疗后需要随访该患儿多久?

需要解决的问题

- 进行性足部畸形。

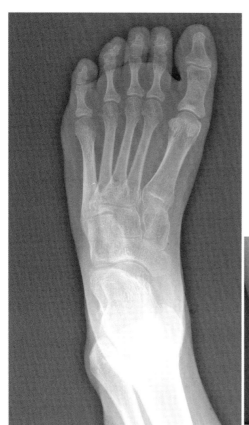

A

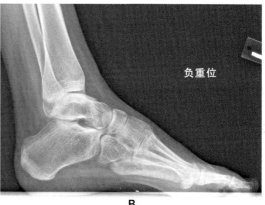

B

图 4.2　负重正位 X 线片显示,距骨长轴与跟骨呈平行关系,后足内翻。距骨头对舟骨关节面覆盖减少(距-舟覆盖角 26°)。第一跖骨相对距骨内收(正位距骨-第一跖骨角为 -30°;正常范围为 -7°~+10°)(A)。负重侧位 X 线片显示,第一跖骨相对于胫骨呈轻度跖屈位,距骨-第一跖骨角(Meary 角)为 26°。胫跟角(76°)和跟距角(28°)均在正常范围内,提示踝关节并不存在马蹄畸形(B)。

- 足部疼痛。
- 胫前肌无力导致摆动相足部推进不足。
- 肌力不平衡及骨骼固定性畸形导致站立相稳定性不足。

治疗目标

- 矫正畸形，获得跖行足。
- 平衡踝关节和足部周围肌肉力量。
- 减轻疼痛。
- 在可能的情况下，不借助辅助矫形器行走。

治疗方案

该患儿曾尝试过所有的非手术治疗，所以目前只考虑手术治疗。

- 矫正足部畸形及获得跖行足。
  - 引发畸形的软组织结构松解/延长术[2-7]。
    - 肌腱松解术/延长术或转位术：
      - 跟腱延长术。
      - 胫后肌松解术/转位术。
      - 腓骨长肌松解术/转位术。
    - 跖腱膜松解。
  - 截骨术[8,9]。
    - 内侧柱延长截骨术：
      - 基底截骨术。
      - 楔骨截骨术。
    - 跗间截骨术。
    - 跟骨截骨术。
  - 关节融合术[10]：
    - 三关节融合术。
- 重新平衡踝关节和足部周围肌力[2-7]：
  - 胫后肌移位至距下关节轴以外的足背侧。
  - 腓骨长肌转位至腓骨短肌。

<table>
<tr><th>影响治疗选择的因素</th></tr>
</table>

- 患儿的年龄
- 症状的严重程度
- 畸形的严重程度和柔韧性
- 踝关节和足部肌肉的力量

表 4.1 概述了基于这些因素的治疗选择。

在绝大多数情况下，高弓足畸形继发于潜在的神经疾病，所以，在开始治疗畸形之前，对原发病做出诊断十分重要。这些诊断包括中枢神经系统（脑瘫、创伤性脑损伤、Friedrich 共济失调）、脊髓源性（脊髓灰质炎、脊髓栓系、骨髓发育不良）或周围神经系统（遗传性运动和感觉神经病变）疾病[2,3]。不太常见的原因可能包括残余马蹄内翻足畸形、创伤后畸形（骨筋膜室综合征、Pilon 或距骨颈骨折）和特发性疾病[2,3]。最常见的原因是遗传性感觉和运动神经病变，尤其是腓骨肌萎缩症（CMT），该患儿就是这种情况。治疗策略和预期结果应基于该疾病的潜在自然病史（包括静态和动态）。由于该患儿的自然病史是进展性的，所以，目前的干预不能完全缓解患儿的疼痛，将来可能需要继续使用矫形器来解决肌肉无力的问题；由于进展性肌无力会导致畸形复发，将来还可能需要进一步的手术干预。

治疗过程

该患儿实施了左足跖腱膜松解并行第一跖骨基底背伸截骨，以及腓骨长肌转位至腓骨短肌，胫后肌转位至外侧楔骨。术中患儿获得了 10° 的踝关节被动背伸，术中模拟负重位观察显示，胫跟角和跟骨 Pitch 角正常，因此，不需要延长腓肠肌-比目鱼肌。在

表 4.1　影响治疗选择的因素

因素		对治疗的影响
患儿的年龄	13 岁	足部畸形在患儿年幼时是柔软的；到 13 岁时往往变得较僵硬
症状的严重程度	患儿有明显足部畸形，这些症状影响了步态	由于非手术治疗方案已经失败，故考虑手术治疗以改善症状
畸形的严重程度和柔韧性	高弓足畸形仅可以部分矫正	仅松解足底筋膜是不够的；可能需要进行截骨术以背伸第一跖列或前足
	前足畸形主要累及第一跖列的跖屈；外侧列并未受累	如果在足底筋膜松解后认为有必要截骨，可能仅限于第一跖列的截骨
	后足内翻是柔软的，可以被动矫正	矫正前足的旋前和松解胫后肌可能会改善后足内翻，而不必进行跟骨截骨
踝关节和足部肌肉的力量	踝关节背伸肌力： 胫前肌 3 级（左），4 级（右） 伸趾肌群 3 级（左），4 级（右）	踝关节背伸的力量需要通过肌腱转位来增强，以提高摆动相时足部推进力量 改善踝关节肌力平衡可以降低马蹄畸形的复发风险
	踝关节跖屈肌力： 腓肠肌–比目鱼肌 5 级 内翻肌力： 胫后肌 4 级，胫前肌 3 级 外翻肌力： 腓骨长肌 4 级，腓骨短肌 3 级	理想情况下，如果手术的目的是恢复功能，应只考虑转位 5 级肌力的肌腱。然而，4 级肌力的肌腱也可以转位，以恢复肌力平衡和纠正畸形，并通过消除肌力不平衡，最大限度地减少畸形复发 因此，胫后肌转位纠正后足内翻，恢复距下关节处肌力平衡；腓骨长肌转位以纠正第一跖列下降，恢复第一跖列的肌力平衡

跟骨远端水平横断腓骨长肌，采用 Pulvertaft 编织法缝合于腓骨短肌之上。使用挤压螺钉固定转位的胫后肌腱。尽管右足没有症状，还是实施了跖腱膜松解术。

术后管理

患儿右足用可负重的短腿石膏进行固定。左足采用短腿夹板固定，防止肿胀，术后第 10 天改用短腿石膏固定。术后 6 周改为穿戴 AFO 支具，并开始进行物理治疗。右足穿戴 CAM 矫形鞋，在可耐受的情况下允许负重行走。

术后 3 个月，患儿可以穿戴 AFO 支具行走，且无任何不适。治疗目标是训练踝关节和足部肌肉力量，以摆脱支具（图 4.3）。尽管后足确实存在轻度外翻，但患儿站立时却处于轻度内翻位，这些体征需要进一步随访；如果表现为持续的不稳定，则应考虑通过跟骨截骨术来进行矫正。

总结

高弓足手术治疗的原则：

• 通过软组织松解和截骨来恢复关节活动度。

• 通过肌腱转位来获得肌力的平衡。

关节融合术是治疗严重僵硬畸形和已

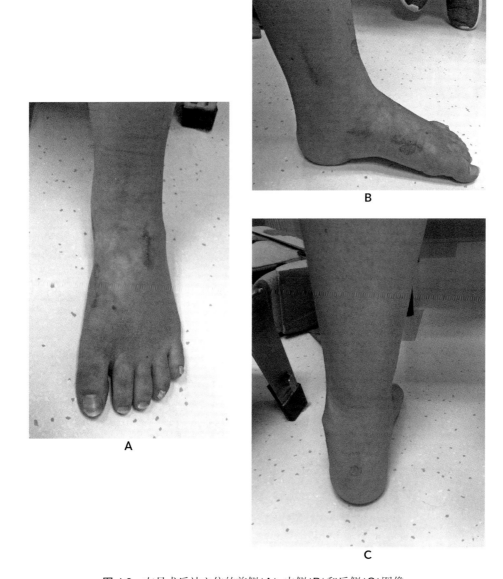

图 4.3　左足术后站立位的前侧(A)、内侧(B)和后侧(C)图像。

有关节炎改变的足部挽救性手术。手术方案是多种多样的,但必须根据每位患儿的情况进行选择。手术的最佳时机尚存在争议,如果采用非手术方法能缓解足部症状或功能性障碍,也是可行的。然而有研究者认为,早期软组织干预有推迟或避免更为广泛手术干预(如三关节融合术)的可能。

参考文献

1. Davids JR, Gibson TW, Pugh LI. Quantitative segmental analysis of weight-bearing radiographs of the foot and ankle for children: Normal alignment. *J Pediatr Ortho*. 2005;25:769–76.
2. Ziebarth K, Krause F. Updates in pediatric cavovarus deformity. *Foot Ankle Clin*. 2019;24:205–17.
3. Georgiadis AG, Spiegel DA, Baldwin KD. The cavovarus foot in hereditary motor and sensory neuropathies. *JBJS Rev*. 2015;3:01874474-201512000-00003.
4. Pfeffer GB, Gonzalez T, Brodsky J, Campbell J, Coetzee C, Conti S, Guyton G, Herrmann DN, Hunt K, Johnson J, McGarvey W, Pinzur M, Raikin S, Sangeorzan B, Younger A, Michalski M, An T, Noori N. A consensus statement on the surgical treatment of Charcot-Marie-Tooth disease. *Foot Ankle Int*. 2020;41:870–80.
5. Ward CM, Dolan LA, Bennett DL, Morcuende JA, Cooper RR. Long-term results of reconstruction for treatment of a flexible cavovarus foot in Charcot-Marie-Tooth disease. *J Bone Joint Surg Am*. 2008;90:2631–4262.
6. Dreher T, Wolf SI, Heitzmann D, Fremd C, Klotz MC, Wenz W. Tibialis posterior tendon transfer corrects the foot drop component of cavovarus foot deformity in Charcot-Marie-Tooth disease. *J Bone Joint Surg Am*. 2014;96:456–62.
7. Ortiz C, Wagner E. Tendon transfers in cavovarus foot. *Foot Ankle Clin*. 2014;19:49–58.
8. Mubarak SJ, Van Valin SE. Osteotomies of the foot for cavus deformities in children. *J Pediatr Orthop*. 2009;29:294–99.
9. Wicart P, Seringe R. Plantar opening-wedge osteotomy of cuneiform bones combined with selective plantar release and Dwyer osteotomy for pes cavovarus in children. *J Pediatr Orthop*. 2006;26:100–8.
10. Wetmore RS, Drennan JC. Long-term results of triple arthrodesis in Charcot-Marie-Tooth disease. *J Bone Joint Surg Am*. 1989;71:417–22.

病例 5：先天性垂直距骨

Christopher Prior，Nicholas Peterson，Selvadurai Nayagam

病例

患儿，男，出生6周，表现为双侧先天性垂直距骨。其母亲正常妊娠、足月分娩，该患儿出生时体重3.35kg。临床检查发现，患儿双足均处于固定马蹄位畸形，且前足处于背伸和外展位（图5.1）。双足跖侧均可触及距骨头。该患儿双上肢、膝关节、髋关节及脊柱正常，未查及关节挛缩或脊柱发育不良的体征。无特殊面容，遗传学分析证实没有与该畸形有关的染色体异常。B超检查提示双髋关节正常。

患儿足的侧位X线片显示，距舟关节不可复性半脱位导致前足无法跖屈。距骨严重跖屈，其长轴与第一跖骨长轴不共线（图5.2），根据以上特征可以诊断先天性垂直距骨，并可与姿势性跟骨外翻、严重扁平足畸形相鉴别。

思考

- 需要解决哪些问题？
- 治疗的目标是什么？
- 有哪些可行的治疗方案？
- 有哪些因素会影响治疗方案的选择？
- 基于这些因素，你建议如何治疗该患儿？
- 治疗后需要随访该患儿多久？

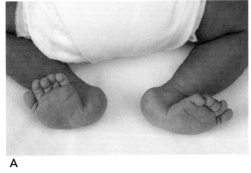
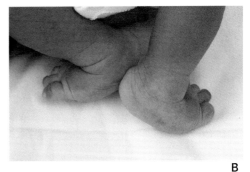
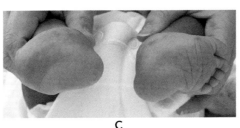

图5.1 患儿双足畸形的临床外观照，前足明显外展，当患儿俯卧时，双侧足尖几乎指向后方。

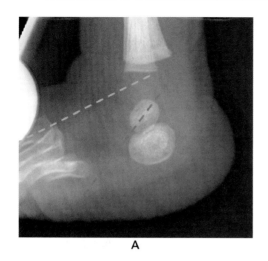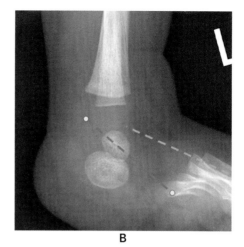

图 5.2　跖屈位侧位 X 线显示，距骨长轴与第一跖骨长轴不共线。

需要解决的问题

- 累及前足和后足的复杂畸形：
  - 踝关节马蹄。
  - 后足外翻。
  - 前足背伸。
  - 前足外展。
  - 距舟关节脱位。
- 软组织挛缩。
  - 关节囊和韧带：
    - 踝关节–后关节囊。
    - 距舟关节–背侧关节囊。
  - 肌腱：
    - 跟腱。
    - 胫前肌。
    - 趾伸肌和蹋伸肌腱。
    - 腓骨长肌和腓骨短肌。

治疗目标

- 通过以下治疗，获得无痛、灵活的跖行足：
  - 复位距舟关节。
  - 矫正前足畸形。
  - 矫正后足畸形。
- 预防畸形复发。

治疗方案

复位距舟关节，矫正后足和前足的畸形。

- 系列手法矫正和石膏固定。
- 系列手法矫正和微创手术。
- 切开复位距舟关节和软组织松解。
- 切开复位距舟关节、软组织松解及肌腱转位。
- 挽救性手术：
  - 舟骨切除。
  - 距下关节融合。

预防畸形的复发。

- 支具。
- 肌腱转位（胫前肌转位至距骨颈）。

影响治疗选择的因素
• 患儿的年龄
• 基础疾病
• 治疗后关节僵硬的风险
• 矫形效果

表5.1概述了基于这些因素的治疗选择。

治疗过程

该患儿因社会环境因素导致治疗延误。直到出生8个月时,患儿才接受双足系列手法矫正和石膏固定。

首先,将前足置于跖屈和内翻位,同时保持距骨的位置,并从足底侧施加压力,使用过膝石膏固定足的位置。此手法矫正每周一次。第5周时拍摄X线片,以确保距舟关节处于复位状态(从侧位X线片观察,距骨与第一跖骨轴线平行,图5.3)[4,5]。

其次,在距舟关节复位后1周,在全身麻醉下拆除石膏,并进行距舟关节内固定。由于右足僵硬,需要对距舟关节进行切开复位。在关节内侧做一2cm的切口,切开关节

囊显露关节。解剖并游离部分距下关节,抬高距骨,从而达到距舟关节完全复位。复位后,用直径2mm的克氏针逆行固定。在左

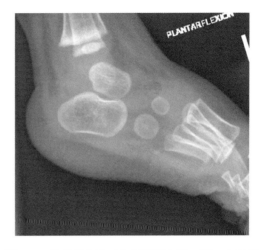

图5.3　系列手法矫正和石膏固定后5周,左足跖屈位侧位X线片。

表5.1　影响治疗选择的因素

因素		对治疗的影响
患儿的年龄	婴幼儿	使用系列手法矫正和石膏矫形的方法来获得矫正是最合适的[1,2]
		舟骨切除和关节融合等挽救性手术只适用于年龄较大的儿童
基础疾病	特发性垂直距骨	在无关节疾病或脊柱裂的儿童中,通过系列手法矫正和石膏矫正是最容易成功的
治疗后关节僵硬的风险	软组织松解	广泛切开软组织松解和脱位的切开复位治疗,常导致皮肤愈合问题及足的僵硬[3]
	对系列手法矫正反应良好	对婴儿来说,治疗应该从系列手法矫正开始。如果导致畸形的各组成部分都得到了满意矫正,除了维持矫正外,没必要进行进一步的干预
矫形效果	系列手法矫正仅能部分矫正畸形	可以进行有限的软组织松解及距舟关节切开复位
	系列手法矫正效果差	可能需要更广泛的软组织松解和距舟关节切开复位
	矫正满意后畸形复发	胫前肌腱转位到距骨颈是很好的选择
	大龄儿童难以控制的畸形	只有前期治疗失败且患儿年龄较大时,才考虑行挽救性手术

足，通过内侧小切口显露距舟关节，证实已获得满意的复位，同样使用直径 2mm 的克氏针固定（图 5.4）。双足均进行经皮跟腱切断术，以矫正后足马蹄畸形。缝合切口后，采用膝上石膏固定，足中立、踝关节背伸 5°位。

术后管理

术后 5 周在门诊拔除克氏针，并用石膏将踝关节固定于更大角度的背伸位，时间为 2 周。之后穿戴带有连杆的足部支具，以保持足尖向前。前 3 个月每天穿戴 23 个小时，以后仅在睡觉时穿戴足部支具，直至患儿 18 个月。之后穿戴硬质 AFO 支具保持前足 30°跖屈，防止畸形复发。鼓励父母对患儿进行有规律的前足拉伸。17 个月时，患儿可以无痛行走（图 5.5）。鉴于挛缩和肌力不平衡易导致复发，故需要持续随访至患儿骨骼发育成熟。

总结

治疗先天性垂直距骨的 Dobbs 方法已成为首选治疗方案。Dobbs 方法是微创的，

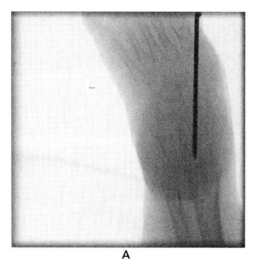
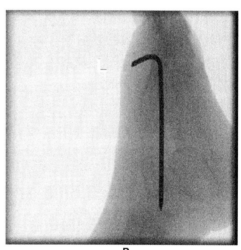

图 5.4　术中透视显示左足距舟关节复位后逆行克氏针固定。

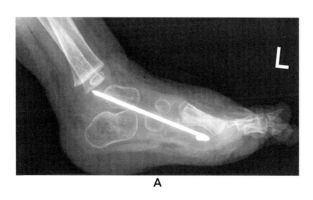
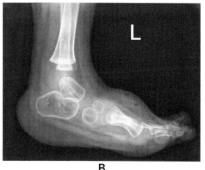

图 5.5　术后 5 周(A)及 3 个月的侧位 X 线片显示，距骨长轴与第一跖骨长轴排列良好(B)。

几乎不会引起瘢痕，但需要仔细评估系列 X 线片，以便了解该技术是否可达到复位距舟骨关节脱位的预期效果[5]。复发依然是需要重视的问题，目前尚无关于骨骼成熟后随访结果的公开报道[1,6]。

参考文献

1. Yang JS, Dobbs MB. Treatment of congenital vertical talus: Comparison of minimally invasive and extensive soft-tissue release procedures at minimum five-year follow-up. *J Bone Joint Surg Am.* 2015;97(16):1354–65.

2. Chan Y, Selvaratnam V, Garg N. A comparison of the Dobbs method for correction of idiopathic and teratological congenital vertical talus. *J Child Orthop.* 2016;10(2):93–9.

3. Ramanoudjame M, Loriaut P, Seringe R, Glorion C, Wicart P. The surgical treatment of children with congenital convex foot (vertical talus): Evaluation of midtarsal surgical release and open reduction. *The Bone & Joint Journal.* 2014;96-b(6):837–44.

4. Merrill LJ, Gurnett CA, Connolly AM, Pestronk A, Dobbs MB. Skeletal muscle abnormalities and genetic factors related to vertical talus. *Clin Orthop Relat Res.* 2011;469(4):1167–74.

5. Eberhardt O, Fernandez FF, Wirth T. The talar axis-first metatarsal base angle in CVT treatment: A comparison of idiopathic and non idiopathic cases treated with the Dobbs method. *J Child Orthop.* 2012;6(6):491–6.

6. Wright J, Coggings D, Maizen C, Ramachandran M. Reverse Ponseti-type treatment for children with congenital vertical talus: Comparison between idiopathic and teratological patients. *The Bone & Joint Journal.* 2014;96-b(2):274–8.

病例 6：平足外翻畸形

Leo Donnan

病例

患儿，男，12 岁，因双足对称性进行性畸形就诊。患儿主诉双足内侧疼痛，且疼痛与体育活动有关。严重的疼痛导致其无法参与体育运动。患儿父母还注意到，患儿的鞋在很短时间内就会被磨坏。

在负重位后面观可观察到"足趾过多征"（图 6.1A）阳性（可见外侧 4 个足趾）。患儿步态笨拙，足偏角为外展 25°，内侧足纵弓完全塌陷（图 6.1B），明显后足外翻，前足外展，行走时推进无力。

被动抬高踇趾不能恢复内侧纵弓，但足尖站立时足纵弓外形改善，后足外翻能被矫正到中立位，但不能内翻。腓肠肌和比目鱼肌挛缩。前足旋后，后足稳定于中立位时，第一跖列显著抬高。踇屈肌 MRC 分级为 4 级。患儿存在广泛的中等程度的韧带松弛。距下关节和跗骨各关节活动度轻度受限，被动活

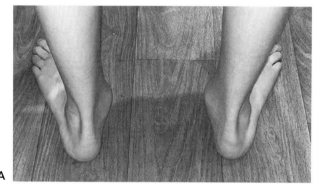

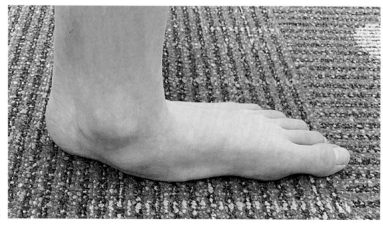

图 6.1　负重位足部临床外观照，可见前足外展与"足趾过多征"阳性（A）及内侧纵弓完全塌陷（B）。

31

动时无疼痛。

负重位足的正侧位 X 线片显示,前足外展,距骨头内侧未被覆盖(图 6.2A),足纵弓塌陷,跟骨 Pitch 角减小,距骨呈跖屈位(图6.2B)。距下关节和跗骨各关节无炎性改变。

思考

- 需要解决哪些问题?
- 治疗的目标是什么?
- 有哪些可行的治疗方案?
- 有哪些因素会影响治疗方案的选择?

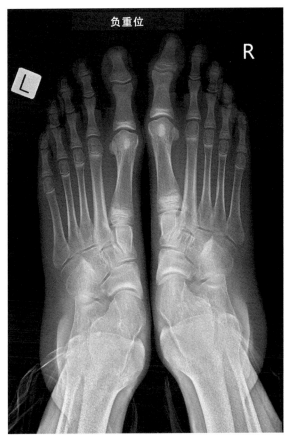

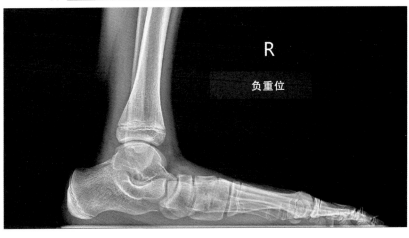

图 6.2　足的负重位 X 线片显示前足外展伴距骨头覆盖不良(A),跟骨Pitch 角减少及距骨呈跖屈位(B)。

• 基于这些因素,你建议如何治疗该患儿?

• 治疗后需要随访该患儿多久?

需要解决的问题

• 进行性加重的后足外翻、前足外展及内侧纵弓塌陷。

• 足外旋及力臂功能丢失导致推进无力。

• 足部疼痛。

治疗目标

• 矫正后足外翻和前足外展。

• 恢复正常的内侧纵弓。

• 改善步态。

• 改善足部疼痛及解决穿鞋的问题。

治疗方案

• 矫正后足外翻:
  ○ 跟骨内移截骨术[2]。
  ○ 跟骨固定术(关节制动术)[3]。
  ○ 距下关节融合术和三关节融合术。

• 矫正前足外展。
  ○ 外侧柱延长:
    □ 跟骨延长术(开放楔形截骨)[4]。
    □ 骰骨截骨术(开放楔形截骨)。
  ○ 内侧柱短缩:
    □ 内侧楔骨截骨术(闭合楔形截骨)。

• 恢复内侧纵弓:
  ○ 矫形治疗。
  ○ 紧缩跟舟韧带和胫后肌腱,同时行骨性手术(单纯的软组织手术在扁平足畸形治疗中无意义)。
  ○ 延长小腿三头肌。
  ○ 跖屈第一跖列。
  ○ 纠正后足外翻和前足外展。

• 改善步态。
  ○ 纠正外翻步态。
  ○ 改善小腿三头肌力臂并改善行走

推进力量:
  □ 纠正后足外翻。
  □ 改善踝关节活动度。

• 通过矫正畸形来减轻疼痛及减少鞋的磨损。

影响治疗选择的因素
• 足部疼痛症状
• 患儿的年龄
• 畸形的严重程度和柔韧性
• 多发韧带松弛
• 关节炎性改变

表 6.1 概述了基于这些因素的治疗选择。

对于轻度畸形且不伴明显小腿三头肌挛缩的情况,可通过合适的矫形鞋或跟骨固定术(关节制动术的一种)来纠正后足外翻。对于更严重的畸形,如这例患儿,需要骨性矫正,以恢复足的正常排列,需要折叠紧缩过度拉伸的跟舟韧带和胫后肌,并延长挛缩的小腿三头肌肌腱。针对那些有明显继发骨关节炎改变的病例,则可能需要进行三关节融合手术。

该患儿最终的骨性手术方案包括:

• 跟骨延长截骨术。

• 外侧柱延长术。

• 内侧柱短缩术。

治疗过程

对该患儿采用跟骨延长截骨术,用克氏针固定跟骰关节,以矫正距骨跖屈和前足外展(图 6.3)。跟舟韧带和胫后肌腱折叠紧缩缝合,以改善足内侧的松弛(图 6.4)。行内侧楔骨背侧开放楔形截骨(Cotton 截骨)以纠正第一跖列异常背伸,最后在 1 区进行延长(Strayer 术),解除跟腱挛缩。

表 6.1　影响治疗选择的因素

因素		对治疗的影响
足部疼痛症状	严重的疼痛导致体育活动受限	因此,需要干预(无症状的扁平足不需要任何治疗)
患儿的年龄	12 岁	不在自发改善的年龄阶段(幼龄儿童的扁平足可自行改善)
畸形的严重程度和柔韧性	严重的扁平足畸形	通过矫形鞋治疗是不合适的(仅针对中度畸形的病例)
	中度僵硬——后足外翻畸形只能被动矫正到中立位	松解挛缩的小腿三头肌可矫正后足外翻 跟骨固定术或关节制动术更适合于柔软的足
多发韧带松弛	中度韧带松弛状态	单纯依赖软组织手术是不合适的,因为复发的可能性很高
关节炎性改变	没有关节炎的临床表现或影像学表现	在没有关节炎的情况下,首选避免导致关节僵硬的方案(没有理由进行距下或三关节融合术)

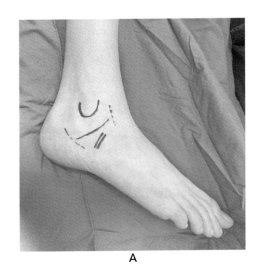
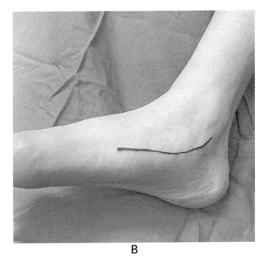

图 6.3　手术切口标记。

外侧柱延长术在畸形部位(跟骨复合体)提供了强有力的矫正,同时保留了足的活动度和柔韧性。该方法的优势包括愈合快、并发症少,患儿可以更快地恢复独立行走。

患儿使用的是钛合金植入物。大多数情况下,自体骨移植也是可行的。

术后管理

应用膝下石膏托固定,维持 6 周并拔除克氏针。术后 2 周更换石膏并检查伤口。嘱患儿避免负重,直到复查 X 线片显示截骨处

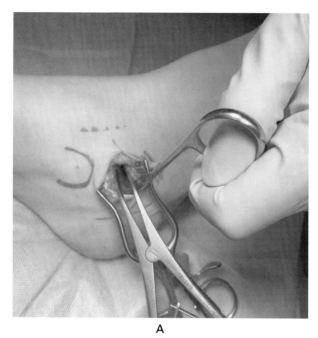
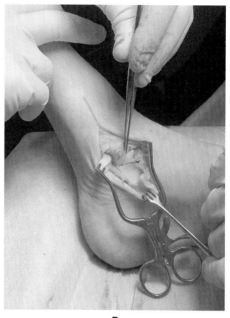

图 6.4　跟骨延长截骨术,内侧关节囊和胫后肌腱折叠紧缩缝合。

充分愈合后才可拆除石膏。

　　用定制鞋垫继续维持足部矫正姿势,并开始进行康复锻炼以加强胫后肌和小腿肌肉。

随访

　　术后 6 个月时,患足稳定且无疼痛表现,允许患儿逐步恢复活动(图 6.5 和图 6.6)。需要继续随访患儿,观察是否有远期症状出现。

总结

　　扁平足畸形的矫正取决于对畸形的认识,以及骨与软组织矫正手术的合理运用,只有这样,才能获得良好的远期结果[5]。

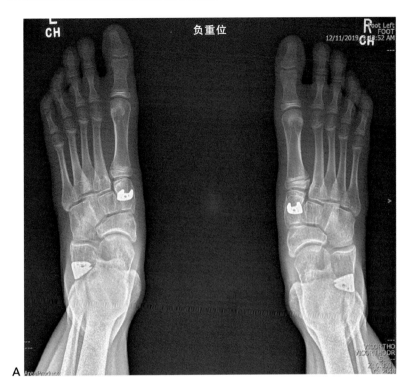

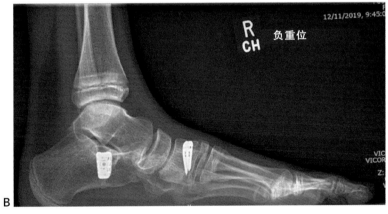

图 6.5　足负重位 X 线片显示前足外展得到矫正，跟骨 Pitch 角和纵弓恢复。

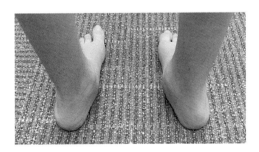

图 6.6　足的临床外观照显示畸形获得矫正。

参考文献

1. Ghanem I, Massaad A, Assi A, Rizkallah M, Bizdikian AJ, Abiad RE, et al. Understanding the foot's functional anatomy in physiological and pathological conditions: The calcaneopedal unit concept. *J Child Orthop.* 2019;13(2):134–46.
2. Moraleda L, Salcedo M, Bastrom TP, Wenger DR, Albiñana J, Mubarak SJ. Comparison of the calcaneo-cuboid-cuneiform osteotomies and the calcaneal lengthening osteotomy in the surgical treatment of symptomatic flexible flatfoot. *J Pediatr Orthoped.* 2012;32(8):821–9.
3. Pavone V, Vescio A, Silvestri CAD, Andreacchio A, Sessa G, Testa G. Outcomes of the calcaneo-stop procedure for the treatment of juvenile flatfoot in young athletes. *J Child Orthop.* 2018;12(6):582–9.
4. Mosca VS. Calcaneal lengthening for valgus deformity of the hindfoot: Results in children who had severe, symptomatic flatfoot and skewfoot. *J Bone Jt Surg Am Volume.* 1995;77(4):500–12.
5. Nejib K, Delpont M. Medium-term results of calcaneus lengthening in idiopathic symptomatic flat foot in children and adolescents. *J Child Orthop.* 2020;14(4):286–92.

病例 7：后足外翻畸形

Hitesh Shah，Benjamin Joseph

病例

患儿，男，7岁，因右足畸形就诊（图7.1）。患儿出生时右足就存在畸形，在幼儿期接受过小腿和足外侧软组织松解术（具体手术细节并不清楚），但目前畸形仍存在。

体格检查发现，患儿除右侧后足严重外翻畸形外，无其他四肢畸形。右下肢较健侧缩短3.0cm，但身体其他各部位比例正常（图7.2）。右踝背伸活动比左踝多15°，跖屈少30°。腓骨肌腱突出，后足不能被动内翻。中足关节活动度正常，步态笨拙，且推进无力。

因后足外翻畸形严重，足与踝关节X线片难以显示清晰的结构（图7.3）。外翻状态时，踝穴没有出现明显的外翻倾斜，胫骨远端骨骺亦未出现楔形改变，外踝位置正常。这些特征表明畸形不是位于踝关节。由于距下关节在X线片上显示不清，因此，行CT检查，CT图像清晰地显示胫距关节面几乎为水平位，但距下关节异常倾斜约65°。同时可见跟骨不在胫骨下方，而是向外侧移位（图7.4）。

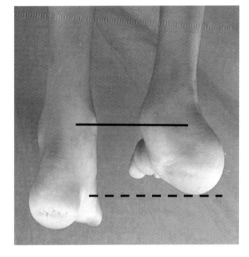

图7.2 肢体短缩3.0cm，主要表现在足部（虚线），胫骨仅短缩0.5cm（黑色实线）。

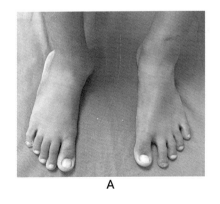

A

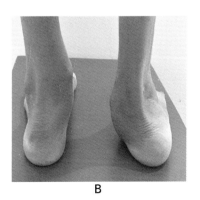

B

图7.1 右侧后足严重外翻畸形。

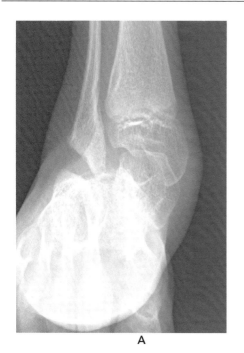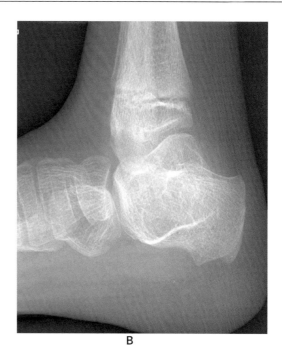

A　　　　　　　　　　　B

图 7.3　踝关节的正位 X 线片显示,胫骨远端生长板几乎水平,胫骨远端骨骺未呈楔形改变(A);侧位 X 线片显示,跟骨与距骨重叠,无法评估距下关节(B)。

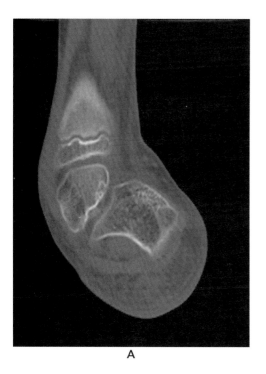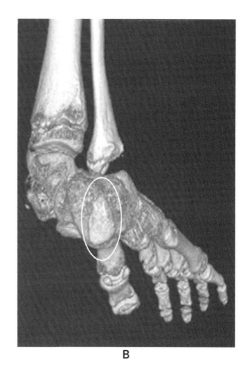

A　　　　　　　　　　　B

图 7.4　通过踝关节和距下关节 CT 图像可知,踝关节面几乎水平,但距下关节面倾斜约 65°(A);CT 三维重建显示,跟骨向外侧移位(白色圆圈为跟骨结节的位置)(B)。

思考

- 需要解决哪些问题?
- 治疗的目标是什么?
- 有哪些可行的治疗方案?
- 有哪些因素会影响治疗方案的选择?
- 基于这些因素,你建议如何治疗该患儿?
- 治疗后需要随访该患儿多久?

需要解决的问题

- 严重的后足外翻畸形。
- 跟骨外移后导致功能异常、推进无力。
- 下肢不等长主要来源于足部。

治疗目标

- 矫正畸形并恢复跟骨相对于胫骨的正常排列。
- 平衡肢体的长度或缩短肢体不等长。

治疗方案

- 跟骨内移截骨术。
- 距下关节融合术。

- 楔形截骨术联合距下融合术。
- 干预胫骨从而矫正肢体不等长。

影响治疗选择的因素
- 畸形的部位
- 畸形的严重程度
- 足的柔软度
- 短缩的部位

表 7.1 概述了基于这些因素的治疗选择。

治疗过程

做外侧弧形切口,延长腓骨肌腱。再做内侧水平切口,定位距骨支持带,并从距骨与跟骨之间,经距下关节截除一个以内侧为底边的楔形骨块(图 7.5A)。截骨面闭合后,后足外翻得到矫正,此时,跟骨重新排列于胫骨的下方。用单枚 Blount 钉将距骨与跟骨固定。用克氏针从足跟穿入胫骨远端髓腔进行固定(图 7.5B)。术后即刻观察可见,跖行

表 7.1　影响治疗选择的因素

因素		对治疗选择的影响
畸形的部位	距下关节	由于畸形位于距下关节(而不是踝关节),因此,手术应以距下关节为目标
畸形的严重程度	严重	外翻畸形严重,无法通过跟骨平移截骨术来获得充分的矫正[1]
		需要先进行楔形截骨术,再进行关节融合手术
		对于这种严重的外翻畸形,实施楔形截骨术的同时进行距下关节内侧入路比标准的外侧入路更安全[2,3]
足的柔软度	后足不能被动纠正到中立位	不能使用传统的距下关节融合术,如 Dennyson 和 Fulford 技术[4],因为后足无法被动矫正。此外,进行传统距下融合不能矫正后足向外侧的移位
短缩的部位	短缩主要来源于跟骨	短缩来源于跟骨,因此,应暂缓胫骨延长,先行跟骨手术干预,待长度差异变得更加明显后,再进行干预

足形态恢复,内侧纵弓恢复良好,足外形纠正满意(图 7.6)。

术后管理

膝下石膏先固定足踝 6 周,然后拔除固

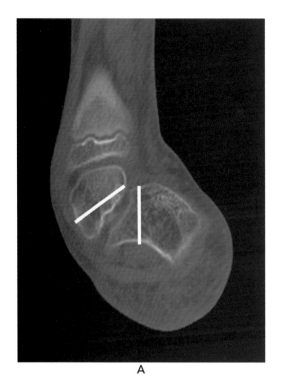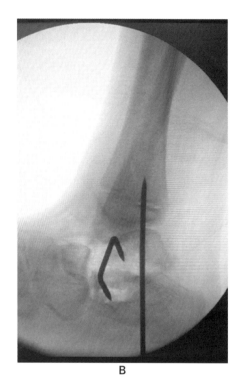

图 7.5 术前计划距骨与跟骨的截骨线(白线)(A),术中 X 线片显示,距跟关节关系恢复,跟骨重新排列于胫骨下方(B)。

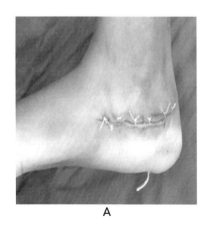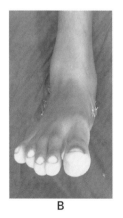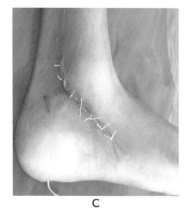

图 7.6 术后即刻的足部临床外观照。

定的克氏针，允许患儿全负重行走。

随访

对患儿随访 2.5 年。末次随访时，畸形矫正仍然良好（图 7.7）。肢体不等长为右侧短缩 1.3cm，步态明显改善。

总结

距下关节异常倾斜是一个非常少见的畸形，需要对患儿随访至其骨骼发育成熟，观察下肢长度的差异，并关注矫正效果是否能维持。

这个病例充分说明足部缩短很大程度上会导致下肢不等长[5]。

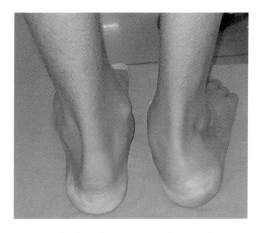

图 7.7   末次随访时右侧后足的临床外观照，外翻畸形得到了矫正，足跟高度亦有所增加。

参考文献

1. Koman LA, Mooney JF 3rd, Goodman A. Management of valgus hindfoot deformity in pediatric cerebral palsy patients by medial displacement osteotomy. *J Pediatr Orthop*. 1993;13:180–3.
2. Widnall J, Mason L, Molloy A. Medial approach to the subtalar joint. *Foot Ankle Clin*. 2018 Sep;23(3):451–60. doi: 10.1016/j.fcl.2018.04.006. PMID: 30097084.
3. Knupp M, Zwicky L, Lang TH, Röhm J, Hintermann B. Medial approach to the subtalar joint: Anatomy, indications, technique tips. *Foot Ankle Clin*. 2015;20(2):311–18. doi: 10.1016/j.fcl.2015.02.006.
4. Hadley N, Rahm M, Cain TE. Dennyson-Fulford subtalar arthrodesis. *J Pediatr Orthop*. 1994;14(3):363–8. doi: 10.1097/01241398-199405000-00017.
5. Lane G. A novel technique to determine foot contribution to limb-length discrepancy. *J Am Podiatr Med Assoc*. 2017;107(4):340–341. doi: 10.7547/16-062.

病例 8：先天性胫骨假关节

Benjamin Joseph, Hitesh Shah

病例

患儿，男，8 岁，来自印度南部城市，存在右小腿前弓畸形。患儿曾为此接受过 2 次手术，但都没有成功。患儿有神经纤维瘤病 1 型的特征，即"咖啡牛奶斑"。在小腿的中下 1/3 交界处有明显的反常活动，全长短缩 2cm。小腿的正位和侧位 X 线片如图 8.1 所示。

思考

- 需要解决哪些问题？
- 治疗的目标是什么？
- 有哪些可行的治疗方案？
- 有哪些因素会影响治疗方案的选择？
- 基于这些因素，你建议如何治疗该患儿？
- 治疗后需要随访该患儿多久？

需要解决的问题

- 在前 2 次手术失败的基础上实现假关节愈合。
- 即使实现了假关节愈合，仍存在很高的再次骨折的风险。
- 双侧肢体不等长。

治疗目标

- 假关节获得愈合。
- 将再次骨折的风险降至最低。

- 待骨骼发育成熟时，实现下肢肢体等长。

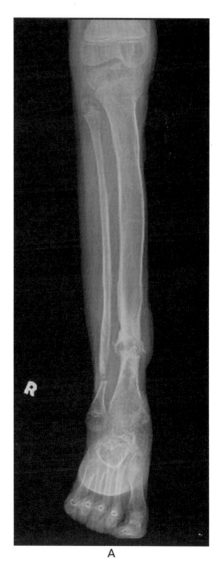

图 8.1　胫腓骨的正位和侧位 X 线片显示为Crawford Ⅳ型假关节。（待续）

43

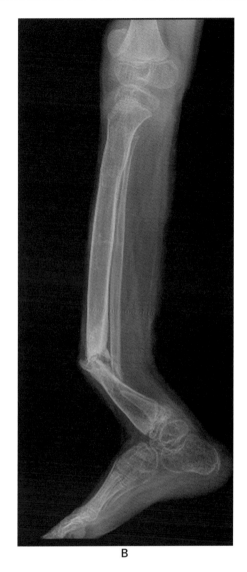

B

图 8.1（续）

治疗方案

目前,有 3 种使胫骨假关节获得愈合的手术方案:

• 假关节切除、髓内钉固定联合植骨术[2-5]。

• 假关节切除、应用 Illizarov 外固定架联合植骨术[6,7]。

• 假关节切除联合带血管蒂的游离腓骨移植术[8]。

对这 3 种方案的治疗结果需进行对比[9,10]。将再次骨折的风险降至最低的治疗方案包括:

• 保留胫骨髓内钉直至骨骺发育成熟,同时小腿配戴保护性支具。

影响治疗选择的因素

• 合并其他胫骨畸形(如胫骨近端弯曲)和踝外翻

• 短缩程度

• 手术技术的可操作性

• 费用问题

表 8.1 概述了基于这些因素的治疗选择。

治疗过程

该患儿接受了假关节切除术,包括:

• 从假关节的远近端均切除了约 5mm 的硬化骨,直到观察到骨端新鲜出血。

• 彻底切除胫骨假关节之间的纤维组织。

• 环形切除假关节周围约 2cm 的增厚骨膜。

该患儿的成角畸形得矫正,胫骨的断端获得良好接触(断端间无间隙且无重叠)。

用 4mm 粗的髓内棒固定胫骨,从足跟部置入,穿过跟骨和距骨到达胫骨远端,再穿过假关节。

从对侧胫骨皮下取一段长柱状皮质骨,分成 3 块,假关节周围植骨(图 8.2)。

没有对腓骨进行固定或植骨,也没有将胫骨和腓骨进行交叉融合。

术后管理

术后使用从髋关节至足的长腿石膏固

表8.1　影响治疗选择的因素

因素		对治疗的影响
合并其他胫骨畸形（如胫骨近端弯曲）和踝外翻	不合并其他胫骨畸形，也无踝外翻畸形	Illizarov技术除了可以处理前外侧弯曲外，还可以矫正明显的胫骨近端缩短和后侧弯曲。因不存在额外的畸形，所以没有选择Illizarov技术
短缩程度	短缩2cm	这种程度的缩短可以通过对侧胫骨近端临时骨骺阻滞（生长调控技术）来处理，因此，不考虑在本次术中同时进行肢体延长
手术技术的可操作性	没有医生接受过血管显微技术培训	基于此，不考虑行带血管蒂的游离腓骨移植术
费用问题	该家庭经济能力有限	髓内钉固定联合植骨术是一种简单而廉价的治疗方法，作为治疗的首选

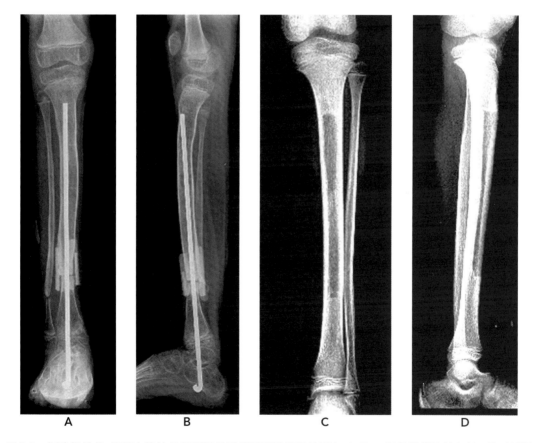

图 8.2　切除假关节，用髓内棒从足跟到胫骨近端干骺端将胫骨固定(A,B)。胫骨断端接触良好。从对侧胫骨(C,D)取下一段长柱状皮质骨，分成3块，在假关节周围植骨(A,B)。

定,直到 X 线片上显示胫骨愈合;在去除石膏之前,患侧肢体不允许负重。此后,患儿下地行走时使用热塑壳状支具对其进行保护。

对于对侧肢体(取移植骨侧肢体),用从髋关节到足的石膏固定,6 周内禁止负重。

每 6 周拍摄一次 X 线片,直到确定假关节处愈合(图 8.3 和图 8.4)。愈合满意后,每年随访该患儿 1 次,直至其骨骼发育成熟。维持髓内棒固定并使用支具持续保护,直至其骨骼发育成熟。

胫骨在骨骼成熟前一直保持良好的愈合(图 8.5 和图 8.6)。Rush 髓内棒保留完整,

在骨骼成熟时,髓内棒的尖端已退至胫骨中段 1/3 的位置,但其仍然支撑着原来假关节的部位(图 8.6)。

骨骼发育成熟时,胫骨仍存在 4cm 的短缩需要矫正。之前曾向患儿父母提供了通过对侧骨骺阻滞来平衡肢体长度的方案,但他们不希望在正常肢体上再次手术。髓内棒贯穿固定了踝关节和距下关节,所以踝关节和距下关节均僵硬。健侧的胫骨供骨处愈合良好,患儿无明显不良反应;在骨骼成熟时,健侧胫骨外形正常(图 8.7)。

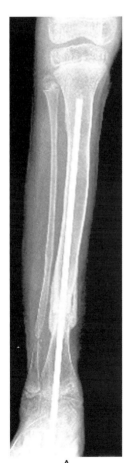
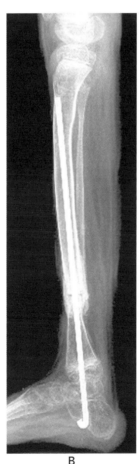
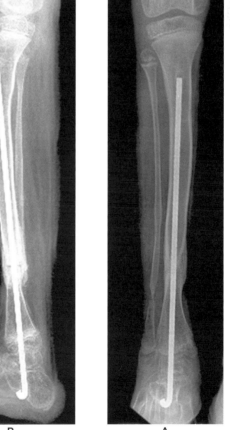
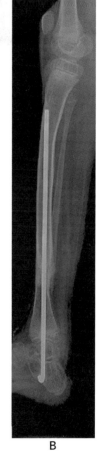

图 8.3　术后 6 周的 X 线片,可以观察到初步愈合。

图 8.4　术后 8 个月的 X 线片,此时骨皮质(前侧、后侧、内侧、外侧)愈合良好。

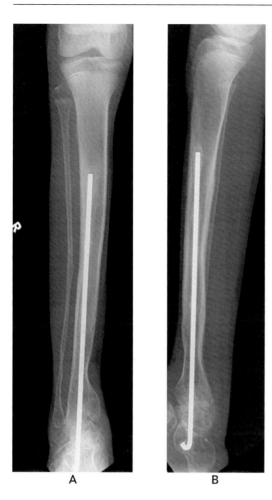

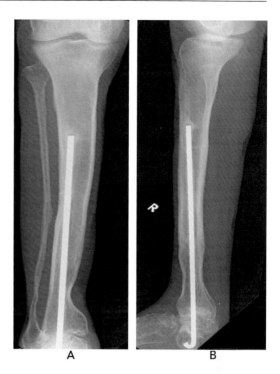

图 8.6 Rush 棒的尖端已退至胫骨中上 1/3 交界处。

图 8.5 术后 6 年,胫骨连续性仍保持良好,骨骼成
熟时(术后 9 年)仍愈合良好。

总结

一些研究表明,除了使用上述方法之外,骨膜移植、应用双膦酸盐药物或骨形态发生蛋白可提高骨愈合率。然而,这些研究都不是 Ⅰ 级研究,也没有随访到患者骨骼发育成熟。

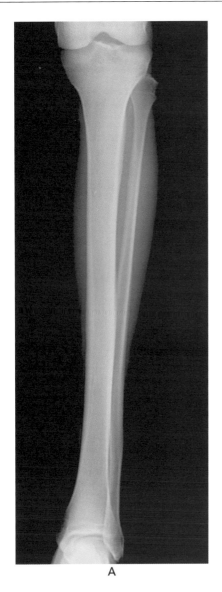
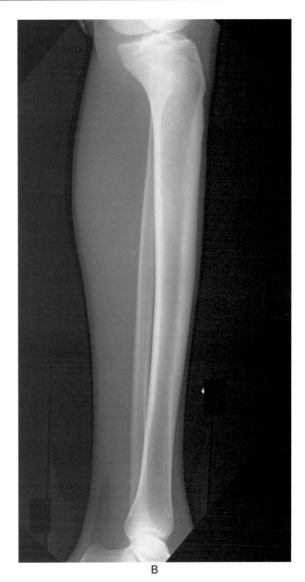

A　　　　　　　　　　　　　　　　　B

图 8.7　对侧胫骨的取骨处已恢复正常。

参考文献

1. Khan T, Joseph B. Controversies in the management of congenital pseudarthrosis of the tibia and fibula. *Bone Joint J.* 2013;95-B:1027–34.

2. Joseph B, Mathew G. Management of congenital pseudarthrosis of the tibia by excision of the pseudarthrosis, onlay grafting and intramedullary nailing. *J Pediatr Orthop B.* 2000;9:16–23.

3. Shah H, Doddabasappa SN, Joseph B. Congenital pseudarthrosis of the tibia treated with intramedullary rodding and cortical bone grafting: A follow-up study at skeletal maturity. *J Pediatr Orthop.* 2011;31(1):79–88.

4. Dobbs MB, Rich MM, Gordon JE, Szymanski DA, Schoenecker PL. Use of an intramedullary rod for treatment of congenital pseudarthrosis of the tibia: A long-term follow-up study. *J Bone Joint Surg Am.* 2004 Jun;86-A(6):1186–97.

5. Johnston CE II. Congenital pseudarthrosis of the tibia: Results of technical variations in the Charnley-

Williams procedures. *J Bone Joint Surg Am*. 2002;84:1799–810.

6. Cho T-J, Choi IH, Lee SM, Chung CY, Yoo WJ, Lee DY, Lee JW. Refracture after Ilizarov osteosynthesis in atrophic-type congenital pseudarthrosis of the tibia. *J Bone Joint Surg [Br]*. 2008;90-B:488–93.

7. Choi IH, Lee SJ, Moon HJ, Cho TJ, Yoo WJ, Chung CY, Park MS. "4-in-1 osteosynthesis" for atrophic-type congenital pseudarthrosis of the tibia. *J Pediatr Orthop*. 2011 Sep;31(6):697–704.

8. Sakamoto A, Yoshida T, Uchida Y, Kojima T, Kubota H, Iwamoto Y. Long-term follow-up on the use of vascularised fibular graft for the treatment of congenital pseudarthrosis of the tibia. *J Orthop Surg*. 2008;6:13.

9. Inan M, El Rassi G, Riddle EC, Kumar SJ. Residual deformities following successful initial bone union in congenital pseudarthrosis of the tibia. *J Pediatr Orthop*. 2006;26:393–9.

10. Tudisco C, Bollini G, Dungl P, Fixsen J, Grill F, Hefti F, Romanus B, Wientroub S. Functional results at the end of skeletal growth in 30 patients affected by congenital pseudarthrosis of the tibia. *J Pediatr Orthop B*. 2000;9:94–102.

病例 9：先天性胫骨后内侧弯曲

Nick Green，James A. Fernandes

病例

患儿，女，7 岁，出生时左侧胫骨向后内侧弯曲，胫骨持续存在畸形和短缩（图9.1A）。患儿出生时有跟骨外翻，进行过牵引治疗；后通过配戴矫形器来纠正肢体不等长。

检查发现左侧胫骨后内侧弯曲，弯曲顶点处皮肤有皱褶（图 9.1B）[1]。木块垫高、校准后的机械轴 X 线片显示胫骨整体短缩5.5cm（图 9.1C）。预测骨骼成熟时身高和肢体不等长分别为 166cm 和 6.7cm[2,3]。

思考

- 需要解决哪些问题？
- 治疗的目标是什么？

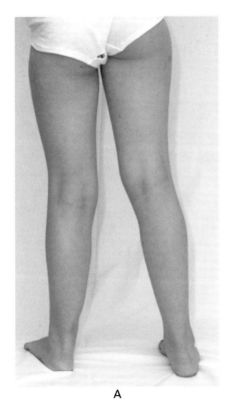

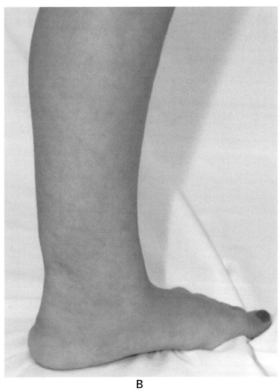

图9.1 （A）骨盆倾斜和膝关节横纹的高度不同，表明大部分或全部的不等长来源于膝关节以下。（B）后内侧皮肤皱褶表明此处可能存在结构的缺损。（C）下肢机械轴测量，用木块垫高 5.5cm 后，骨盆倾斜略微过度校正，图中标注了关节方向线、夹角和机械轴线。（待续）

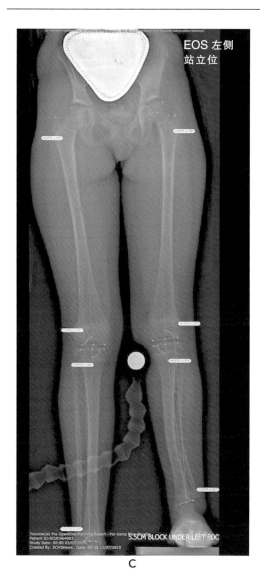

图 9.1(续)

- 有哪些可行的治疗方案?
- 有哪些因素会影响治疗方案的选择?
- 基于这些因素,你建议如何治疗该患儿?
- 治疗后需要随访该患儿多久?

需要解决的问题

- 骨骼成熟时胫骨短缩 6.7cm。
- 胫骨的后内侧成角畸形。

治疗目标

- 平衡或弥补肢体不等长。
- 矫正胫骨成角畸形。

治疗方案[4]

- 平衡或弥补左侧胫骨的短缩。
  - 矫形支具:足跟和鞋垫增高。
  - 计划对对侧胫骨行骨骺阻滞术。
  - 外固定架延长术。
  - 可延长髓内棒矫正术(大龄儿童)。
  - 以上方案联合使用。
- 后内侧弯曲畸形矫正:
  - 经骨骺临时阻滞,形成继发性畸形,部分矫正原有的畸形。
  - 采用内固定即刻矫正。
  - 利用外固定架逐渐矫正。

下肢治疗方案总结

- 矫形器/生长调控技术/骨骺阻滞术:如果不能接受外固定架长期治疗,或由于社会因素及患者个人原因不接受此治疗方案,肢体不等长可以用矫形支具来进行干预,直到适合的时机再实施对侧骨骺阻滞术。在此期间,可以在膝关节和(或)踝关节利用生长调控技术矫正畸形,维持正常对位关系,但由于远离 CORA 点,可能造成继发性的平移畸形。
- 外固定架治疗:最佳畸形矫正方案为胫骨双平面截骨,可以分期或同期进行。于近端干骺端截骨处实施延长,远端 CORA 点截骨处实施成角畸形矫正并轻度延长。

影响治疗选择的因素
• 患儿的年龄
• 下肢不等长的严重程度
• 合并成角畸形
• 家长对外固定架的态度

表 9.1 概述了基于这些因素的治疗选择。

治疗过程

肢体不等长难以通过配戴矫形器来矫正,因此,患儿家庭选择了使用外固定架手术来进行肢体延长[5,6]。手术策略是使用 4 环构型(包括足跟环),分 2 个阶段完成双节段胫骨截骨术,其中经 CORA 点的胫骨远端截骨用来纠正成角畸形并获得部分延长(第一阶段),随后通过近端干骺端截骨来实现大距离延长(第二阶段)。

第一阶段

在透视下标记关节方向线、生长板和胫骨的解剖轴线。经皮做腓骨的截骨。在胫骨近端,与解剖轴线垂直的方向安装近端两环构型,并安装 4 个铰链。在畸形平面上安装双铰链,将近端两环构型与远端的第三环连接,该第三环与胫骨远端解剖轴线垂直。最后 1 个半环用橄榄针交叉固定在跟骨上,并用连杆连接到胫骨远端环上,牵开踝关节 3mm,以减轻关节的负荷。在胫骨远端畸形平面经皮做低能量截骨。

患儿被允许在可耐受情况下进行负重。经过 5 天的适应期,第二环和第三环之间以每天 1mm 的速度进行牵张,以预留足够的间隙用于角度的矫正(图 9.2)。然后进行不对称牵张以纠正畸形。由于该部位成骨能力欠佳、前侧和内侧肌肉缺乏,以及某种程度的先天性软组织发育不良,该截骨处延长的长度≤20mm。

第二阶段

4 周后实施胫骨近端截骨。经过 5 天适应期,以每天 1mm 的速度进行牵张,直至延长的长度达 60mm(图 9.3)。在整个延长过程中定期做物理治疗,以保持膝关节的活动度。术后 3 个月时,干骺端截骨部位矿化良好(图 9.4A),但初始的骨干截骨部位骨再生不良,有宽阔的纤维组织间隔(图 9.4B)。为刺激此部位进一步愈合,利用"手风琴"技术开始进行循环压缩和牵张。尽管如此,远端截骨端仍再生不良,患儿又做了纤维组织清除和取自体髂骨移植手术。术后 6 个月时,植骨部位愈合良好(图 9.4C),拆除外固定

表 9.1　影响治疗选择的因素

因素		对治疗的影响
患儿的年龄	7 岁	此年龄是延长手术的最佳时机,患儿可以理解治疗的目标和要求。同时,可以最大限度地减轻中断学业带来的不良后果
下肢不等长的严重程度	严重短缩	整个胫骨段 6~7cm 的严重短缩是不可能通过胫骨全骨骺阻滞术进行可靠或精确地矫正。小腿短缩也可能会导致外形不美观。患儿身高预测也很重要,基于此来决定维持治疗还是牺牲小腿长度
合并成角畸形	后内侧弯曲畸形	成角和短缩畸形同时存在或许会使医生更倾向于使用外固定架技术,因为该技术可以同时解决这两个问题。但 CORA 点在骨干,生长调控技术不能恢复正常的下肢力线
家长对外固定架的态度	接受	综合家长心理预期、社会和经济因素,以及能否配合治疗

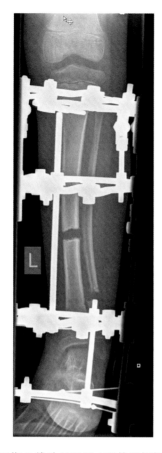

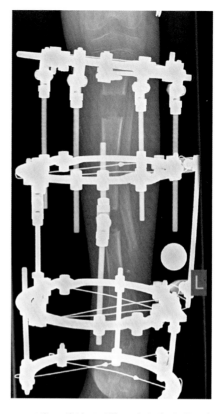

图 9.3　正位 X 线片显示第二阶段在最利于牵张和成骨的胫骨近端实施截骨。踝关节和膝关节的关节平面几乎平行，但第一阶段截骨部位的成骨情况落后于近端截骨部位。这或许进一步提示畸形部位存在发育缺陷。

图 9.2　正位 X 线片显示了 4 环构型框架，近端环部分向前内侧稍张开。第一阶段胫骨和腓骨截骨术后牵张已使成角畸形获得部分矫正。

架，并应用带铰链支具保护。由于医生和患儿的沟通不充分，石膏固定时未感到疼痛，以及 6 个月的行动不便，患儿在恢复运动时太过积极（包括蹦床等活动）。这导致成骨区域出现弯曲，在 2 个月后去除支具时才被发现并确诊（图 9.5 和图 9.6）。预计后期会有一定程度的自我塑形，但也存在进一步手术的可能。

总结

经验丰富的术者会预先设置近端环轻

微分离，向前内侧稍张开。在第二阶段，于近端两环之间实施胫骨近端截骨进行延长时，由于肌张力不同，可预先判断胫骨将继发前弓及外翻畸形，可以提前通过不对称延长来获得前内侧张开，从而实现成骨部位解剖轴线正常。

尽管患儿功能良好，但最后的矫形效果令人失望。这也是此类治疗方式在各个阶段都存在复杂性的一个教训。

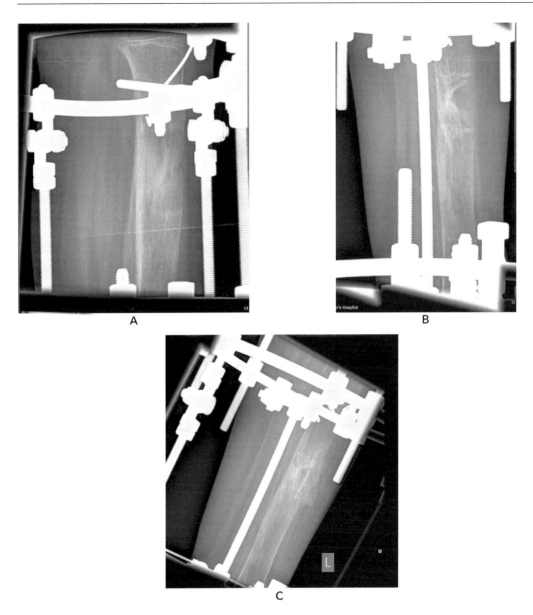

图 9.4　(A)胫骨近端局部侧位 X 线片显示成骨区域持续矿化。(B)胫骨远端局部侧位 X 线片显示前侧矿化不良。(C)局部侧位 X 线片显示矿化不良部位的植骨后愈合情况。

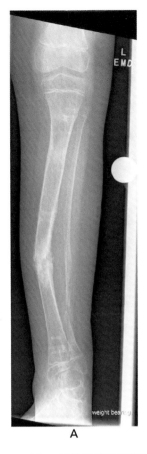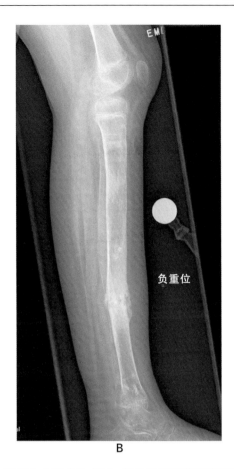

图 9.5　(A)正位 X 线片显示远端再生部位存在一定程度向内侧成角,因此,胫骨远端出现外翻畸形。尽管如此,下肢从外形上来看是直的。(B)侧位 X 线片显示矢状位机械轴恢复良好。远端成骨区域仍在矿化。

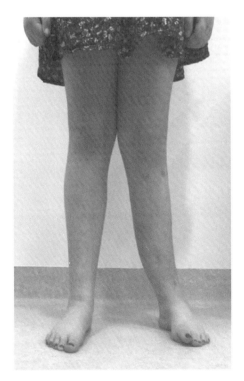

图 9.6　临床外观照显示下肢长度恢复, 膝关节高度基本持平,胫骨向内侧成角畸形。同时仍可观察到之前已存在的左足高弓内翻畸形,在进一步手术时需要综合考虑这一点。

参考文献

1. Nogami H, Oohira A, Kuroyanagi M, Mizutani A. Congenital bowing of long bones: Clinical and experimental study. *Teratol.* 1986;33(1):1–7.
2. Hoffmann A, Wenger DR. Posteromedial bowing of the tibia: Progression of discrepancy in limb lengths. *J Bone Joint Surg Am.* 1981;63:3847.
3. Kaufman SD, Fagg JA, Jones S, Bell MJ, Saleh M, Fernandes JA. Limb lengthening in congenital posteromedial bow of the tibia. *Strategies Trauma Limb Reconstruction.* 2012 Nov;7(3):147–53.
4. Pappas AM. Congenital posteromedial bowing of the tibia and fibula. *J Paediatr Orthop.* 1984;4:525–31.
5. Saleh M, Goonatillake HD. Management of congenital leg length inequality: Value of early axis correction. *J Paediatr Orthop.* 1995;4:150–8.
6. Johari AN, Dhawale AA, Salaskar A, Aroojis AJ. Congenital postero-medial bowing of the tibia and fibula: Is early surgery worthwhile? *J Pediatr Orthop Br.* 2010;19(6):479–86.
7. Saleh M, Scott BW. Pitfalls and complications in leg lengthening: The Sheffield experience. *Semin Orthop.* 1992;7:207–22.

病例 10：胫骨扭转畸形

Nicholas Peterson，Christopher Prior，Selvadurai Nayagam

病例

患儿，女，9 岁，3 个月前因胫骨骨折在另一医疗机构保守治疗，之后转诊(图10.1)。去除石膏时，患儿及其家长开始担心患儿小腿的外观。据家属描述，患儿走路时足会向外侧旋转，若刻意纠正这种情况，膝关节就会向内侧旋转。

体格检查发现，胫骨骨折后在外翻及外旋位畸形愈合导致足外翻步态(图 10.2)。这种获得性扭转畸形的"突然"出现使患儿及其家人非常担忧。临床外观评估显示胫骨外旋扭转角度为 35°，而对侧胫骨外旋扭转角度为 5°。矢状面对位显示轻度平移，无成角畸形，冠状面存在 7°外翻畸形。

思考

- 需要解决哪些问题？
- 治疗的目标是什么？
- 有哪些可行的治疗方案？
- 有哪些因素会影响治疗方案的选择？
- 基于这些因素，你建议如何治疗该患儿？
- 治疗后需要随访该患儿多久？

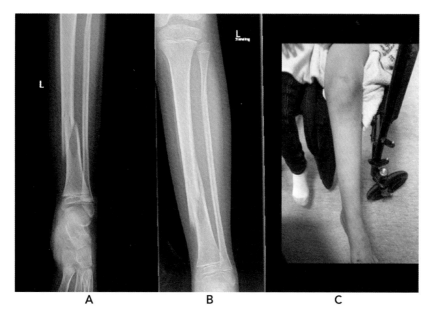

图 10.1 (A)外伤致左胫骨骨折伴腓骨近端骨折。(B)伤后 3 个月的 X 线片显示左胫骨骨折处外翻畸形愈合。(C)去除石膏后小腿的临床外观照，显示胫骨远端向外扭转。

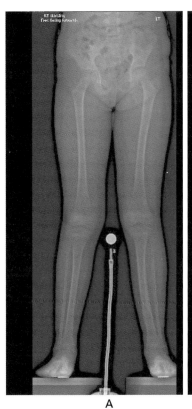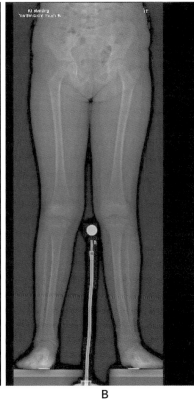

图 10.2　受伤后 8 个月拍摄的低剂量 EOS 下肢全长 X 线片。双足朝前时(A)左侧髌骨处于内旋位，胫骨明显的外翻畸形。髌骨向前时(B)左足相对于右足外旋。

需要解决的问题

- 骨折的扭转畸形愈合对外观的影响。
- 扭转畸形可能会对患儿跑步和参加运动的能力产生不良影响。
- 胫骨的外翻畸形愈合导致机械轴向外偏移。

治疗目标

- 矫正扭转畸形。
- 恢复正常机械轴。

治疗方案

- 矫正扭转畸形：
  - 截骨后即刻去旋转矫正。
  - 截骨后逐步去旋转矫正。
- 矫正外翻畸形：
  - 不干预，等待自然塑形。
  - 截骨矫正扭转畸形的同时进行矫正。

影响治疗选择的因素
● 患儿的年龄
● 畸形重塑的潜力
● 截骨的平面
● 即刻矫正还是逐步矫正

　　表 10.1 概述了基于这些因素的治疗选择。

治疗过程

　　考虑畸形引起的美观和潜在功能问题，其自然塑形的可能性很小,故决定进行手术干预[4]。

　　选择的固定方式是肌肉下锁定钢板固定[5]。使用外固定架辅助来辅助,保证即刻矫正畸形时的精确性。

　　双下肢做术前准备并铺手术巾,以便在

表 10.1　影响治疗选择的因素

因素		对治疗的影响
患儿的年龄	9 岁	患者年龄小于 10 岁,自然塑形或许可以改善外翻畸形
畸形重塑的潜力	30° 旋转畸形	在 9 岁时,这种程度的旋转畸形能够发生明显重塑的可能性非常小
截骨的平面	踝上截骨	胫骨去旋转纠正足部继发畸形时,通常在踝上进行截骨。此患儿如果进行踝上截骨同时矫正外翻,将产生“S”形畸形
		另一种方法是单纯在踝上水平截骨矫正旋转畸形,然后等待外翻畸形重塑[2]
	畸形部位截骨	外翻畸形的 CORA 点位于胫骨中下 1/3 交界处。在这个平面截骨可在矫正外翻的情况下不发生平移,并同时矫正旋转畸形
即刻矫正还是逐步矫正	逐步矫正	畸形严重时,可使用外固定架逐渐去旋转矫正,以降低腓总神经损伤风险。该技术可进行任意调整,直到患者和家属对矫正效果满意为止
	即刻矫正	即刻去旋转矫正超过 20° 时,应联合行腓总神经减压术[3]

手术过程中患侧能够与健侧进行比较。

在止血带止血情况下,通过腓肠肌外侧头和腓骨长肌间隙的入路行腓总神经松解术。使用放大镜,在此间隙中识别支配腓骨长肌的运动神经和腓浅神经并继续向近端探查。松解腓骨长肌与腓骨头的附着处并松解腓深神经,它横行穿过肌间隔进入前肌间室(图 10.3)。松开止血带并彻底止血。

在 C 型臂透视下确定计划的截骨位置。使用带去旋转弧形模块的单边轨道外固定架系统(LRS Advanced,Orthofix SRL,Bussolengo,Italy)实现精确去旋转并同时矫正外翻畸形(图 10.4)。

用盐水冷却的同时进行钻孔,用 Hibbs 骨凿进行低能量 De Bastiani 式截骨。完成去旋转并矫正外翻畸形。使用 C 型臂透视来检查下肢的机械轴线,同时根据体格检查来确认肢体的外观与对侧相同。畸形被完全矫正且无须行腓骨截骨。检查上、下胫腓关节,以确保无半脱位或对位异常。使用单边外固定架对截骨部位加压,并在终末固定前再次检查矫正位置是否满意。经近端和远端切口,

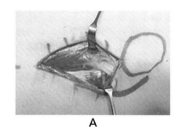 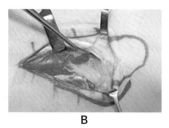 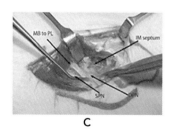

图 10.3　(A)腓总神经从腓骨长肌和腓肠肌外侧头之间的平面(该神经位于上述两块肌肉的后方)进入腓骨长肌。(B)通过探查位于神经上方的腓骨长肌边缘,可以确定腓骨长肌在腓骨头的起点,并可以清晰地分离开。从而允许牵开腓骨长肌,清晰地显示腓总神经各分支。(C)仔细解剖将进一步显示腓骨长肌的运动支、腓浅神经、腓深神经,以及腓骨长肌和前肌间室之间的隔膜(肌内隔膜)。

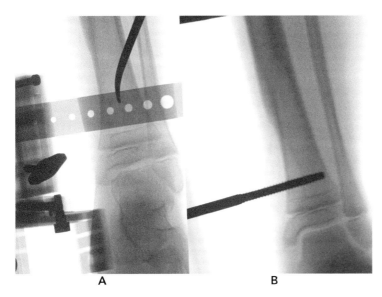

图 10.4 (A)用半径为 100mm 的去旋转弧形模块纠正 30°外旋。在直尺测量下,将弧形模块保持在距离胫骨轴心 100mm 的位置,以确保去旋转时不会发生位移。(B)为矫正胫骨远端的外旋及外翻畸形,在计划截骨线的上方和下方分别置入半针。

在前肌间室的肌肉下方游离出肌下间隙时,小心操作,避免损伤前肌间室中的神经血管束。去除外固定架前,确认长节段接骨钢板贴附满意,再使用锁定螺钉进行固定(图 10.5)。

术后管理

术后允许患者持拐部分负重(体重的 50%),并在门诊进行定期随访。进行物理康复治疗以改善膝关节和踝关节的功能,在第 6 周时允许完全负重。到术后 3 个月时,她已经能够完全参与体育活动(图 10.6)。

于术后 12 个月取出钢板。患儿及其家属描述,术后小腿立即恢复"正常",并达到了改善下肢外观及恢复运动能力的既定目标。末次随访时拍摄的临床外观照如图 10.7 所示。

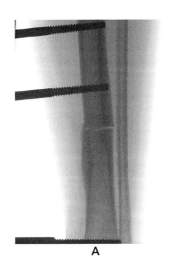
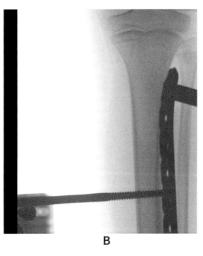

图 10.5 (A)截骨完成后去旋转矫正,然后使用导轨系统加压。(B)在去除外固定架之前,游离肌肉下间隙,用锁定螺钉将预弯好的接骨钢板固定在矫正后位置。

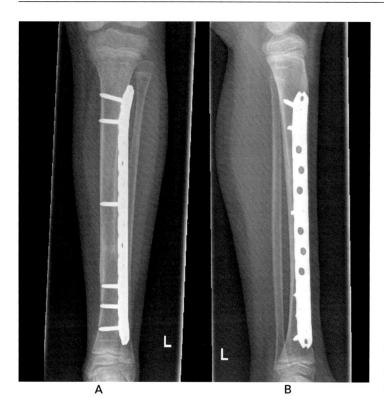

图 10.6　术后 5 个月的 X 线片显示截骨部位愈合良好，肌内钢板固定的胫骨力线良好。

总结

在临床实践中，胫骨旋转对位不良是导致继发足部或髌骨异常等问题的原因之一。临床评估需要包括动态的步态观察，股骨及胫骨活动度的检查。成角对线不良的存在可能会干扰临床上对扭转异常评估的可靠性。

CT 成像可能无法显示出因旋转问题导致的动态影响。不建议过度依赖这些图像对去旋转的量做出定量评估。一种可行的解决方案是使用步态分析，两侧肢体在活动时不对称，可以通过步态分析进行比较和测量。

在大多数胫骨扭转病例中，可进行踝上截骨术。该病例证实，可以使用外固定架辅助技术来实现按计划精确矫正畸形的目标。从外旋矫正到内旋时，不超过 20°的扭转畸形通常不需要行腓总神经减压。从内旋到外旋的去旋转矫正不需要行神经松解。

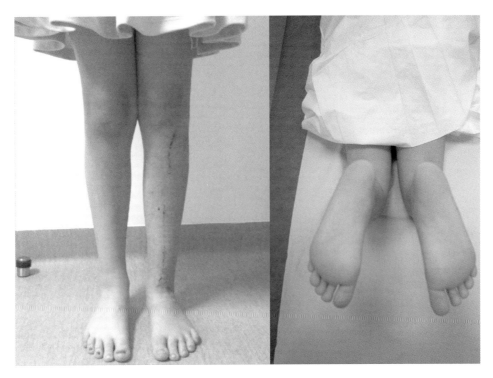

图 10.7 术后的临床外观照显示下肢的外形对称，股足角对称。

参考文献

1. Shih YC, Chau MM, Arendt EA, Novacheck TF. Measuring lower extremity rotational alignment: A review of methods and case studies of clinical applications. *J Bone Joint Surg Am*. 2020;102(4):343–56.

2. Krengel WF, 3rd, Staheli LT. Tibial rotational osteotomy for idiopathic torsion: A comparison of the proximal and distal osteotomy levels. *Clin Orthop Relat Res*. 1992;283:285–9.

3. Nogueira MP, Paley D. Prophylactic and therapeutic peroneal nerve decompression for deformity correction and lengthening. *Oper Tech Orthop*. 2011;21(2):180–3.

4. Staheli LT, Corbett M, Wyss C, King H. Lower-extremity rotational problems in children. Normal values to guide management. *J Bone Joint Surg Am*. 1985;67(1):39–47.

5. Paley D. *Principles of deformity correction*. 1st ed. Berlin (Heidelberg): Springer-Verlag; 2002. 806 p.

病例 11：膝关节屈曲畸形

Hitesh Shah，Benjamin Joseph

病例

患儿，女，14 岁，因双足无法行走就诊。患儿自出生后就有四肢多处对称畸形。包括膝关节屈曲、马蹄内翻足，以及肘、腕关节屈曲（图 11.1 和图 11.2）。该患儿在年龄较小时就被诊断为先天性多发性关节挛缩，但由于经济困难，没有进行手术矫正。

该患儿性格开朗、聪明，非常独立，尽管

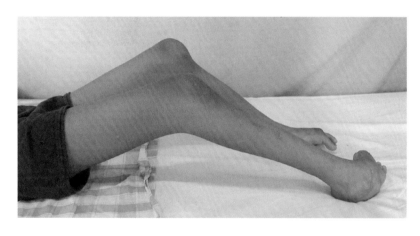

图 11.1 该患儿屈膝僵硬并伴有严重的马蹄内翻足畸形。

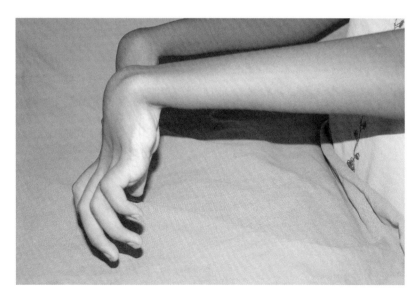

图 11.2 对称性屈腕畸形。

四肢存在畸形，患儿仍坚持用膝关节进行站立和行走(图 11.3)。

　　体格检查发现，双膝关节屈曲畸形 40°。股四头肌肌力弱(MRC 2 级)。腘绳肌肌力正常(MRC 5 级)，可以主动和被动完全屈曲膝关节。

思考

- 需要解决哪些问题?
- 治疗的目标是什么?
- 有哪些可行的治疗方案?
- 有哪些因素会影响治疗方案的选择?
- 基于这些因素,你建议如何治疗该患儿?
- 治疗后需要随访该患儿多久?

需要解决的问题

- 固定的屈曲畸形。
- 股四头肌肌力减弱及肌力不平衡。
- 纠正膝关节畸形时有损伤血管、神经的风险。

治疗目标

- 纠正屈膝畸形同时避免损伤神经血管结构。
- 矫正股四头肌无力:
  - 恢复主动伸膝的肌力。
  - 在步态支撑相时,防止膝关节屈曲。
- 防止畸形复发。

治疗方案

- 纠正膝关节屈曲畸形:

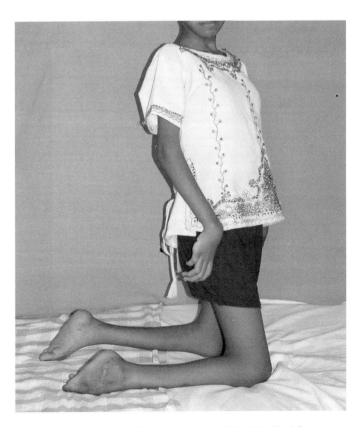

图 11.3　患儿用膝关节站立且可以获得良好的平衡。

◦ 牵伸训练及系列石膏矫正。

◦ 后路软组织松解术。

◦ 前路股骨远端骨骺阻滞术。

◦ 股骨髁上伸直截骨术。

◦ 股骨短缩截骨术伴或不伴远端伸直截骨术[6,7]。

◦ 利用外固定架逐渐矫正膝关节畸形。

- 股四头肌无力的矫正：
  ◦ 动态矫正,腘绳肌转位到股四头肌。
  ◦ 静态矫正,膝踝足矫形支具。
- 通过纠正肌力不平衡预防畸形复发：
  ◦ 腘绳肌转位到股四头肌。
  ◦ 矫形支具。

影响治疗选择的因素

- 基础疾病和自然病史
- 患儿年龄
- 膝关节畸形的严重程度
- 股四头肌和腘绳肌的肌力
- 受累侧别

表 11.1 概述了基于这些因素的治疗选择。

治疗过程

该患儿接受了双侧股骨髁上短缩截骨术和腘绳肌向股四头肌转位术。实施股骨截骨后,截骨断端会出现重叠(图 11.4A,B)。屈曲畸形仅通过股骨短缩截骨可即刻完全矫正,截骨远端不需要过伸。截除断端重叠部分相同长度的股骨(图 11.4C),使用预弯的钢板和螺钉固定截骨断端。双足的三关节融合术也在同一体位下完成。

术后管理

双下肢都用从髋关节至足的石膏固定,制动 6 周。3 个月后 X 线片证实股骨截骨处愈合满意后才允许负重(图 11.5)。

随访

膝关节主动伸展得到恢复,膝和足部畸

表 11.1　影响治疗选择的因素

因素		对治疗的影响
基础疾病和自然病史	先天性多关节挛缩症 非进展性疾病 智力正常	有良好的肌腱转位条件,患儿的自然病史提示该疾病为非进展性疾病,转位后肌腱力量不会随着时间的推移而降低。患儿智力良好,应该能够配合康复治疗
患儿年龄	14 岁	青春期年龄——通过骨骺阻滞术进行生长调控是不可行的[3,4]
膝关节畸形的严重程度	40°	即刻矫正有神经、血管牵拉的风险 可以考虑通过外固定架逐渐牵张矫正 也可以进行股骨短缩术[6,7]
股四头肌和腘绳肌的肌力	股四头肌:2 级 腘绳肌:5 级	需要矫正肌力不平衡,防止畸形复发 肌腱转位(将腘绳肌转位到股四头肌)可以平衡肌力和增强主动伸膝的力量
受累侧别	双侧对称性畸形	双侧股骨短缩不会造成双侧肢体不等长

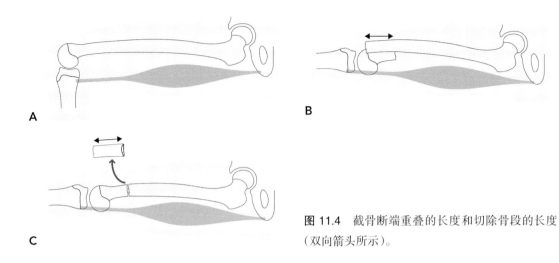

图 11.4 截骨断端重叠的长度和切除骨段的长度（双向箭头所示）。

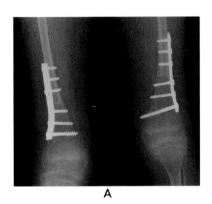

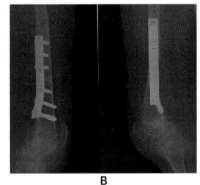

图 11.5 正位(A)和侧位(B)X 线片显示双侧股骨截骨端愈合良好。

形也得到充分矫正(图 11.6)。该患儿开始用双足行走,初期使用足踝矫形支具和助行器辅助支撑(图 11.7)。1 年后去除矫形支具,患儿逐渐开始独立行走,在术后 4 年末次随访时,患儿在无助行器辅助下行走良好,此时,患儿的骨骼已发育成熟。

总结

患儿后期还进行了腕背侧去楔形截骨术,以改善手部功能。

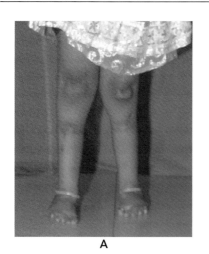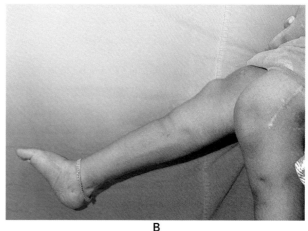

A **B**

图 11.6　膝关节恢复了主动伸展(A)，畸形也得到了充分矫正(B)。

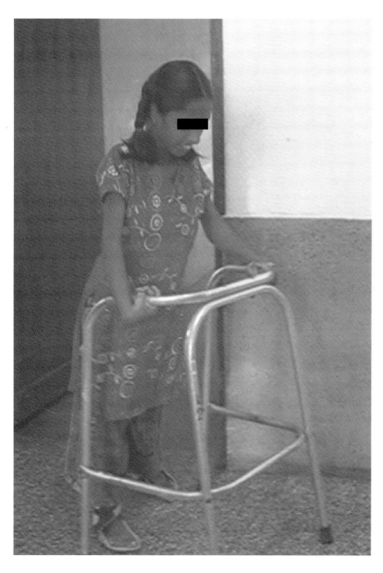

图 11.7　该患儿开始使用足踝
矫形支具和助行器行走。

参考文献

1. Westberry DE, Davids JR, Jacobs JN, Pugh LI, Tanner SL. Effectiveness of serial stretch casting for resistant or recurrent flexion contractures following hamstring lengthening in children with cerebral palsy. *J Pediatr Orthop*. 2006;26:109–14.

2. Lampasi M, Antonioli D, Donzelli O. Management of knee deformities in children with arthrogryposis. *Musculoskelet Surg*. 2012;96(3):161–9. doi: 10.1007/s12306-012-0218-z.

3. Stiel N, Babin K, Vettorazzi E, et al. Anterior distal femoral hemiepiphysiodesis can reduce fixed flexion deformity of the knee: A retrospective study of 83 knees. *Acta Orthop*. 2018;89(5):555–9. doi: 10.1080/17453674.2018.1485418.

4. Klatt J, Stevens PM. Guided growth for fixed knee flexion deformity. *J Pediatr Orthop*. 2008;28(6):626–31. doi: 10.1097/BPO.0b013e318183d573.

5. Asirvatham R, Mukherjee A, Agarwal S, et al. Supracondylar femoral extension osteotomy: Its complications. *J Pediatr Orthop*. 1993;13:642–5.

6. Saleh M, Gibson MF, Sharrard WJ. Femoral shortening in correction of congenital knee flexion deformity with popliteal webbing. *J Pediatr Orthop*. 1989;9(5):609–11. doi: 10.1097/01241398-198909010-00020.

7. Joseph B, Reddy K, Varghese RA, Shah H, Doddabasappa SN. Management of severe crouch gait in children and adolescents with cerebral palsy. *J Pediatr Orthop*. 2010;30(8):832–9. doi: 10.1097/BPO.0b013e3181fbfd0e.

8. van Bosse HJ, Feldman DS, Anavian J, Sala DA. Treatment of knee flexion contractures in patients with arthrogryposis. *J Pediatr Orthop*. 2007;27(8):930–7. doi: 10.1097/bpo.0b013e3181594cd0.

9. Yang SS, Dahan-Oliel N, Montpetit K, Hamdy RC. Ambulation gains after knee surgery in children with arthrogryposis. *J Pediatr Orthop*. 2010;30(8):863–9. doi: 10.1097/BPO.0b013e3181f5a0c8.

10. Shahcheraghi GH, Javid M, Zeighami B. Hamstring tendon transfer for quadriceps femoris paralysis. *J Pediatr Orthop*. 1996;16(6):765–8. doi: 10.1097/00004694-199611000-00012.

病例 12:膝反屈畸形

Hitesh Shah

病例

患儿,男,17 岁,因 5 年前在一次交通事故之后出现右膝畸形和肢体缩短并逐渐加重就诊。病史仅能确定他当时行保守治疗(石膏固定 6 周),关于受伤和治疗的细节不明确。

体格检查发现该患儿存在膝反屈畸形30°,未能触及正常的胫骨结节突起(图 12.1)。

膝关节屈曲最大角度为 75°。膝关节无冠状面畸形。胫骨短缩 3cm。膝关节侧位 X线片显示胫骨关节面异常前倾(图 12.2A)。胫骨近端骺板完全闭合,股骨和腓骨骺板接近闭合。

思考

- 需要解决哪些问题?
- 治疗的目标是什么?
- 有哪些可行的治疗方案?
- 有哪些因素会影响治疗方案的选择?
- 基于这些因素,你建议如何治疗该患儿?

需要解决的问题

- 膝关节反屈畸形。
- 膝关节屈曲受限。
- 胫骨短缩。

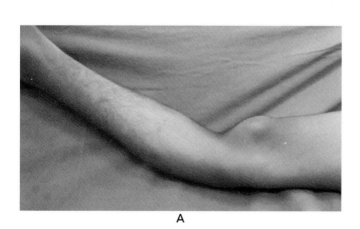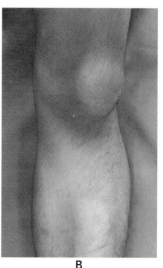

图 12.1　(A)右侧膝关节反屈畸形(30°)。(B)胫骨结节无正常的突起。

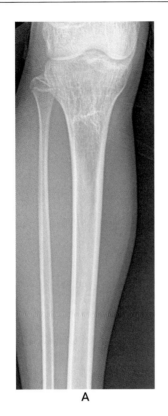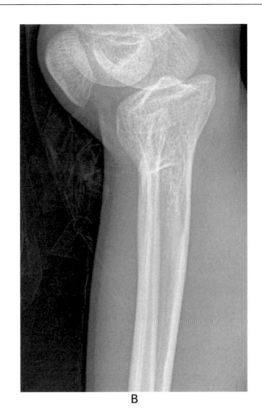

图 12.2　膝关节正位(A)和侧位(B)X 线片显示股骨和腓骨的骺板接近闭合,而胫骨近端骺板完全闭合。

治疗目标

- 矫正膝关节反屈畸形。
- 恢复肢体长度。

治疗方案

- 矫正膝关节反屈畸形:
  ○ 用胫骨近端前侧张开楔形屈曲截骨术即刻矫正畸形[1]。
  ○ 用胫骨近端后侧闭合去楔形屈曲截骨术即刻矫正畸形[2]。
  ○ 使用外固定架逐渐矫正畸形[3-5]。
- 恢复肢体等长:
  ○ 延长短缩的胫骨。
  ○ 缩短对侧胫骨。

> **影响治疗选择的因素**
>
> - 患儿的年龄和骨骼发育成熟的程度
> - 畸形的严重程度
> - 同时合并胫骨短缩畸形及短缩的程度

　　表 12.1 概述了基于这些因素的治疗选择。

治疗过程

　　该患儿接受了胫骨近端截骨术,在胫骨近端逐步矫正畸形并进行延长。使用 Orthofix Garches 钉夹来精确矫正胫骨关节面的异常倾斜(图 12.3)。钉夹平行于胫骨关节

表 12.1　影响治疗选择的因素

因素		对治疗的影响
患儿的年龄和骨骼发育成熟的程度	17 岁,骨骼发育几乎成熟	由于胫骨骺板已完全闭合,畸形不会进一步发展。因此,矫正后无畸形复发的风险
		由于骺板已闭合,因此,通过生长调控的方案是不可行的
畸形的严重程度	30°	用前侧张开楔形截骨进行即刻矫正,有过度拉伸胫骨近端皮肤及伤口裂开的风险
		该并发症可以通过外固定架的逐渐矫正或经后路闭合楔形截骨术即刻矫正来避免
同时合并胫骨短缩畸形及短缩的程度	骨骼成熟时存在 3cm 短缩畸形	需要恢复肢体等长及矫正畸形,因此,通过一次手术操作可以同时解决这两个问题的方案应该作为首选方案
		虽然在骨骼成熟时 3cm 的肢体不等长可以通过缩短对侧胫骨来矫正,但患肢畸形也需要矫正,这种方法会导致双侧肢体均需行手术干预
		应用外固定架逐渐矫正畸形,同时进行肢体延长是最合适的治疗方案[5]

面放置,随着畸形的矫正,钉夹使关节面向后倾斜并恢复正常对线(图 12.4)。

术后管理

截骨后第 10 天开始,以每天 1mm 的速度进行牵张。延长 1cm 后,逐渐进行矢状面畸形矫正。矢状面畸形得到纠正后再延长 2cm。截骨端内成骨良好(图 12.5)。新生骨矿化良好后去除外固定架(图 12.5D)。

随访

1 年后,膝关节反屈畸形和下肢短缩都得到矫正,膝关节最大屈曲可达 120°(图 12.6)。患儿肢体功能正常。

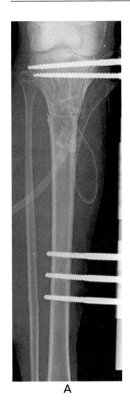

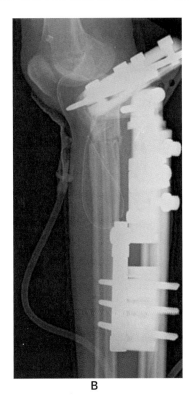

A　　　　　　　　　　B

图 12.3　术后正位(A)和侧位(B)X 线片显示胫骨近端已完成截骨。

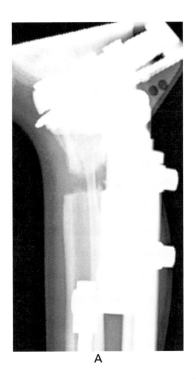

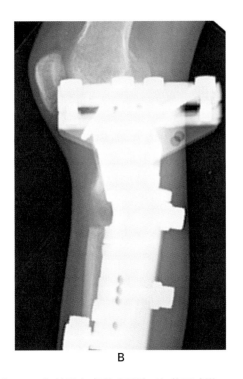

A　　　　　　　　　　　　　　　　B

图 12.4　(A)侧位 X 线片显示正在进行纵向牵张。(B)初始纵向牵张后再矫正矢状面畸形。

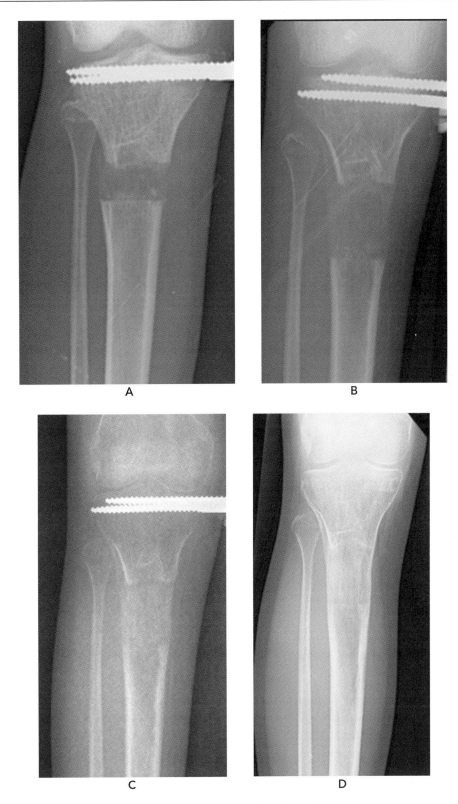

图 12.5　胫骨近端牵张成骨 X 线片，新生骨矿化良好。

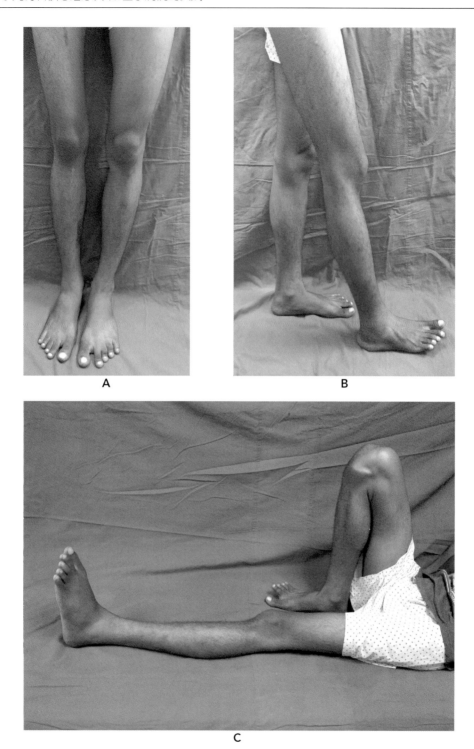

图 12.6 骨骼发育成熟时,膝关节屈伸活动正常。

参考文献

1. Moroni A, Pezzuto V, Pompili M, Zinghi G. Proximal osteotomy of the tibia for treatment of genu recurvatum in adults. *J Bone Joint Surg Am*. 1992;74:577–86.
2. Bowen JR, Morley DC, McInerny Y, MacEwen GD. Treatment of genu recurvatum by proximal tibial closing wedge/anterior displacement osteotomy. *Clin Orthop Relat Res*. 1983;179:194–9.
3. O'Dwyer KJ, MacEachern AG, Pennig D. Corrective tibial osteotomy for genu recurvatum by callus distraction using an external fixator. *Chir Organi Mov*. 1991;76(4):355–8.
4. Choi IH, Chung CY, Cho TJ, Park SS. Correction of genu recurvatum by the Ilizarov method. *J Bone Joint Surg Br*. 1999;81:769–74.
5. Domzalski M, Mackenzie W. Growth arrest of the proximal tibial physis with recurvatum and valgus deformity of the knee. *Knee*. 2009;16(5):412–16.

病例 13：膝内翻畸形

Nicholas Peterson，Christopher Prior，Selvadurai Nayagam

病例

患儿，女，有 X 染色体连锁低磷血症佝偻病家族史，该患儿正处于青春期，存在右膝畸形，被诊断出双侧下肢畸形，并使用 8 字钢板进行生长调控，成功矫正了畸形。但是在患儿 13 岁左右时，下肢畸形复发。

原矫形计划是每次矫正一侧肢体的畸形，在本次病例展示之前，患儿左侧肢体已经成功完成了矫形。

体格检查发现患儿身材偏矮小伴右下肢内翻。在行走支撑相，右膝受到向外的推力。右膝局部无压痛，活动度正常。轻微屈膝时，内翻应力可导致外侧支持带松弛。

站立位 X 线片证实右下肢内翻，既往手术遗留的 8 字钢板仍在原位（图 13.1）。畸形分析显示股骨远端和胫骨近端畸形（解剖轴股骨远端外侧角 87°，胫骨近端内侧角 82°）是导致膝内翻的原因（图 13.2）。根据人群平均值（解剖轴股骨远端外侧角 81°，胫骨近端内侧角 87°）来确定畸形的 CORA点。股骨侧位 X 线片显示股骨下半部分有前弓畸形（图 13.3）。骨龄的评估结果显示，在骨骼发育成熟前，患儿的剩余生长潜力 < 2 年。

思考

- 需要解决哪些问题？
- 治疗的目标是什么？
- 有哪些可行的治疗方案？
- 有哪些因素会影响治疗方案的选择？
- 基于这些因素，你建议如何治疗该患儿？

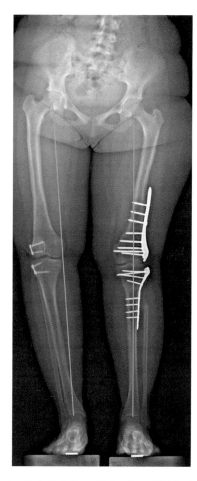

图 13.1 站立位全长 X 线片示左下肢矫正术后机械轴线正常，右侧机械轴线内移。

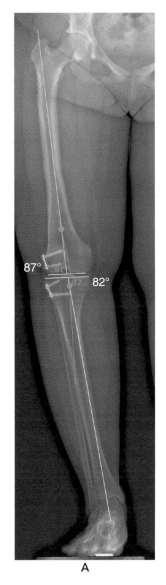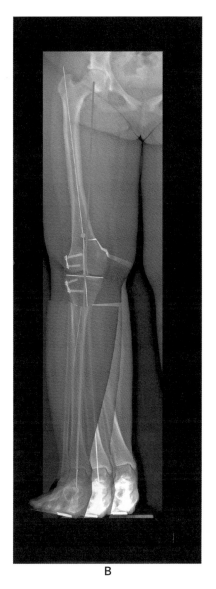

图 13.2 (A)使用基于人群的正常值进行畸形分析,畸形分析显示同时存在股骨远端和胫骨近端畸形,冠状面畸形 CORA 点如图所示(圆点)。(B)模拟矫正显示,随着每一步的矫正,机械轴线位置逐渐改善。模拟示意的中间位置是股骨矫正和胫骨矫正后的最终位置。模拟图像显示,通过股骨和胫骨的截骨术可以获得完全正常的机械轴线。

需要解决的问题

- 右侧膝内翻畸形导致以下问题:
  - 右下肢机械轴线异常。
  - 膝关节内收力矩产生异常的向外推力。
  - 膝外侧韧带和关节囊存在逐渐松弛的风险。
  - 右股骨前弓畸形。

治疗目标

- 矫正股骨和胫骨的畸形,进而恢复正常的机械轴线。
- 矫正机械轴线,进而消除膝关节的内

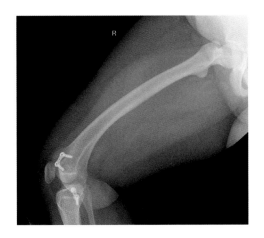

图 13.3　股骨远端存在前弓畸形。

收力矩。

治疗方案

- 生长调控技术[1]。
- 截骨术[2-4]。

影响治疗选择的因素
• 患儿的年龄
• 畸形的部位
• 其他平面的相关畸形
• 患儿的意向
• 对侧既往治疗效果

表 13.1 概述了基于这些因素的治疗选择。

治疗过程

最终制订的治疗方案是利用外固定架辅助内固定技术,截骨后即刻矫正畸形。该方案以微创方式进行,从而有利康复。外固定架仅在术中用于调整截骨后的位置并维持矫形效果,然后使用内固定技术。

股骨侧手术

在置入内固定之前,先使用轨道式外固定架对截骨断端进行加压。外固定架从内侧置入(图 13.4A)。半针置入时需注意避免损伤神经、血管结构(图 13.4B)。外固定架的位置不妨碍内固定的置入和固定,同时保持外固定架在加压状态下维持畸形的矫正。

通过股骨远端外侧有限切口进行截骨(图 13.4C),截骨后用外固定架加压固定,并通过 X 线证实已达到了计划的矫正程度(图 13.4D,E)。钢板放置于骨膜外、肌肉下,不需要加压固定(因为外固定架始终在维持加压)(图 13.4F)。然后去除外固定架,缝合伤口。

表 13.1　影响治疗选择的因素

因素		对治疗的影响
患儿的年龄	13 岁,骨骼接近成熟	生长调控技术不太可行,因为剩余的生长潜力太小,临时骨骺阻滞术难以起效
畸形的部位	股骨远端和胫骨近端同时存在畸形	股骨和胫骨畸形都需要被矫正
其他平面的相关畸形	股骨远端的前弓畸形	有两个平面存在畸形,用 Ilizarov 架矫正是一个很好的选择
患儿的意向	患儿不愿意使用外固定架	截骨即刻矫正畸形内固定术是该患儿唯一的选择
对侧既往治疗效果	对侧肢体采用外固定架辅助内固定技术截骨后即刻矫正畸形	由于对侧肢体的治疗效果非常满意,因此,可以再次选择同样的策略

胫骨侧手术

胫骨冠状面畸形的 CORA 点位于胫骨近端骺板水平(见图 13.2A)。

在术中 X 线片上确定 CORA 点的位置,并在此置入一枚半针(图 13.5A,B)。用

套筒穿过 Rancho 立方体套在该半针上,在透视下检查立方体中的孔是否能够围绕套筒所在的圆心绘制出一条弧线(图 13.5C 和图 13.6)。使用套钻通过同一个孔在弧线上做多个钻孔(图 13.5D 和图 13.7)。外固定架放置于内侧,分别用两枚半针固定近端和远

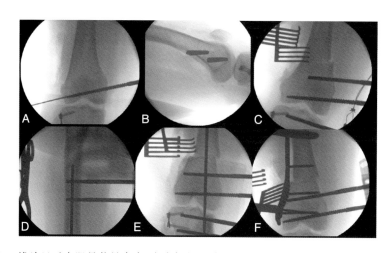

图 13.4 术中 X 线片显示在股骨截骨术中,在内侧的远端(A)和近端(D)应用轨道外固定架的过程。半针的准确定位使冠状面和矢状面畸形在截骨(A~D)后得到即刻矫正。远端截骨块向外平移(因 CORA 点在截骨平面的近端)使力线调整到最佳(E)。轨道外固定架可以将截骨端加压并维持矫形所需要的位置,同时使用微创经皮钢板接骨术从外侧置入钢板(F)。

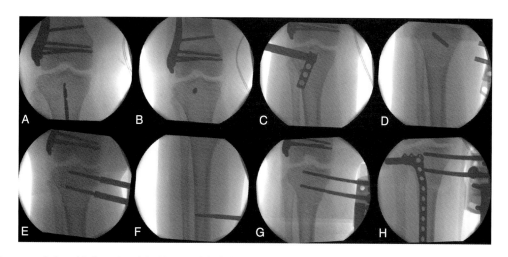

图 13.5 术中 X 线片显示了在冠状面设计穹隆截骨术和从内侧使用轨道外固定架固定的过程。半针放置于通过 CORA 点的成角矫正轴上并允许 Rancho 立方体以它为中心进行旋转(A,B)。X 线透视确定 Rancho 立方体上最适合进行钻孔的孔,从而行穹窿状截骨术(C,D)。外固定架半针在冠状面从内侧置入(E,F)。截骨完成并到达满意矫正位置后,使用外固定架进行纵向加压,再从外侧置入肌肉下钢板进行固定(G,H)。

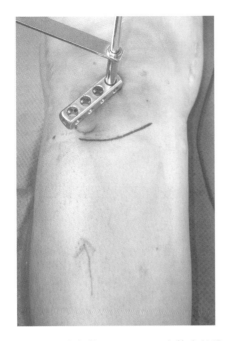

图 13.6 一旦确定使用 Rancho 立方体中的孔，就可以在皮肤上标记出预期钻孔的曲线，并做相应切口。

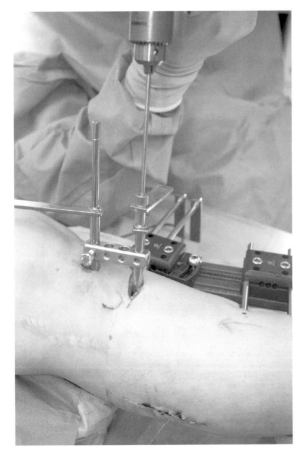

端，然后进行穹隆截骨术。腓骨在近端 1/3 处进行截骨。轨道外固定架的半针从冠状面置入（图 13.5E，F 和图 13.8）。

胫骨截骨是通过连续的钻孔联合外固定架的牵张来共同完成的，以确保截骨线是完整的。即刻矫正成角并对截骨断端进行加压（图 13.5G）。在胫骨近端和中段切开并分离至胫骨前肌，在此肌间隙内插入胫骨近端外侧钢板（图 13.5H）。因为外固定架已经完成加压，在非加压状态下固定钢板即可。去除外固定架，缝合伤口（图 13.9）。

术后管理

患儿感觉良好时，允许部分负重。术后 6 周和 12 周时行 X 线检查，评估截骨端愈合情况，可以观察到双下肢均恢复了正常的

图 13.7 将 Rancho 立方体围绕插在 CORA 点的半针所在的矫正轴进行旋转，从而确定钻孔的弧线。应仔细观察透视侧位 X 线片，避免过度钻透胫骨后的骨皮质。

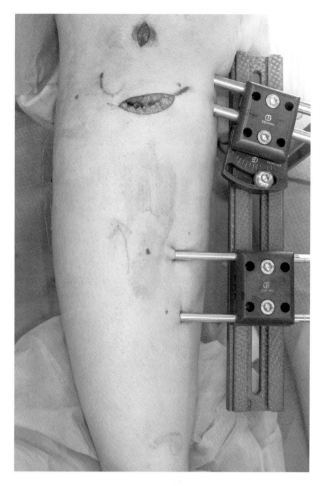

图 13.8 轨道外固定架可以进行精细调整和截骨端加压。

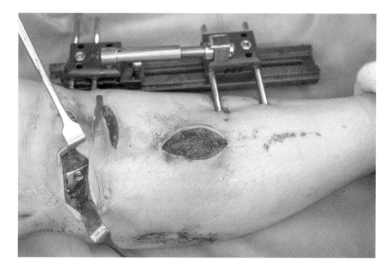

图 13.9 其中的 2 个切口用于放置截骨处的肌肉下钢板。前切口为穿隆截骨术的切口。后外侧已缝合的切口是腓骨截骨术的切口。

力线（图 13.10）。

总结

许多因素都可以导致下肢冠状面和矢状面畸形；踝和膝关节能够很好地代偿矢状面畸形，而冠状面畸形则会表现出症状。对于发育中的儿童，生长调控的微创方法对膝关节周围冠状面畸形矫正有效。其前提条件是儿童至少还有 2 年（最好是 3 年）的剩余生长潜力，并且身体条件良好。截骨矫形则适用于任何年龄。这是一种创伤性更大的手术，但也能够解决矢状面的畸形问题。其他方法还包括楔形截骨术（开放或闭合）或穹隆截骨术，截骨端的固定可以使用内固定或外固定[2-4]。

实施开放楔形截骨术时可能需要植骨，但通过加压截骨断端以实现良好的接触，以及通过微创截骨技术和经皮钢板固定技术来保护骨愈合所需的生物环境，可以避免植骨。

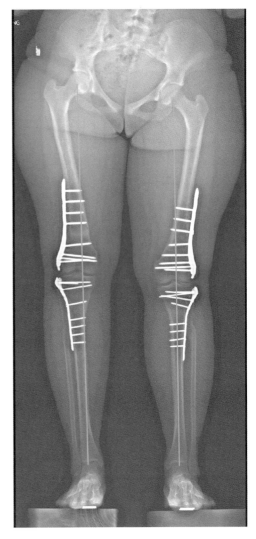

图 13.10　站立位全长 X 线片显示双下肢机械轴线正常。

参考文献

1. Stevens PM, Novais EN. Multilevel guided growth for hip and knee varus secondary to chondrodysplasia. *J Pediatr Orthop.* 2012;32(6):626–30.
2. Takahashi T, Wada Y, Tanaka M, Iwagawa M, Ikeuchi M, Hirose D, et al. Dome-shaped proximal tibial osteotomy using percutaneous drilling for osteoarthritis of the knee. *Arch Orthop Trauma Surg.* 2000;120(1–2):32–7.
3. Amer AR, Khanfour AA. Evaluation of treatment of late-onset tibia vara using gradual angulation translation high tibial osteotomy. *Acta Orthop Belg.* 2010;76(3):360–6.
4. Park YE, Song SH, Kwon HN, Refai MA, Park KW, Song HR. Gradual correction of idiopathic genu varum deformity using the Ilizarov technique. *Knee Surg Sports Traumatol Arthrosc.* 2013;21(7):1523–9.

病例 14：膝外翻畸形

Christopher Prior, Nicholas Peterson, Selvadurai Nayagam

病例

患儿,女,12 岁,表现为双膝关节的内侧和前侧疼痛,用力活动时明显。无既往病史,无外伤史。无关节不稳、肿胀、打软腿或交锁等症状。初潮未至。

临床体格检查发现双侧膝关节对称性外翻。股骨轻度前倾,但膝关节活动度无明显异常。右胫骨近端内侧有压痛,无肿胀或红斑。髌骨和膝关节韧带在应力试验中均稳定(图 14.1)。

站立位全长正位 EOS X 线显示双侧膝关节外翻与机械轴线向外偏移。股骨远端外侧角分别为 83° 和 82°(正常值为 87°±3°),胫骨近端内侧角分别为 89° 和 90°(正常值为 87°±3°)[1]。

膝关节 X 线检查结果正常,无代谢性骨病或骨骼发育不良的表现。MRI 未发现右侧膝关节骨内或鹅足存在任何有意义的病理改变。疼痛来源于行走和跑步时内侧副韧带和内侧关节囊结构反复出现的异常应力。

思考

- 需要解决哪些问题?
- 治疗的目标是什么?
- 有哪些可行的治疗方案?
- 有哪些因素会影响治疗方案的选择?
- 基于这些因素,你建议如何治疗该患儿?

需要解决的问题

- 双膝关节畸形伴机械轴线外移。
- 双膝前侧疼痛及内侧疼痛。
- 下肢外观不美观。
- 膝关节负荷异常导致潜在的远期不良影响。

治疗目标

- 矫正畸形及恢复正常的下肢机械轴线:
  - 缓解膝关节疼痛。
  - 改善外观。
  - 恢复膝关节的正常负荷。

治疗方案

- 半骨骺阻滞术:
  - 股骨远端内侧阻滞。
  - 胫骨近端内侧阻滞。
  - 股骨和胫骨同时阻滞。
- 截骨术。

影响治疗选择的因素

- 患儿的年龄
- 畸形的自然病史
- 畸形的部位
- 生长板的状态
- 手术的性质

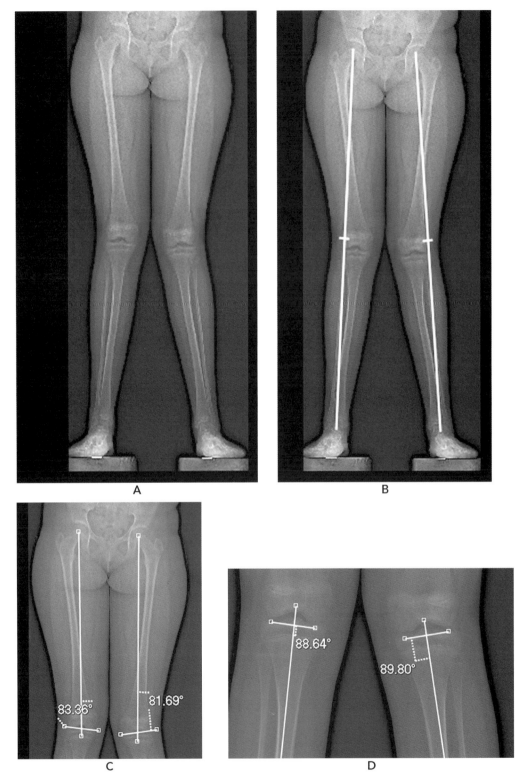

图 14.1 负重正位 X 线片显示机械轴线向外侧偏移，双侧机械轴股骨远端外侧角和胫骨近端内侧角如图所示。

表 14.1 概述了基于这些因素的治疗选择。

治疗过程

在全身麻醉下使用止血带,在透视下确定股骨远端骺板,并标记骺板位置。在已标记的水平上做一个小的内侧纵切口。确认股内侧肌,并小心地将其向前牵拉。注意避免损伤大隐静脉、隐神经、髌股内侧韧带、骺板和软骨膜环,不慎损伤骺板可能会造成永久性的生长障碍。

在透视的正位 X 线片上,用 16mm 的 8 字钢板定位于股骨远端骺板水平,在侧位 X 线片上定位于股骨远端骺板的中心;用 21 号针经钢板的中心孔直接将其插入骺板并保持在适当位置。然后将带螺纹的导针经远端孔穿入骨骺,确保 8 字钢板垂直于骺板,导针平行于骺板或与骺板成张开夹角。将第二枚螺纹导针经 8 字钢板的近端孔穿入干骺端,确保导针方向不进入骺板。进行预钻孔后,沿导针置入两枚空心螺钉,深度约为骨骺

板宽度的 1/3。最后将导针取出(图 14.2)。

最终在透视检查时确认钢板位置满意并确认膝关节屈曲和伸展活动正常,以及无软组织被卡压。将小块骨蜡填入每个螺钉的空心孔,防止髓内的血液流到周围组织中。关闭切口之前在骨膜周围进行局部浸润麻醉。

术后管理

麻醉恢复后即在指导下开始术后理疗及完全负重行走。术后第 10 天进行伤口换药,并确认膝关节能全范围的活动。

在术后 3 个月拍摄站立位全长 EOS X 线片,以确认钢板位置良好,同时监测患儿在快速生长阶段是否发生了快速矫正(图 14.3)。

疼痛在术后 6 个月有所改善。生长高峰期后,即术后 9 个月时机械轴线已矫正正常。行日间手术取出双侧 8 字钢板;术中特别注意保护软组织和骺板。术后恢复情况良好,钢板取出 6 个月后,患儿下肢力线满意,无疼痛,并定期参加体育运动(图 14.4)。

表 14.1　影响治疗选择的因素

因素		对治疗的影响
患儿的年龄	12 岁	生理性膝外翻的自我纠正应该发生在 7 岁左右。之后不会出现任何改善。因此,对该患儿进行干预是合适的
		由于有足够的生长潜力,通过临时骨骺阻滞进行生长调控是值得尝试的,但是应考虑尽快进行干预
畸形的自然病史	特发性膝外翻	由于没有潜在的代谢性疾病或骨骼发育不良,畸形不太可能进展
畸形的部位	畸形位于股骨远端,与胫骨近端无关	由于畸形在股骨远端,只需要在股骨一侧进行手术干预
生长板的状态	健康正常的生长板	如果生长板是健康的,生长调控技术的效果更可预见
手术的性质	生长调控技术对比截骨术	生长调控技术较截骨术更微创,也更简单

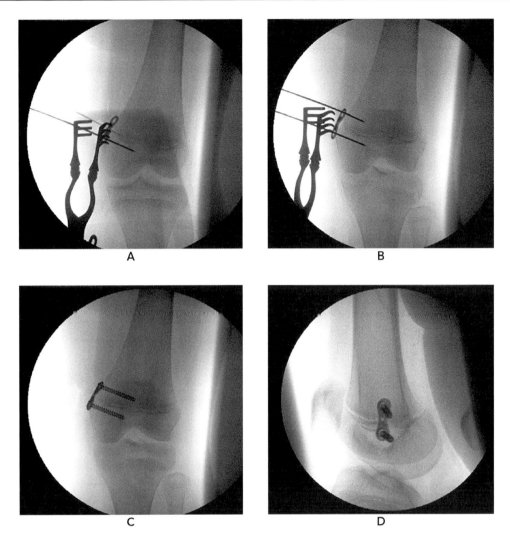

图 14.2　术中左膝置入 8 字钢板的透视图像。

总结

股骨 8 字钢板平均每个月矫正 0.7°，胫骨平均每个月矫正 0.5°。右膝大约需矫正 6°，左膝大约需矫正 8°[3]。患儿当时年龄为 12 岁，月经初潮前有足够的时间通过股骨 8 字钢板来恢复力线。

下肢对线不良与未来骨关节炎之间的相关性，尤其是何种程度必须要干预，尚存在争议[4]。年龄较小儿童的轻度无症状膝外翻可以保守观察。该例患儿有疼痛症状，机械轴线几乎在胫骨平台外侧以外，故进行手术治疗。

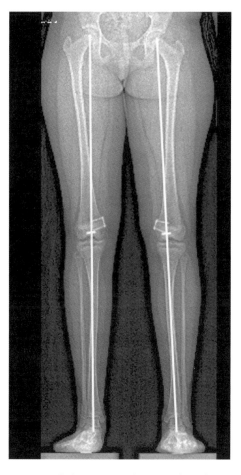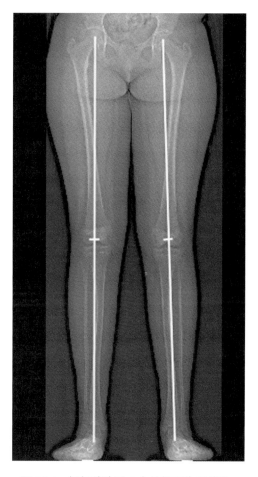

图 14.3　钢板置入后 9 个月的正位 X 线片。　　　图 14.4　钢板移除后 6 个月的正位 X 线片。

参考文献

1. Popkov D, Lascombes P, Berte N, Hetzel L, Baptista BR, Popkov A, Journeau P. The normal radiological anteroposterior alignment of the lower limb in children. *Skeletal Radiol*. 2015 Feb;44(2):197–206. doi: 10.1007/s00256-014-1953-z. Epub 2014 Jul 5. PMID: 24997161.
2. Farr S, Kranzl A, Pablik E, Kaipel M, Ganger R. Functional and radiographic consideration of lower limb malalignment in children and adolescents with idiopathic genu valgum. *J Orthop Res*. 2014; 32(10):1362–70.
3. Ballal MS, Bruce CE, Nayagam S. Correcting genu varum and genu valgum in children by guided growth: Temporary hemiepiphysiodesis using tension band plates. *J Bone Joint Surg Br*. 2010 Feb;92(2):273–6.
4. McClure PK, Herzenberg JE. The natural history of lower extremity malalignment. *J Pediatr Orthop*. 2019;39:S14–9. doi: 10.1097/BPO.0000000000001361.

病例 15：髋内翻

Leo Donnan

病例

患儿,男,4岁,曾因轻度腭裂至颌面专科就诊,因身材矮小和步态蹒跚问题转诊至骨科。接诊医生发现患儿身高低于第1个百分位数,且四肢和躯干高度比例轻度不称,同时伴有明显的腰椎前凸和膝外翻。患儿行走时步态摇摆,易疲劳。患儿父母无肌肉骨骼疾病家族史,患儿哥哥和姐姐的身材正常,身体健康。

体格检查发现双侧髋关节明显异常,固定屈髋畸形15°,最大屈髋角度不足100°。髋关节被动外展仅10°,而双髋内收可达60°。伸髋时,髋关节内、外旋均在正常范围内。

患儿表现出比例协调侏儒症的临床特征,这与累及躯干、四肢骨发育不良的内在表现是吻合的。骨骼检查后,该患儿被诊断为脊柱骨骺发育不良(图15.1)。骨盆X线片显示股骨头骨骺完全未显影,双侧Hilgenreiner髋板线夹角(HE角)>60°,提示严重髋内翻(图15.2)。

行髋关节造影以评估股骨头形状及头-臼匹配度,并模拟截骨矫正效果(图15.3)。

思考

- 需要解决哪些问题?
- 治疗的目标是什么?
- 有哪些可行的治疗方案?
- 有哪些因素会影响治疗方案的选择?

- 基于这些因素,你建议如何治疗该患儿?
- 治疗后需要随访该患儿多久?

需要解决的问题

- 髋内翻(HE角>60°):
  ○ 外展肌功能异常导致臀中肌步态。
  ○ 大转子相对过度生长。
  ○ 髋关节不匹配可能会加速退行性关节炎的进展。
  ○ 如不治疗,髋内翻有加重的倾向,另外矫正后有潜在的复发风险。
  ○ 进一步进展会出现膝外翻。
- 固定性屈髋畸形:
  ○ 严重腰椎前凸。

治疗目标

- 通过矫正髋内翻畸形,进而:
  ○ 抑制畸形加重。
  ○ 改善股骨近端解剖结构和力学环境。
    □ 纠正HE角。
    □ 改善大转子过度生长。
  ○ 复位髋关节使之变稳定。
- 通过矫正固定的屈髋畸形,进而:
  ○ 减轻腰椎前凸。

治疗方案

- 髋内翻矫正:
  ○ 股骨转子间外翻截骨术[2]。
  ○ 股骨转子间外翻伸直截骨术。

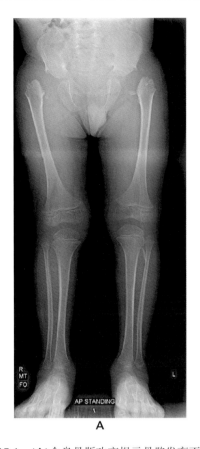

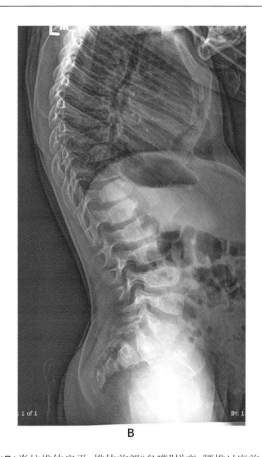

图 15.1　(A)全身骨骺改变提示骨骼发育不良。(B)脊柱椎体扁平,椎体前部"鸟嘴"样变,腰椎过度前凸。

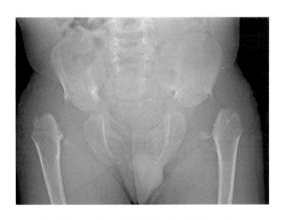

图 15.2　骨盆 X 线片显示双侧 HE 角增大。

影响治疗选择的因素
● 患儿的年龄和身材
● 潜在病因
● 畸形部位
● 畸形严重程度
● 髋关节活动度
● 有无退行性变
● 其他医学相关的问题

　　表 15.1 概述了基于这些因素的治疗选择。

- 减轻大转子相对过度生长。
  - 大转子骨骺阻滞:
    - 生长板钻孔。
    - 螺钉骺阻滞。

治疗过程

　　关节造影显示,髋关节在内收位时复

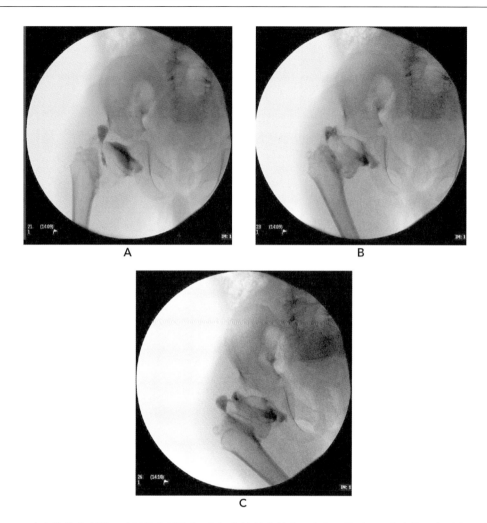

图 15.3　动态髋关节造影显示股骨头颈膨大、大部分软骨未骨化。在中立位时(A)髋关节呈半脱位且头-臼不匹配,内收髋关节可显著改善关节匹配度及稳定性(B,C)。

表 15.1　影响治疗选择的因素

因素		对治疗的影响
患儿的年龄和身材	4 岁,严重身材矮小	内植物的选择可能因骨骼细小而受限,可能需行克氏针固定技术[3]
潜在病因	脊柱骨骺发育不良	由于关节胶原结构异常,合并骨发育异常的髋内翻可能会进展,治疗效果可能不佳[4]
畸形部位	骨骺发育不良	股骨转子间截骨术比股骨转子下截骨术更适合治疗股骨骨骺及干骺端畸形
		HE 角变大会增加垂直方向剪应力,并有可能进一步进展
畸形严重程度	HE 角>60°	
		当 HE 角变大合并软骨结构缺陷时,畸形常进展迅速且较严重[5]

(待续)

表 15.1(续)

因素			对治疗的影响
髋关节活动度	髋外展显著减少,固定屈曲畸形		首先须明确髋关节在进行矫正的平面（冠状面）上有足够的活动度
	重要的是,被动内收范围可达 60°,而被动屈髋仅 100°		行外翻截骨矫正的前提是存在良好的髋内收活动度。行伸直截骨的前提是屈髋范围接近正常,而该患儿被动屈髋角度仅为 100°
			如伸直截骨术过度矫正则会导致坐位困难
有无退行性变	X 线片及髋关节造影均未见退行性变		由于合并髋关节活动度受限,以及存在增加髋关节负荷、加速退行性变的风险,髋退行性变可能是行股骨近端截骨的禁忌证
其他医学相关的问题	COL2A1 基因缺陷引起的 Ⅱ 型胶原紊乱		脊柱骨骺发育不良影响 Ⅱ 型胶原,因此,也多合并关节松弛。这可能导致颈椎不稳,需在麻醉前对患儿脊柱行全面评估[6]

位,此时头-臼匹配改善。计划行股骨近端外翻截骨术,使用儿童刃钢板固定,将 HE 角减少到 30°(冠状面),同时增加 15°伸直截骨(矢状面)。

患儿取仰卧位,采用外侧入路显露股骨近端。下肢内收 60°,定位导针从高位平行于 Hilgenreiner 线进入大转子，至股骨头下骺板水平。通过蛙式侧位片确认导针位于股骨颈中心,并确定所需刃片的长度。

沿着定位克氏针,同时行 15°伸直方向打入开路凿。行转子间横行截骨,沿开路凿更换刃钢板固定以维持矫形,不切除任何骨质(图 15.4)。

术后管理

患儿术后 4 周内使用轮椅,然后以助行器辅助行走。截骨愈合充分后开始加强外展肌功能,进行步态训练。

随访

因为畸形复发多见[4],关节退行性变也

可能是疾病的转归之一,此类患儿需要进行长期随访。在手术后 12 个月(图 15.5)取出刃钢板,并经关节造影证实髋关节矫正良好且稳定。

患儿在 9 岁时步态异常加重,髋内翻复发,计划行进一步矫正。患儿股骨头二次骨化中心仍未出现。在进一步矫正术后,由于仍存在畸形复发及早发退行性关节炎的风险,患儿仍需继续随访至骨骼成熟甚至成年期。

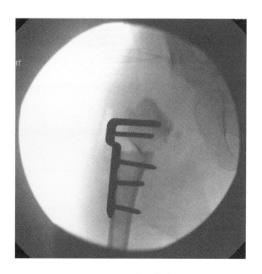

图 15.4　矫正术中。

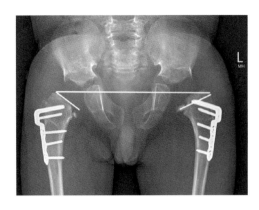

图 15.5　在取出内固定前，截骨处已愈合，HE 角改善。

参考文献

1. Shim J, Kim H, Mubarak S, Wenger D. Genu valgum in children with coxa vara resulting from hip disease. *Journal of Pediatric Orthopaedics*. 1997 Mar/Apr;17(2):225–9.

2. Key JA. The classic: Epiphyseal coxa vara or displacement of the capital epiphysis of the femur in adolescence. *Clin Orthop Relat Res*. 2013;471(7):2087–117.

3. Abdelaziz TH, El-Sayed MM. Pauwels' osteotomy for surgical correction of infantile coxa vara. *J Pediatric Orthop B*. 2012;21(4):325–30.

4. Oh C-W, Thacker MM, Mackenzie WG, Riddle EC. Coxa vara. *Clinical Orthopaedics and Related Research*. 2006 Jun;447:125–31.

5. Srisaarn T, Salang K, Klawson B, Vipulakorn K, Chalayon O, Eamsobhana P. Surgical correction of coxa vara: Evaluation of neck shaft angle, Hilgenreiner-epiphyseal angle for indication of recurrence. *J Clin Orthop Trauma*. 2018;10(3):593–8.

6. Fassier F, Sardar Z, Aarabi M, Odent T, Haque T, Hamdy R. Results and complications of a surgical technique for correction of coxa vara in children with osteopenic bones. *J Pediatr Orthop*. 2008;28(8):799–805.

病例 16：股骨前倾

Leo Donnan

病例

患儿,女,15岁,正处于青春期,出现了与运动相关的双侧腹股沟疼痛和间歇性左侧髌骨不稳。其身高比同龄人偏高,在走路和跑步时显得很笨拙,年幼时经常绊倒。无相关家族史,发育基本正常。

体格检查发现其有足内翻步态,足前进角为向内15°,双髌骨似"斜视"状(图16.1)。

轻度韧带松弛,脊柱直挺,无脊椎闭合不全的表现。

双下肢旋转检查,在伸髋位双髋内旋90°,外旋-10°,双侧股足角均为向外10°,双足外侧缘平直。除了在伸膝时髌骨轻度半脱位和J征阳性外,患儿的双侧髋关节、膝关节和足部均正常。神经系统检查正常。

影像学检查包括站立位下肢全长X线片和CT,后者用以评估下肢旋转情况(图16.2和图16.3)[1]。

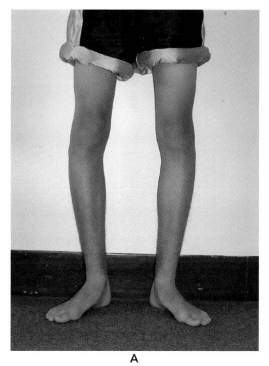 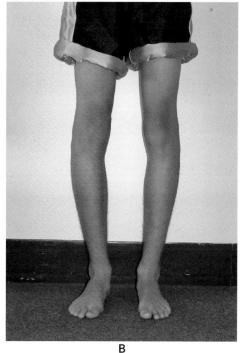

图 16.1　髌骨向前时,双足尖向外(A);双足尖向前时,髌骨内旋(B)。

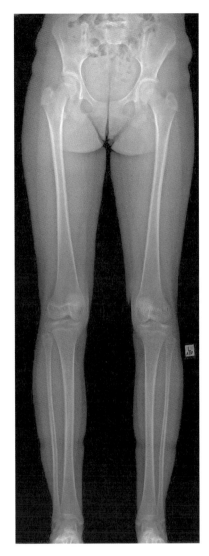

图 16.2　X 线片显示机械轴正常,髌骨内旋。

思考

- 需要解决哪些问题?
- 治疗的目标是什么?
- 有哪些可行的治疗方案?
- 有哪些因素会影响治疗方案的选择?
- 基于这些因素,你建议如何治疗该患儿?

需要解决的问题

- 股骨前倾过度:

  ○ 足内翻笨拙步态。
  ○ 行走时腹股沟区疼痛。
  ○ 髌骨不稳定。

治疗目标

- 改善步态外观[2]。
- 缓解腹股沟区疼痛。
- 纠正髌骨轨迹异常[3]。

治疗方案

- 观察。
- 步态再训练及骨盆稳定训练。
- 股骨去旋转截骨术:
  ○ 伸用刃钢板固定。
  ○ 使用髓内钉固定。

影响治疗选择的因素

- 患儿的年龄
- 导致畸形的潜在原因
- 存在代偿性胫骨外旋
- 患儿的心理状态

表 16.1 概述了基于这些因素的治疗选择。

治疗过程

在对该患儿进行恰当的评估后,考虑针对其旋转异常进行矫正或可改善其症状。基于 CT 测量结果,该患儿股骨前倾角为 50°,至少需去旋转 30°才能获得正常的足前进角,使该患儿在行走时髋关节处于中立位且髌骨向前。

患者取侧卧位,在透视引导下于股骨髁稍上水平横置入一枚 2mm 克氏针。在大转子上方做 2cm 切口,从大转子后外侧引入球头导丝(图 16.4)并向远端穿过股骨干。然

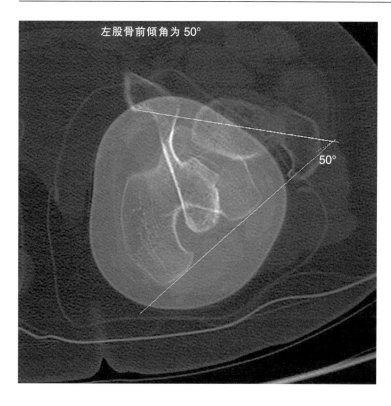

左股骨前倾角为 50°

50°

图 16.3　在 CT 重叠股骨颈和股骨髁的图像中,测量股骨前倾角为 50°[1]。

表 16.1　影响治疗选择的因素

因素		对治疗的影响
患儿的年龄	15 岁,骨骼几乎成熟(股骨近端骺板尚未完全闭合)	当股骨近端生长板未闭合时,推荐使用刃钢板固定,以最大限度降低股骨头缺血坏死的风险[4]。如使用髓内钉,进钉点应在大转子尖部,而不是在梨状窝,因为从大转子进钉发生股骨头缺血性坏死的风险较小
导致畸形的潜在原因	特发性股骨前倾(与髋关节发育不良或神经肌肉疾病无关)	如合并任何原因导致的髋关节不稳定,股骨前倾角矫正是矫形的重要部分 单纯特发性股骨前倾的矫正指征需多加斟酌
存在代偿性胫骨外旋	对线不良	部分股骨前倾角增大的患者因胫骨外扭转增大,足前进角相对正常。如果术前没有发现这点,仅对股骨去旋转而不同时进行胫骨内旋矫正则可能导致严重的足外翻步态[5]
患儿的心理状态	患儿对步态和姿势的接受程度	许多青少年对他们的外观都不满意,这会明显夸大对症状的表述。对于轻度的股骨前倾,不应仅因患者对步态不满意而贸然行手术矫正 股骨的去旋转截骨是一个非常成熟的手术,但病例的选择尤为重要

后缓慢行股骨扩髓,同时注意观察血氧饱和度变化情况,防止出现脂肪栓塞。

用髓内锯行股骨转子下截骨,并扩髓以去除截骨部位的骨屑。将选好的髓内钉穿入,并将近端锁定。保留髓内钉把持器,作为角度测量的近端参考,并与股骨远端的克氏针进行比较。然后用长臂量角器测量,使股骨远端外旋转30°。维持该位置,置入远端锁定螺钉。

术后管理

术后卧床24小时,卧床期间主要处理疼痛和肌肉痉挛的问题。拄拐并根据耐受情况允许负重。待截骨部位可见愈合迹象则停止拄拐。在截骨部位(图16.5)完全愈合后,鼓励该患儿进行有针对性的外展肌强化锻炼及低强度的运动,如骑自行车和游泳等。

随访

患者应在术后4周内复查拍片,每个月行临床和影像复查,直到截骨部位骨痂形成。之后,继续实行有监督的锻炼计划,并在术后6个月、12个月时复查。

该患儿以更自然的跑步方式回归到了网球运动中。其腹股沟区疼痛完全消失,但锁定螺钉处有轻度激惹,一年后取出内固定,激惹症状随之改善。左侧髌骨不稳的表现在术后消失。

总结

一些患者会有髓内钉尖端或锁钉部位不适,并可能因此需行内固定取出术,但大多数患者的髓内钉可保留在体内而不取出。

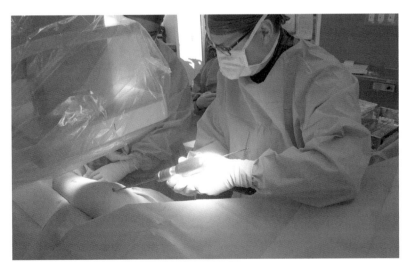

图16.4 经皮大转子入路。

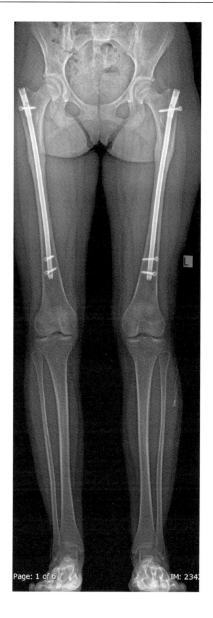

图 16.5　股骨去旋转截骨端愈合，双侧髌骨朝前。

参考文献

1. Schmaranzer F, Lerch TD, Siebenrock KA, Tannast M, Steppacher SD. Differences in femoral torsion among various measurement methods increase in hips with excessive femoral torsion. *Clin Orthop Relat Res.* 2019 May;477(5):1073–83. doi: 10.1097/CORR.0000000000000610. PMID: 30624313; PMCID: PMC6494336.

2. Stambough JB, Davis L, Szymanski DA, Smith JC, Schoenecker PL, Gordon JE. Knee pain and activity outcomes after femoral derotation osteotomy for excessive femoral anteversion. *J Pediatr Orthoped* [Internet]. 2018 Oct 25;38(10):503–9.

3. Imhoff FB, Cotic M, Dyrna FGE, Cote M, Diermeier T, Achtnich A, et al. Dynamic Q-angle is increased in patients with chronic patellofemoral instability and correlates positively with femoral torsion. *Knee Surg Sports Traumatology Arthrosc.* 2020:1–8.

4. Svenningsen S, Apalset K, Terjesen T, Anda S. Osteotomy for femoral anteversion: Complications in 95 children. *Acta Orthop Scand.* 2009;60(4):401–5.

5. Bruce WD, Stevens PM. Surgical correction of miserable malalignment syndrome. *J Pediatr Orthoped.* 2004;24(4):392.

病例 17：腕关节外翻畸形

Hitesh Shah，Benjamin Joseph

病例

患儿,女,4 岁,左腕存在严重畸形伴前臂短缩(图 17.1)。患儿在 1 岁时摔伤,致桡骨骨折,随后前臂和腕关节出现畸形并进行性加重。左手功能受限,且在日常生活中难以完成需要双手完成的灵巧动作。既往尝试实现骨愈合的手术均以失败告终。

体格检查可见患儿的左前臂短而弯曲,腕部向桡侧偏斜。患儿躯干上有多个"咖啡牛奶斑",提示神经纤维瘤病 1 型(图 17.2)。桡骨远段明显不连续,存在反常活动。腕部和前臂的被动活动严重受限。前臂 X 线片显示左桡骨下段部分有一段骨不愈合的间隙,且两侧断端萎缩。尺骨完整,但呈弯曲状,尺骨远端向背侧半脱位,下桡尺关节脱位(图 17.3)。

思考

- 需要解决哪些问题?
- 治疗的目标是什么?
- 有哪些可行的治疗方案?
- 有哪些因素会影响治疗方案的选择?
- 基于这些因素,你建议如何治疗该患儿?
- 治疗后需要随访该患儿多久?

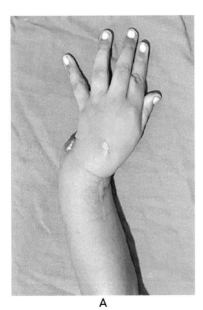 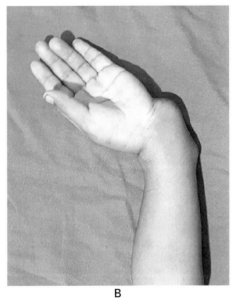

A   B

图 17.1　严重的左腕外翻畸形(A,B)和左前臂短缩畸形。腕部尺骨头突出明显(C)。(待续)

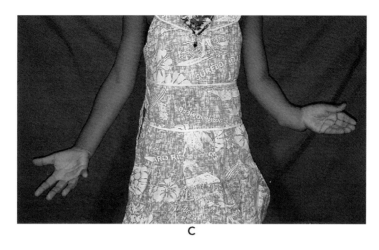

C

图 17.1(续)

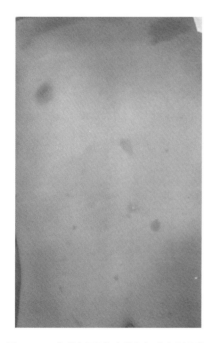

图 17.2 患儿躯干有多发"咖啡牛奶斑"。

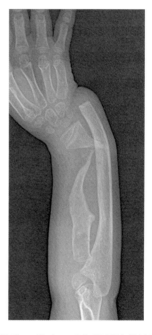

图 17.3 前臂 X 线片显示桡骨断端萎缩性骨不连,伴尺骨弯曲,下尺桡关节脱位。

需要解决的问题

- 畸形:
  - 前臂弯曲。
  - 腕关节外翻畸形。
- 桡骨萎缩性骨不连。
- 关节不稳定——下尺桡关节。
- 肢体不等长:

  - 桡骨较尺骨明显短缩。
  - 左前臂较右侧短。
- 桡骨骨折愈合后复发的倾向。

治疗目标

- 矫正前臂和腕部畸形。
- 桡骨获得良好愈合。
- 恢复下桡尺关节的完整性。

- 恢复桡骨和尺骨之间的长度关系。
- 纠正肢体不等长。
- 降低再骨折风险。

治疗方案

- 矫正前臂畸形:
  - 对弯曲的尺骨进行截骨。
- 矫正腕关节畸形:
  - 恢复桡骨和尺骨之间的长度关系。
- 实现桡骨愈合。
  - 切除假关节。
  - 植骨:
    - 带血管的骨移植。
    - 不带血管的自体骨移植。
  - 内固定(髓内棒)或外固定架。
  - 骨形态发生蛋白。
- 恢复桡骨和尺骨之间的长度关系:
  - 植骨前牵张桡骨。
  - 实现桡骨愈合以恢复桡骨的生长。
  - 短缩尺骨。
- 恢复肢体长度:
  - 可接受的短缩。
  - 延长桡骨和尺骨。
- 降低再骨折风险:
  - 保留髓内棒直至骨骼发育成熟。
  - 配戴支具,进行保护。

> **影响治疗选择的因素**
>
> - 患儿年龄
> - 基础疾病的性质
> - 手术的复杂性

表 17.1 概述了基于这些因素的治疗选择。

表 17.1　影响治疗选择的因素

因素		对治疗的影响
患儿年龄	4 岁	早期手术干预是必要的,延误治疗将导致肢体进一步短缩且畸形加重
		该年龄可以考虑带血管的骨移植
		如果在该年龄能够获得桡骨的愈合,就有机会恢复桡骨的正常生长,并改善桡骨和尺骨长度的差异
		一旦桡骨实现愈合,需保留髓内棒进行保护直到骨骼发育成熟。这期间很可能需要更换髓内棒,因为随着骨骼生长,原来的髓内棒会变短,从而无法保护骨折愈合端
基础疾病的性质	神经纤维瘤病 1 型	必须仔细、彻底切除不愈合部位周围的全部错构瘤样组织,否则难以实现愈合[1]
		据报道,带血管的骨移植有较高的愈合率[2,3]
		在骨骼成熟前,再骨折的风险很高,髓内棒应该保留至骨骼发育成熟[4]。此外,使用支具保护是可行的
手术的复杂性	带血管的腓骨移植与不带血管的腓骨移植比较	带血管的骨移植比不带血管的骨移植要复杂得多

治疗过程

对桡骨假关节进行仔细切除,包括切除错构瘤样组织,以及在两个骨折断端各环形切除 1.5cm 的骨膜。在两个桡骨断端的尖部各切除 0.5cm 的硬化骨,直至桡骨断端皮质骨出现渗血。在尺骨弓形顶点做截骨。当桡骨断端保持在良好对位时,前臂软组织松弛。在牵引下使软组织绷紧时,桡骨和尺骨断端之间均存在间隙。将取自髂骨的皮质骨切成两个支柱状,其长度为比桡骨和尺骨在牵引状态下产生的间隙长约 3mm。将髂骨块分别植入桡骨和尺骨的断端,保持两端有一定的加压。然后用克氏针分别固定桡骨和尺骨,并注意确认断端与移植骨块之间的接触良好。另取髂骨皮质骨和松质骨,在桡骨假关节切除部位周围植骨,以及尺骨截骨部位周围进行植骨。此时腕部畸形得到明显改善,但外翻畸形未完全矫正。折弯克氏针尾并埋在皮下。缝合伤口,用长臂石膏固定。

术后管理

6 周后更换石膏,定期拍摄 X 线片以监测桡骨和尺骨愈合情况。4.5 个月后桡骨和尺骨均完全愈合。患儿开始进行主动活动、主动-辅助活动和被动理疗,4.5 个月后恢复正常活动。保留髓内克氏针。系列 X 线片(图17.4)显示愈合良好。另一个明显的特征是在系列 X 线片中发现桡骨已恢复正常生长。术后 12 周时桡骨关节面位于尺骨克氏针针尖以近,术后 3 年,桡骨关节面已位于尺骨克氏针针尖以远。随着桡骨恢复正常生长,尺桡骨远端对位关系也恢复正常,术后 3 年腕关节的排列恢复正常(图17.5)。患侧前臂比对侧短缩 3cm。患儿能够使用上肢进行日常活动。

随访

因为有再骨折的风险,需要密切随访患儿,当桡骨克氏针退到假关节附近时,需要

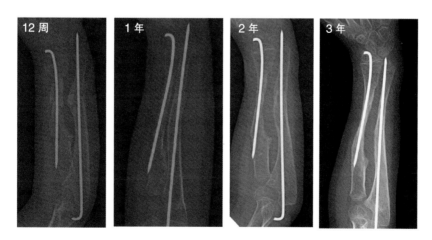

图 17.4　患儿前臂的连续随访 X 线片显示桡骨假关节逐渐愈合。桡骨远端与尺骨远端之间的关系变化清楚地表明桡骨已恢复正常生长;随着时间的推移,桡骨远端关节面从尺骨钉尖以近的位置生长到尺骨钉尖以远的位置。

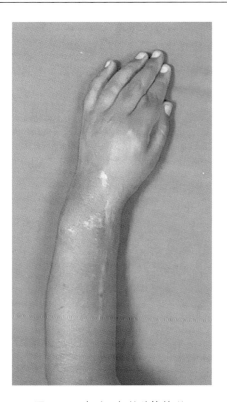

图 17.5　术后 3 年的肢体外观。

更换更长、更坚固的克氏针。后期必须对该患儿随访至骨骼发育成熟。

总结

这个病例说明，在幼儿时期恢复正常的生长有助于畸形的矫正。

参考文献

1. Talab YA. Congenital pseudoarthrosis of the radius: A case report and review of the literature. *Clin Orthop Relat Res*. 1993 Jun;291:246–50. PMID: 8504607.
2. Beris AE, Lykissas MG, Kostas-Agnantis I, Vasilakakos T, Vekris MD, Korompilias AV. Congenital pseudarthrosis of the radius treated with gradual distraction and free vascularized fibular graft: Case report. *J Hand Surg Am*. 2010 Mar;35(3):406–11. doi: 10.1016/j.jhsa.2009.11.022. Epub 2010 Feb 4. PMID: 20133088.
3. Mathoulin C, Gilbert A, Azze RG. Congenital pseudarthrosis of the forearm: Treatment of six cases with vascularized fibular graft and a review of the literature. *Microsurgery*. 1993;14(4):252–9. doi: 10.1002/micr.1920140408. PMID: 8412635.
4. Narayana Kurup JK, Shah HH. Congenital pseudoarthrosis of the radius in Neurofibromatosis Type 1: An entity not to be missed! *J Orthop*. 2020 Sep 23;22:427–30. doi: 10.1016/j.jor.2020.09.013. PMID: 33029048; PMCID: PMC7527621.

病例18:脊柱侧凸

David A. Spiegel

病例

患儿,男,15岁11个月,因脊柱弯曲而就诊。其既往病史中有发育迟缓、肌张力减弱及间歇性乳酸酸中毒。考虑该患儿有线粒体紊乱疾病,但尚未正式确诊。其心脏检查未发现异常。患儿是一名独立的社区救护员,经常参加活动,包括一些体育运动。胸腰段脊柱站立位正位X线片显示T5~L1的右胸弯为62°(图18.1A)。因要进一步处理尚未明确病因的乳酸酸中毒而被转诊,进行其他医学检查,根据该类胸弯的自然病史,该患儿可能需要进行手术治疗。7个月后,患

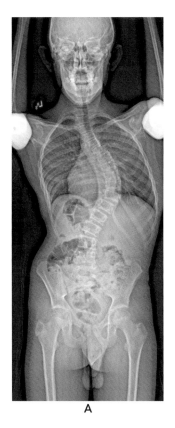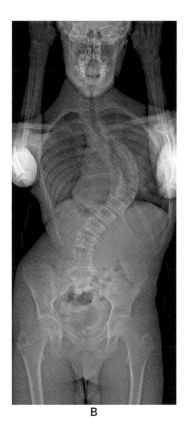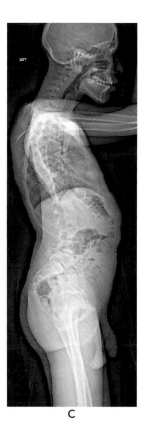

图18.1 初始脊柱站立位正位X线片显示胸腰段Cobb角为62°(A),之后进展至85°(B)。站立位侧位X线片显示胸椎后凸轻度减少,以及胸肋骨中度旋转不对称(C)。在Bending位X线片上显示侧凸可矫正到53°(D)。(待续)

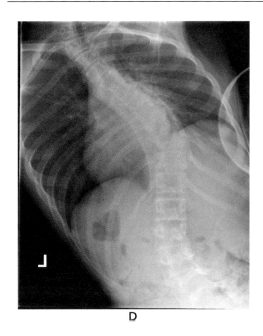

图 18.1(续)

儿到骨科随访，侧凸已经进展到 85°（图 18.1B,C）。Bending 位 X 线片显示侧凸可以改善到 53°（图 18.1D）。鉴于疾病进展快速，进一步行 MRI，没有发现椎管内异常（如脊髓栓系或空洞）。

思考

- 需要解决哪些问题？
- 治疗的目标是什么？
- 有哪些可行的治疗方案？
- 哪些因素会影响治疗方案的选择？
- 基于这些因素，你建议如何治疗该患儿？
- 治疗后需要随访该患儿多久？

需要解决的问题

- 进行性的脊柱畸形。
- 胸廓畸形可能影响肺功能。
- 躯干相对于骨盆的冠状面和矢状面失衡可能导致背痛。
- 外观问题。

治疗目标

- 通过阻止脊柱畸形的进展来改变脊柱畸形的自然病程。
- 改善脊柱的对线排列，以及减轻肋骨的畸形。

治疗方案

- 支具治疗。
- 行后路脊柱融合内固定术，伴或不伴脊柱截骨术。
- 前路松解，同期或分期进行后路脊柱融合术。

影响治疗选择的因素
- 患儿的年龄
- 侧凸的严重程度
- 畸形的柔韧度
- 畸形进展的速度
- 基础疾病及自然病史

表 18.1 概述了基于这些因素的治疗选择。

治疗过程

虽然最终诊断尚未确定，但考虑到患儿病情进展迅速和畸形的严重程度，该患儿被安排进行手术治疗。

计划采用后路脊柱融合内固定术，融合水平由术前站立位和 Bending 位 X 线片确定。胸腰段正位 X 线片上，骶骨中垂线在 L3 处左侧椎弓根内侧壁，中立椎体为 L4，且 L3 有轻微旋转。根据这些信息，选择 L3 作为最下固定椎体[1]。在选择最上固定椎体时，注意到外观上左肩低于右肩，T1 向左肩倾斜，所以选择 T4 作为最上固定椎体，其术前右弯

表 18.1　影响治疗选择的因素

因素		对治疗的影响
患儿的年龄	15 岁	因为骨骼发育未成熟,进展风险很高
		对年龄较小的患者可以考虑采用保留生长的手术策略,如"生长棒"和垂直可扩张的钛肋假体,但这些对于 15 岁的患儿来说并不合适
侧凸的严重程度	Cobb 角 85°	对于骨骼发育不成熟的患者,胸弯<45°时可考虑支具治疗
		当侧凸远超过 45°时,支具保守治疗不是一个合理的选择
畸形的柔韧度	侧凸的柔韧度适中	不需要预先进行前路松解和 Halo 牵引,其风险大于预期受益
		这种侧凸可以通过后路脊柱内固定融合来处理,在显露脊柱后,根据麻醉下的柔韧性来判断,可以考虑进行椎体截骨
畸形进展的速度	仅 7 个月时间,侧凸从 62°进展到 85°	如果继续以这种速度发展,这种程度的侧凸可能会危及生命
		对该患儿的早期干预是必要的
基础疾病及自然病史	尚没有明确诊断	鉴于侧凸角度的大小,如果诊断为青少年特发性脊柱侧凸,则患儿将接受手术治疗,而对于非特发性疾病(综合征、神经肌肉性疾病),疾病进展及后续潜在临床问题发生的风险会显著增加(如呼吸功能障碍)

Bending 位 X 线片(使用垫枕时)显示侧凸仅改善到 53°。

患儿接受了 T4~L3 的后路脊柱融合术,没有进行脊柱截骨术。在每个节段上都进行关节突截骨,对胸椎顶椎区域进行加压后,进行了转棒技术在内的矫形操作,原位弯棒操作和对顶椎区 4 个椎体的整体去旋转操作。术后冠状面 Cobb 角 22°,胸椎后凸角 25°。估计失血量为 400mL,无须输血。患儿的肋骨驼峰状外形明显改善,侧位 X 线片上仍可见持续存在的轻度肋骨不对称。骶骨中垂线偏离 C7 1cm 以内,他的胸廓与骨盆对齐良好。虽然 T1 仍然轻度向左侧倾斜,但左锁骨相对于右锁骨略有抬高,临床上没有表现出任何异常。该患儿对自己的外观很满意。

术后管理

该患儿因代谢性酸中毒被送入儿科重症监护室进行观察和治疗,并于术后第 2 天返回常规看护病房。术后第 1 天可以坐起,术后第 6 天出院回家,无任何并发症。在 3 年的随访中,报告了 1 次右侧肩胛骨周围疼痛,经物理治疗后反应良好,总的临床表现良好。该患儿的脊柱仍保持良好的平衡,矫正没有丢失。X 线片显示其畸形矫正良好,双肩和胸廓相对于骨盆的关系是平衡的(图 18.2)。需要随访其晚期并发症。

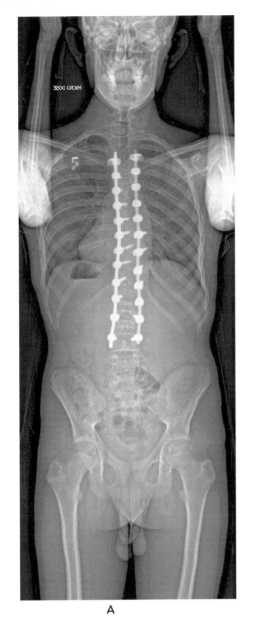
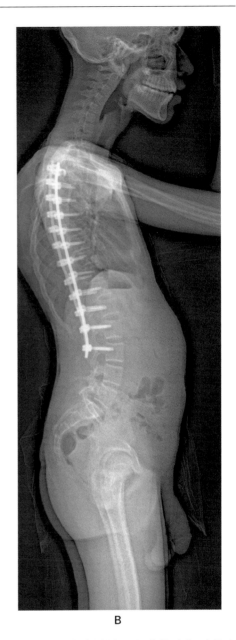

图 18.2　脊柱融合内固定术后 3 年的站立位正位 X 线片显示，脊柱侧凸完全被矫正，冠状位平衡，肩部水平(A)；侧位 X 线片显示外形正常和矢状位平衡，肋骨轻度旋转畸形(B)。

总结

　　目前，尚无关于脊柱侧凸患者合并代谢性疾病（如慢性乳酸酸中毒或线粒体疾病）的研究。因此，该治疗决策是基于青少年特发性脊柱侧凸（AIS）自然史累积的经验，侧

凸超过 50° 的儿童通常以每年 0.5°~1° 的速度缓慢进展直至成年期[2-6]。绝大多数特发性的胸弯畸形不会影响预期寿命和生活质量，但出现大幅度胸弯的患者通常会有慢性背痛、肺损伤和严重的外观问题[2-6]。

　　虽然青少年特发性脊柱侧凸很少会影响预期寿命，但早发性特发性或非特发性脊

柱侧凸可导致过早死亡,这种类型的侧凸更有可能进展严重,超过100°的侧凸可能与肺动脉高压、右心室肥厚、肺心病和死亡有关[2-4]。在该病例中,患儿有未确诊的代谢性疾病,骨骼未成熟,侧凸迅速发展到85°。预计侧凸的进展可能会损害肺功能,并可能影响预期寿命。

该患儿的手术策略不受诊断的影响,术前计划是根据 AIS 的原则制订的。关于固定节段的选择,虽然保留运动节段非常重要,但临床经验提示,结缔组织疾病或综合征患者在"短节段融合"时,内固定节段以下的侧凸失衡和进展的风险增加,因此,在这些情况下,固定节段的选择最好要保守一些。特发性脊柱侧凸和非特发性脊柱侧凸之间的并发症发生率也可能存在差异。Chung 等人发现,与 AIS 手术治疗的患者相比,综合征脊柱侧凸患者发生并发症的风险几乎是 AIS 手术治疗患者的 4 倍,这些并发症包括神经损伤、手术操作和固定物的相关并发症,以及需要硬脊膜切开等[8]。综合征组主要的住院并发症发生率是 AIS 手术治疗组的 10 倍[8]。

参考文献

1. Trobisch PD, Ducoffe AR, Lonner BS, Errico TJ. Choosing fusion levels in adolescent idiopathic scoliosis. *J Am Acad Orthop Surg.* 2013;21:519–28.
2. Weinstein SL, Dolan LA, Spratt KF, Peterson KK, Spoonamore MJ, Ponseti IV. Health and function of patients with untreated idiopathic scoliosis: A 50-year natural history study. *JAMA.* 2003;289:559–67.
3. Weinstein SL, Dolan LA, Cheng JC, Danielsson A, Morcuende JA. Adolescent idiopathic scoliosis. *Lancet.* 2008;371:1527–37.
4. Weinstein SL. The natural history of adolescent idiopathic scoliosis. *J Pediatr Orthop.* 2019;39:S44–6.
5. Ascani E, Bartolozzi P, Logroscino CA, et al. Natural history of untreated idiopathic scoliosis after skeletal maturity. *Spine (Phila Pa 1976).* 1986;11:784–9.
6. Agabegi SS, Kazemi N, Sturm PF, Mehlman CT. Natural history of adolescent idiopathic scoliosis in skeletally mature patients: A critical review. *J Am Acad Orthop Surg.* 2015;23:714–23.
7. Tambe AD, Panikkar SJ, Millner PA, Tsirikos AI. Current concepts in the surgical management of adolescent idiopathic scoliosis. *Bone Joint J.* 2018;100-B:415–24.
8. Chung AS, Renfree S, Lockwood DB, Karlen J, Belthur M. Syndromic scoliosis: National trends in surgical management and inpatient hospital outcomes: A 12-year analysis. *Spine (Phila Pa 1976).* 2019;44:1564–70.

病例 19：脊柱后凸

David A. Spiegel

病例

患儿，男，17 岁，因进行性上胸段脊柱畸形而就诊（图 19.1）。既往诊断为先天性毛细血管扩张综合征、先天性脑积水、头颅畸形、生长激素缺乏症、甲状腺功能减退症和 Chiari 畸形伴颅底凹陷。患儿在 1 岁时还出现过椎基底动脉缺血性脑卒中。在 1 岁时，患儿接受了 C1/C2 椎板切除术和 Chiari 减

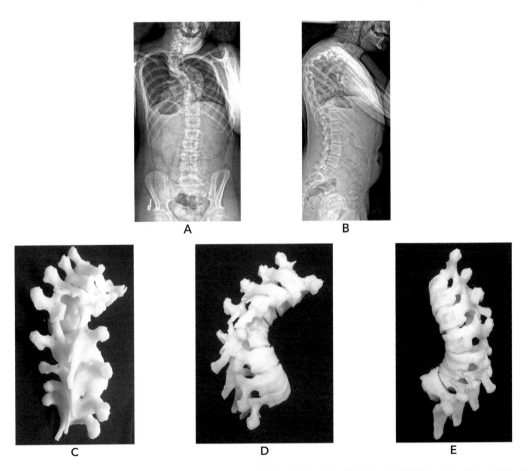

图 19.1　胸腰段站立位正侧位 X 线片（A，B）显示上胸段的胸椎后凸成锐角。胸腰段（A）的正位 X 线片显示，T1~T6 左弯 68°，T6~T11 右弯 48°。胸腰段侧位 X 线片（B）显示脊柱后凸成锐角，后凸角度为 88°，顶椎位于 T4~T6，畸形在 7 个月内进展了 27°。（C~E）利用 CT 和三维重建图像生成了 3D 打印模型（C，正面观；D，右侧观；E，左侧观）。

压术,并部分切除了小脑扁桃体。在 12 岁时,由于粘连而放弃了再次行硬膜内减压术。次年,该患儿被诊断出患有脊髓空洞症,并接受了 T4 椎板切除术和脊髓空洞-胸腔分流术。随访 MRI 显示空洞仍然存在,但略变小(图 19.2)。

患者无头痛、神经系统症状或背痛等症状,检查时未发现神经系统异常。脊柱在冠状面平衡良好,双肩在冠状面上水平。但在矢状面上,上胸段胸椎成锐角,头部和肩部相对于下段脊柱向前平移。

思考

- 需要解决哪些问题?
- 治疗的目标是什么?
- 有哪些可行的治疗方案?
- 有哪些因素会影响治疗方案的选择?
- 基于这些因素,你建议如何治疗该患儿?
- 治疗后需要随访该患儿多久?

需要解决的问题

- 脊柱进行性畸形。
- 弯曲进一步进展导致神经功能损害的风险高。

- 手术并发症的风险高。
- 外观畸形(驼背)。

治疗目标

- 改变脊柱畸形的自然病程,通过阻止其进展来避免出现神经系统的并发症。
- 实现一定程度的畸形矫正。
- 避免手术并发症。

治疗方案

- 通过实现脊柱融合阻止畸形进展:
  - 后路脊柱融合术。
  - 前路脊柱融合术。
- 矫正畸形:
  - Halo 牵引。
  - 脊柱截骨术。
  - 椎体切除术。

影响治疗选择的因素
• 患儿的年龄
• 畸形进展的速度
• 后凸的严重程度及形态

(待续)

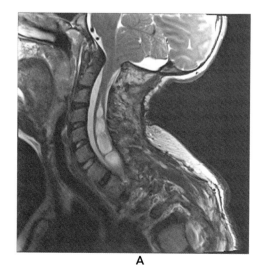 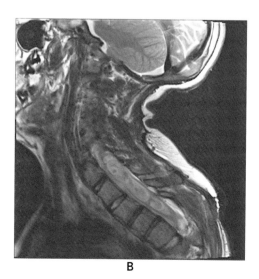

图 19.2 近期矢状位 MRI 显示持续的脊髓空洞。

影响治疗选择的因素（续）

- 畸形的柔韧度
- 后凸的位置
- 神经轴的状态
- 既往脊柱手术的效果
- 预期风险/收益比

表 19.1 概述了基于这些因素的治疗选择。

治疗过程

与家属进行沟通时的详细解释如下。

- 如不治疗,畸形的自然转归会导致神经功能恶化的风险极高,后凸畸形会进一步加重。
- 治疗目标：
  - 脊柱融合防止后凸继续进展。
  - 由于畸形的位置（上胸椎）、后凸的性质（僵硬、突出、成锐角）和中枢神经的异常（脑积水、持续性脊髓空洞）,完全矫正可能导致术中神经损伤的风险极高，因此，只能进行适度的畸形矫正。
- 治疗的选择和伴随的风险：
  - 脊柱融合内固定术。
  - 经过一段时间 Halo 牵引后进行脊

表 19.1　影响治疗选择的因素

因素		对治疗的影响
患儿的年龄	17 岁	在骨骼成熟的患者中，畸形进展的可能性较小,但该患儿畸形的程度可预测当其骨骼成熟后侧凸会很严重
畸形进展的速度	快速进展（7 个月内后凸从 62°进展到 90°）	由于畸形可能继续进展,将导致脊髓损伤或瘫痪,故需要紧急干预
后凸的严重程度及形态	Cobb 角为 88°的锐角后凸	术中神经系统并发症风险高
畸形的柔韧度	僵硬	初期的 Halo 牵引只能部分矫正畸形;如果计划进一步矫正,可能需要脊柱截骨或椎体切除
后凸的位置	上胸段	在严重后凸畸形的情况下,前路暴露上胸段对重要结构来说有相当大的风险
神经轴的状态	分流性脑积水,脊髓空洞–胸腔分流术后持续性脊髓空洞	畸形矫正会进一步增加神经损伤的风险
既往脊柱手术的效果	椎板切除术	脊柱后路融合术形成假关节的风险较高
	既往脊髓空洞–胸腔分流术	在进行脊柱畸形矫正时有影响分流效果的风险
	椎板切除术和分流术	已存在的粘连可能增加术中神经损伤的风险
预期风险/收益比	脊柱融合的风险/收益比	预防脊柱畸形进展,避免神经损伤的风险超过收益
	实现脊柱畸形完全矫正的风险/收益比	尝试完全矫正时,术中神经损伤风险超过收益部分矫正脊柱畸形是符合实践的选择
	脊柱前路手术与后路融合内固定的风险/收益比	前路脊柱手术矫正上胸椎后凸的术中并发症风险非常高,超过了潜在的收益

柱融合内固定术。

○ 更积极的、风险更高的两柱或三柱椎体截骨术或椎体切除术方案。

经讨论,决定对该患儿进行 Halo 牵引 3 周,然后进行后路脊柱融合术。在与家属和外科同事讨论后,决定不进行更复杂的截骨术。

术前告知家属,由于之前的椎板切除术和脊柱后凸,形成假关节的风险会增加。

第一次手术采用 2 枚针前置和 4 枚针后置的 Halo 架牵引,每枚针的张力为 6 英寸/磅(1 英寸≈2.5cm,1 磅≈0.45kg),之前的头部 CT 显示患儿的颅骨很薄。患儿对该手术耐受良好,神经电生理监测显示信号与既往神经外科手术的信号保持一致,并且当承受 15 磅的起始牵引重量时,信号也没有变化。然后在接下来的 2 周内逐渐增加牵引重量至最大 40 磅,并每隔几天拍摄牵引下的颈椎侧位 X 线片,以确保颈椎没有被过度牵引(图 19.3A)。同时患儿通过物理治疗来保持力量,在牵引状态时定期活动,能够坐轮椅在医院活动。在最大牵引下获得的 X 线片显示,冠状面排列显著改善,后凸角从 90°改

善至约 75°(图 19.3B,C)。

患儿 3 周后重返手术室,进行 T2~T12 的后路脊柱融合术。定位后继续对其进行 15 磅的牵引。有趣的是,神经电生理监测团队注意到,相对于之前神经外科手术时的数据和施加牵引时获得的数据,患儿的运动信号有所改善。术中小心暴露脊柱,以隔离和保护脊髓空洞-胸腔分流的部位。虽然先前的椎板切除术中保留了小关节,但它们在畸形顶点处变得更长。CT 显示存在明显的解剖结构异常,且若干椎弓根无法容纳螺钉,因此,在技术可行的情况下放置椎弓根螺钉。术中保留了 T1/T2 间的棘上韧带和棘间韧带。患儿对手术的耐受良好,未接受输血,整个手术过程中电生理监测信号稳定。术后 X 线片(图 19.4)显示脊柱后凸改善至 65°。矢状面平衡(C7 垂线相对于骶骨后上角位置进行评估)有所改善,但仍不正常。

术后管理

患儿术后被送入儿科重症监护室进行全天观察,期间血流动力学保持稳定,神经

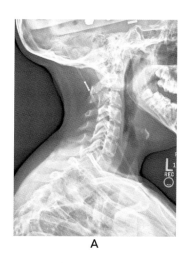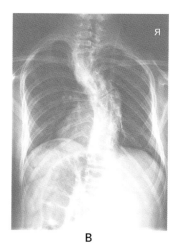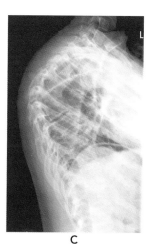

图 19.3 定期拍摄颈椎侧位 X 线片,以确保脊柱不会被过度牵引(A)。正位和侧位 X 线片均显示在 40 磅牵引时脊柱排列有所改善(B,C)。

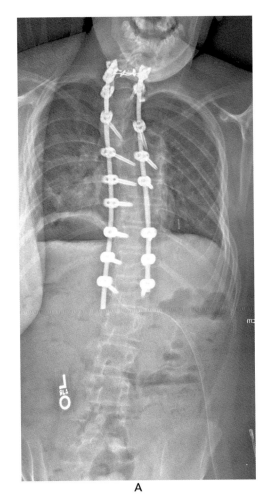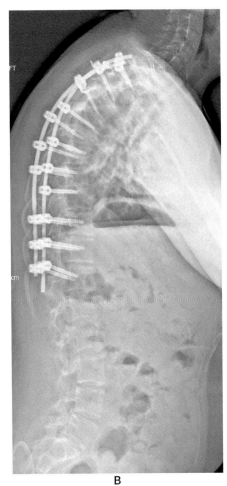

图 19.4 站立位下,正位(A)和侧位(B)X线片显示脊柱侧凸和后凸改善,后凸角为65°。

学检查正常。术后第1天鼓励其在轮椅上活动,术后第2天开始行走。术后第4天出院。术后前6周,患儿需要配戴颈胸矫形器,并且在停用支具之前,接受连续的物理治疗,以加强颈部和脊柱的肌肉力量。患儿家属对其临床外观和排列满意,因为患儿的驼背症状消失。

考虑到假关节和内固定节段以上或以下进行性畸形加重的风险,需对该患儿进行多年的密切随访。

总结

文献中关于椎板切除术后儿童和青少年胸椎后凸畸形的报道有限 [1-5]。有报道认为,约46%的15岁以下接受多节段椎板切除术的儿童可能会发生脊柱畸形[3,5]。多节段椎板成形术后脊柱畸形的发生率并不低于椎板切除后脊柱畸形的发生率[6]。

虽然一些早期研究表明,脊柱前路融合术可用于治疗进行性后凸畸形,但目前绝大多数后凸畸形均采用单纯后路手术治疗,手术复杂性各不相同。一般原则对Scheuermann后凸症进行了概述,对于可弯曲的畸形,可以考虑采用孤立的后路脊柱融合内固定术,同时进行多次后路截骨术(Ponte 截骨术),可以在缩短脊柱的同时提供更大的矫正,从而降低神经损伤的风险(图 19.5)。对于严重和僵硬的畸形,可以考虑两柱(椎弓根减压截骨术)或三柱截骨术(椎体切除术),但这些手术并发症的风险较高。

脊柱后凸患者发生神经损伤的风险(3.7%)高于脊柱侧凸患者(1%)[8]。Li 等人提出了一个分类系统,根据弯曲的严重程度和既有的神经损伤,对椎体切除术治疗重度、僵硬脊柱后凸畸形病例的神经损伤风险程度进行评估,研究发现,当存在既有的无症状神经系统异常时,如存在脊髓空洞症和锐角后凸畸形伴矢状面畸形后凸角比值(DAR)<20(弯曲角度除以弯曲范围内的椎体数量)时,存在 29% 的神经监测警报风险和 14% 的神经系统损伤风险[9]。如果 DAR 为 20~31[9],则警报风险为 100%,神经损伤风险为 25%。在本例中,DAR 为 16.2。

脊柱后凸畸形行后路手术的另一个并

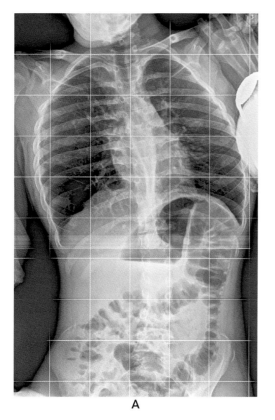

A

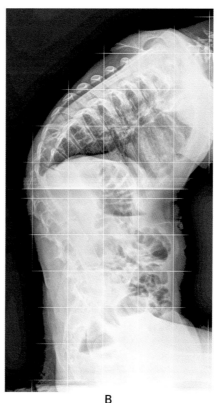

B

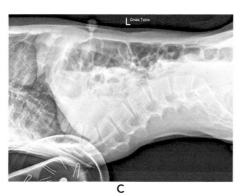

C

图 19.5 此病例显示了神经肌肉疾病患者的进行性胸腰椎后凸畸形,患者无法平视(A,B)。在仰卧过伸位支撑的 Bending 位上可以观察到患者的后凸僵硬(C)。患者接受了后路脊柱融合内固定术,包括进行多个椎体截骨以恢复力线(D,E)。(待续)

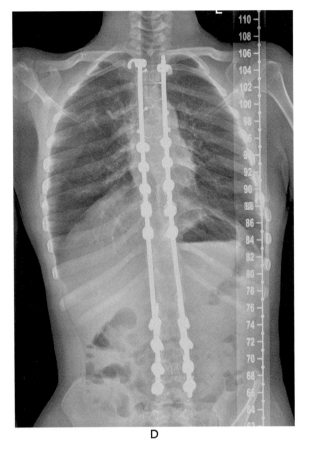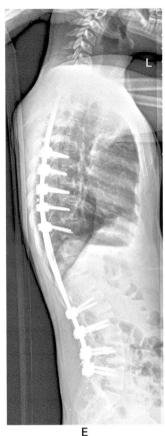

图 19.5（续）

发症是出现近端或远端交界性脊柱后凸畸形[7,10]，可以通过融合到第一前凸椎间盘以远的椎体[7,10]和矢状稳定椎体（即从骶骨后角向上延伸的垂线经过的最近端椎体）来预防。此外，以下方法也是有帮助的，避免损伤内固定节段上方的有支撑作用的软组织（棘上韧带、棘下韧带、椎弓根韧带、小关节），在畸形结构的近端（弯曲的近端椎体）使用椎弓根钩，将后凸的最终程度控制在正常值的上限（40°~50°），以避免对畸形过度矫正[7,10]。

参考文献

1. Lonstein JE. Post-laminectomy kyphosis. *Clin Orthop Rel Res*. 1977;128:93–100.
2. Yasuoka S, Peterson HA, MacCarty CS, et al. Incidence of spinal column deformity after multilevel laminectomy in children and adults. *J Neurosurg*. 1982;57:441–5.
3. Yasuoka S, Peterson HA, Laws ER Jr., et al. Pathogenesis and prophylaxis of postlaminectomy deformity of the spine after multilevel laminectomy: Difference between children and adults. *Neurosurgery*. 1981;9:145–52.
4. Otsuka N, Hey L, Hall JE. Postlaminectomy and postirradiation kyphosis in children and adolescents. *Clin Orthop Rel Res*. 1998;354:189–94.
5. Papagelopoulos PJ, Peterson HA, Ebersold MJ, et al. Spinal column deformity and instability after lumbar or thoracolumbar laminectomy for intraspinal tumors in children and young adults. *Spine*. 1997;22:442–51.

6. McGirt MJ, Garces-Ambrossi GL, Parker SL, et al. Short-term progressive spinal deformity following laminoplasty versus laminectomy for resection of intradural spinal tumors: Analysis of 238 patients. *Neurosurgery*. 2010;66:1005–12.

7. Sardar ZM, Ames RJ, Lenke L. Scheuermann's kyphosis: Diagnosis, management, and selecting fusion levels. *J Am Acad Orthop Surg*. 2019;27:e462–72.

8. Fu KMG, Smith JS, Polly DW Jr., et al. Morbidity and mortality associated with spinal surgery in children: A review of the Scoliosis Research Society morbidity and mortality database. *J Neurosurg Pediatrics*. 2011;7:37–41.

9. Li XS, Fan HW, Huang ZF, et al. Predictive value of spinal cord function classification and sagittal Deformity Angular Ratio for neurologic risk stratification in patients with severe and stiff kyphoscoliosis. *World Neurosurg*. 2019;123:e787–96.

10. Mika AP, Mesfin A, Rubery PT, Molinari R, Kebaish KM, Menga EN. Proximal Junctional kyphosis: A pediatric and adult spinal deformity surgery dilemma. *JBJS Rev*. 2019;7:e4.

病例 20:斜颈

Hitesh Shah

病例

患儿,女,8 岁,患儿父母在其婴儿时期就注意到患儿的颈部畸形。患儿曾接受了数月的理疗,但无明显改善。经检查,患儿为右侧斜颈,头部向右侧倾斜,面部和下颌向左侧旋转。右侧胸锁乳突肌紧张。颈部向左侧弯曲伴向右侧旋转受限;颈部其他活动正常(图 20.1)。面部无明显不对称。患儿视力正常,神经系统检查也正常。颈椎 X 线片也正常。

思考

- 需要解决哪些问题?
- 治疗的目标是什么?

- 有哪些可行的治疗方案?
- 有哪些因素会影响治疗方案的选择?
- 基于这些因素,你建议如何治疗该患儿?
- 治疗后需要随访该患儿多久?

需要解决的问题

- 由右侧胸锁乳突肌挛缩导致的颈部畸形。
- 颈部活动受限。

治疗目标

- 矫正颈部畸形和恢复颈部的活动度。
- 避免畸形复发。
- 避免手术瘢痕导致的外形不美观。
- 避免出现复视现象。

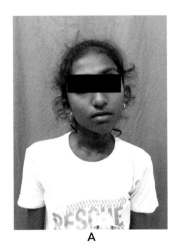 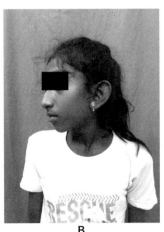 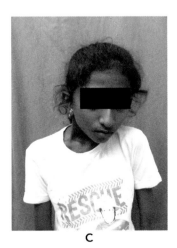

图 20.1 患儿为右侧斜颈。头向右侧倾斜,面部和下颌向左侧旋转(A)。颈部右旋范围减少(B),在尝试颈部向左侧屈时,右侧胸乳突肌明显突出(C)。

治疗方案

- 矫正畸形并恢复颈椎的活动度。
  - 手法拉伸并体位维持。
  - 肉毒毒素注射。
  - 胸锁乳突肌松解术：
    - 经皮胸锁乳突肌松解术。
    - 内镜下延长术。
    - 胸锁乳突肌切开延长术。
- 避免畸形复发：
  - 手法拉伸并体位维持。
  - 胸锁乳突肌充分延长术。
- 避免手术瘢痕导致外形不美观：
  - 如果瘢痕在可见区域，使用 Langer 线切口。
  - 将瘢痕隐藏在发际处。

影响治疗选择的因素

- 患儿的年龄
- 斜颈的病因
- 畸形及面部不对称的严重程度

表 20.1 概述了基于这些因素的治疗选择。

治疗过程

该患儿接受了胸锁乳突肌单侧头切开延长术，切口位于锁骨上方。胸锁乳突肌在胸骨和锁骨处的附着点均被松解。

术后管理

患儿术后接受了吊带牵引治疗。术后 5 天，应用 Minerva 石膏固定在一个轻度过度校正的位置。6 周后取下石膏，开始进行颈部活动度的练习。同时进行 6 个月的胸锁乳突肌被动拉伸训练。

随访

术后定期随访该患儿 2 年。患儿视力正常。患儿及其父母对手术的美容效果感到满意。患儿颈部活动度明显改善(图 20.2)。因为复发通常发生在 2 年内，所以没有必要继续随访。

表 20.1 影响治疗选择的因素

因素		对治疗的影响
患儿的年龄	8 岁	1 岁以内的患儿通过肌肉拉伸和体位的维持可能得到有效治疗[1,2]。但年长的患儿通常需要手术治疗[3]
斜颈的病因	先天性肌性斜颈	先天性肌性斜颈的治疗方法包括胸锁乳突肌松解术或胸锁乳突肌拉伸[2-4]
		非肌性斜颈的治疗方法有较大差异[5]
畸形及面部不对称的严重程度	中等程度的畸形,面部无大体上的不对称	轻度至中度畸形,活动度受限<30°,无面部不对称,这种情况下手术效果较好。对于不太严重的畸形,胸锁乳突肌单侧头松解是必要的, 而对于严重的畸形,可能需要进行双侧头松解[6]

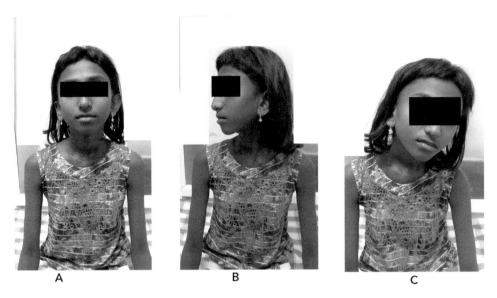

图 20.2   术后 2 年，畸形矫正良好；头部没有倾斜(A)，颈部活动度得到改善(B,C)。

总结

患儿就诊时已有 8 岁,已错过斜颈矫正的最佳时期，因为面部不对称可能已经发生。如果出现明显的面部不对称,即使畸形本身得到纠正,外观效果也会很差。

参考文献

1. Cheng JC, Tang SP, Chen TM, Wong MW, Wong EM. The clinical presentation and outcome of treatment of congenital muscular torticollis in infants: A study of 1,086 cases. *J Pediatr Surg*. 2000;35:1091–6.
2. Cheng JCY, Wong MWN, Tang SP, et al. Clinical determinants of the outcome of manual stretching in the treatment of congenital muscular torticollis in infants. *J Bone Joint Surg Am*. 2001;83:679–87.
3. Cheng JC, Tang SP. Outcome of surgical treatment of congenital muscular torticollis. *Clin Orthop Relat Res*. 1999;362:190–200.
4. Joyce MB, de Chalain TM. Treatment of recalcitrant idiopathic muscular torticollis in infants with botulinum toxin type a. *J Craniofac Surg*. 2005;16:321–7.
5. Do TT. Congenital muscular torticollis: Current concepts and review of treatment. *Curr Opin Pediatr*. 2006;18(1):26–9. doi: 10.1097/01.mop.0000192520.48411.fa.
6. Shim JS, Noh KC, Park SJ. Treatment of congenital muscular torticollis in patients older than 8 years. *J Pediatr Orthop*. 2004;24(6):683–8. doi: 10.1097/00004694-200411000-00016.

第 **2** 部分

关节脱位

病例 21:发育性髋关节发育不良

Randall T. Loder

病例

患儿,女,27 月龄,从 13 月龄开始走路时表现为蹒跚步态。其父母还注意到患儿右侧髋关节偶有弹响。患儿为臀位、经阴道分娩。体格检查结果显示双髋无痛性跛行,Trendelenburg 步态;右髋外展 40°,左髋外展 50°,双侧大转子位置均较高。骨盆正位 X 线片示双侧发育性髋关节脱位(图 21.1)。股骨头高度脱位,真臼发育不良伴假臼形成。

思考

- 需要解决哪些问题?
- 治疗的目标是什么?
- 有哪些可行的治疗方案?
- 有哪些因素会影响治疗方案的选择?
- 基于这些因素,你建议如何治疗该

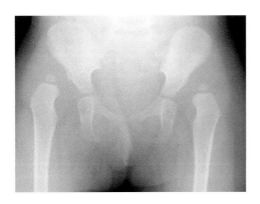

图 21.1 骨盆正位 X 线片显示双侧发育性髋关节脱位伴假臼形成,真臼发育不良。

患儿?
- 治疗后需要随访该患儿多久?

需要解决的问题

- 双侧髋关节发育不良:
  - 髋关节脱位。
  - 髋臼发育不良。
  - 股骨前倾。
- 复位后再脱位的风险。
- 治疗后出现晚期并发症的风险:
  - 晚期髋臼发育不良。
  - 股骨头缺血坏死及股骨近端生长紊乱。
  - 下肢不等长。

治疗目标

- 获得并维持双髋稳定的同心圆复位。
- 监测髋臼发育并矫正进展的髋臼发育不良。
- 监测股骨近端生长及股骨头缺血坏死的征象。
- 骨骼发育成熟时下肢等长。

治疗方案

获得并维持双髋稳定的同心圆复位。
- 骨牵引后行髋关节闭合复位。
- 切开复位联合股骨短缩/去旋转截骨及骨盆截骨术。
如发生晚期髋臼发育不良,再次行骨盆截骨术。

- 如果"Y"形软骨开放,可行骨盆 Salter 截骨、Steel 或 Tönnis 三联截骨术。
- 如果"Y"形软骨闭合,可行髋臼周围截骨术(Ganz 截骨)。
- 如果发生下肢不等长,及时行较长侧下肢的临时骨骺阻滞术。

影响治疗选择的因素

- 患儿的年龄
- 单侧/双侧髋脱位
- 合并存在的骨性畸形
  - 髋臼发育不良
  - 股骨前倾角增大

表 21.1 概述了基于这些因素的治疗选择。

治疗过程

双髋分期行髋关节切开复位,股骨近端缩短/去旋转截骨联合 Pemberton 骨盆截骨术。右髋、左髋分别于 29 月龄、34 月龄时行手术治疗。4 岁 11 月时的 X 线片可见双髋获得满意的同心圆复位(图 21.2A)。

然而随着时间的推移,患儿髋关节中心-边缘角逐渐减小。在 10 岁 10 个月时(图 21.2B),其左侧股骨近端呈进行性外翻,这可能和股骨近端轻度的生长障碍有关[6]。再次行左髋股骨近端内翻截骨术以纠正髋外翻畸形(图 21.2C)。

患儿 12 岁时出现右腹股沟区不适。X 线片示轻度髋臼发育不良,外侧中心-边缘角(图 21.3A)和前侧中心-边缘角(图 21.3B)均减小。因"Y"形软骨已闭合,因此,行右髋 Ganz 髋臼周围截骨术(图 21.3C)。最终,左髋也接受了 Ganz 髋臼周围截骨术。最终结果如图 21.4 所示;外侧中心-边缘角右侧为 33°,左侧为 35°。

表 21.1　影响治疗选择的因素

因素		对治疗的影响
患儿的年龄	27 月龄	该年龄段采用闭合复位治疗的效果较差,切开复位是首选[1]
		在行髋脱位切开复位的同时矫正髋臼发育不良及股骨前倾[2,3]
单侧/双侧髋脱位	双侧髋脱位	双侧同时行切开复位的疗效差,并发症发生率较单侧高[3]。虽然分期切开复位手术的治疗周期较长,但通常是首选
股骨头相对于髋臼的位置	高脱位(Tönnis Ⅳ型或国际髋关节发育不良协会分级 4 级)[3-5]	应考虑行股骨短缩,以利于股骨头复位,降低缺血性坏死的风险,增加复位的稳定性并减少再脱位的风险[2,3]
合并髋臼发育不良	存在真白的发育不良	手术复位同时矫正髋臼发育不良可明显增加复位后稳定性[2,3]
合并股骨前倾角增大	股骨前倾角大	行股骨去旋转截骨可增加复位稳定性[2,3]

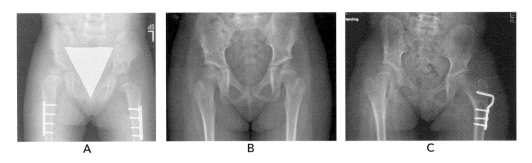

图 21.2   (A)行双髋切开复位、股骨短缩/去旋转截骨联合 Pemberton 骨盆截骨术后,患儿 4 岁 11 个月时的骨盆正位 X 线片。(B)10 岁 10 个月时正位 X 线片示左侧髋外翻、股骨近端骺板接近水平,这可能由股骨近端生长障碍所致。外侧中心-边缘角右侧 25°,左侧 11°。(C)11 岁 4 个月时行左侧股骨近端内翻截骨术后正位 X 线片,术后左侧中心-边缘角 23°。

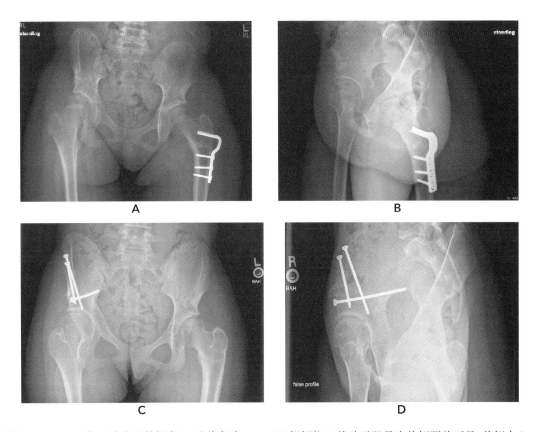

图 21.3   (A)正位 X 线片示外侧中心-边缘角为 15°。(B)假侧位 X 线片示股骨头前侧覆盖不足,前侧中心-边缘角为 17°,眉弓水平。行 Ganz 髋臼周围截骨术后的骨盆正位 X 线片(C)和假侧位 X 线片(D),假侧位 X 线片中可见眉弓水平。前侧中心-边缘角为 27°。

术后管理

在初始行切开复位和股骨或骨盆截骨术后，均行髋人字石膏固定 6 周。之后行关节造影评估髋关节稳定性，以决定是否需行进一步石膏裤固定。

在后期行股骨内翻及髋臼周围截骨术后 4 周内，允许患儿从床上转移到轮椅上，但不能负重；4 周后进行逐渐负重及肌力锻炼，尤其是髋外展肌的锻炼。

随访

随访该患儿直至其骨骼完全发育成熟，即"Y"形软骨闭合。

最终的矫正结果良好（图 21.4）。由于最终的髋臼周围截骨术是在 25 岁之前完成的，因此，笔者期望这能显著推迟可能需要进行的全髋关节置换术[7]。

总结

- 双侧髋关节脱位可能由于双侧临床表现对称而被延迟诊断[1]。

- 总的来说，双侧发育性髋关节发育不良的手术效果不如单侧[3]。

- 现代髋臼周围截骨术治疗残余髋臼发育不良的结果令人满意，但长期结果尚不明确[7-9]。

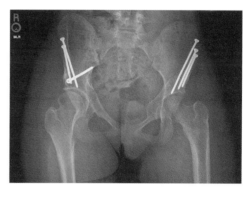

图 21.4　患儿在 15 岁 1 个月时，末次随访的 X 线片示双侧股骨头覆盖良好。

参考文献

1. Vitale MG, Skaggs DL. Developmental dysplasia of the hip from six months to four years of age. *J Am Acad Orthop Surg.* 2001;9(6):401–11.
2. Galpin RD, Roach JW, Wenger DR, Herring JA, Birch JG. One-stage treatment of congenital dislocation of the hip in older children, including femoral shortening. *J Bone Joint Surg [Am].* 1989;71-A(5):734–41.
3. Tennant SJ, Hashemi-Nejad A, Calder P, Eastwood DM. Bilateral developmental dysplasia of the hip: Does closed reduction have a role in management? Outcome of closed and open reduction in 92 hips. *J Pediatr Orthop.* 2019;39(4):e264–71.
4. Narayanan U, Mulpuri K, Sankar WN, Clarke NMP, Hosalkar H, Price CT, et al. Reliability of a new radiographic classification for developmental dysplasia of the hip. *J Pediatr Orthop.* 2015;35(5):478–84.
5. Ramo BA, Rocha ADL, Sucato DJ, Jo C-H. A new radiographic classification system for developmental hip dysplasia is reliable and predictive of successful closed reduction and late pelvic osteotomy. *J Pediatr Orthop.* 2018;38(1):16–21.
6. Campbell P, Tarlow SD. Lateral tethering of the proximal femoral physis complicating the treatment of congenital hip dysplasia. *J Pediatr Orthop.* 1990;10(1):6–8.
7. Wells J, Millis M, Kim Y-J, Bulat E, Miller P, Matheney T. Survivorship of the Bernese periacetabular osteotomy: What factors are associated with long-term failure? *Clin Orthop.* 2017;475(2):396–405.
8. Clohisy JC, Barrett SE, Gordon JE, Delgado ED, Schoenecker PL. Periacetabular osteotomy for the treatment of severe acetabular dysplasia. *J Bone Joint Surg [Am].* 2005;87-A(2):254–9.
9. Ziran N, Varcadipane J, Kadri O, Ussef N, Kanim L, Foster A, et al. Ten- and 20-year survivorship of the hip after periacetabular osteotomy for acetabular dysplasia. *J Am Acad Orthop Surg.* 2019;27(7):247–55.

病例 22：麻痹性髋关节脱位——脑瘫

David A. Spiegel

病例

患儿,男,6 岁,痉挛型四肢瘫(GMFCS 5 级),因物理及康复治疗师在例行"髋关节筛查项目"中发现骨盆 X 线片表现异常而行进一步评估。尽管其髋关节有一定程度的活动受限,但无髋部疼痛,也不影响其落座、穿脱衣物、清洁会阴部的能力。患儿的病史包括大脑皮层发育不全、垂体功能减退、肾上腺功能不全、癫痫和严重的发育迟缓。体格检查发现双髋屈曲挛缩约 25°, 被动外展约 20°。在检查髋关节活动度时,无髋部疼痛。骨盆正位 X 线片显示双侧髋关节发育不良伴髋外翻畸形,严重髋关节半脱位及髋臼发育不良(图 22.1)。

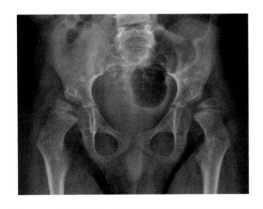

图 22.1 骨盆正位 X 线片示双侧髋关节半脱位伴 Shenton 线不连续,双侧髋外翻,右髋外移指数(MP)为 64%,左侧 MP 为 88%。双侧髋臼指数为 30°。右侧股骨近端骨骺轻度扁平。

思考

- 需要解决哪些问题?
- 治疗的目标是什么?
- 有哪些可行的治疗方案?
- 有哪些因素会影响治疗方案的选择?
- 基于这些因素,你建议如何治疗该患儿?
- 治疗后需要随访该患儿多久?

需要解决的问题

- 双侧髋关节半脱位合并软组织挛缩,以及股骨近端和髋臼发育不良。

- 随着时间的推移,半脱位进展为全脱位的风险逐渐增加, 这可能导致姿势改变、会阴护理困难、慢性疼痛和健康相关的生活质量(HRQOL)下降[1-3]。

治疗目标

- 恢复髋关节同心圆复位。

- 最大限度避免髋关节脱位导致的疼痛,以及 HRQOL 评分降低。

治疗方案

- 重建性手术:
  - 软组织松解术(内收肌、股薄肌、髂腰肌)。
  - 股骨近端截骨术(内翻去旋转和短缩截骨)。
  - 髋臼成形术(减小髋臼容积的手术,如 Dega/San Diego 截骨术)。

- 挽救性手术：
  - 伴或不伴切除股骨头颈的股骨近端外翻截骨术。
    - 股骨近端转子下切除。
    - 全髋关节置换（助行器）。
    - 以全肩关节假体进行置换。

影响治疗选择的因素

- 患儿的年龄
- 移位的程度
- 挛缩的存在
- 存在适应性骨性改变
  - 股骨
    - 髋外翻
    - 前倾
  - 髋臼
- 股骨头形状及骨关节炎的表现
- 髋臼缺损的部位

表 22.1 概述了基于这些因素的治疗选择。

治疗过程

在与家属沟通后，患儿于 7 岁 8 个月时接受了双侧髋关节重建手术。在全身麻醉下，置入硬膜外导管，行长收肌、股薄肌的松解，松解部分短收肌，至髋关节外展可达 45°。然后于转子间水平行股骨近端内翻去旋转截骨术。将股骨短缩 1.5cm，保留切除的楔形骨块并留待髋臼成形术时使用。在小转子处松解髂腰肌。股骨截骨固定后颈干角约为 100°（图 22.2A）。此时髋关节已复位，因此，无须行切开复位。行 San Diego 髋臼成形术纠正髋臼发育不良，将第一块楔形骨块置于截骨后侧，增加后侧和外侧覆盖。

表22.1 影响治疗选择的因素

因素		对治疗的影响
患儿的年龄	6 岁	患者年龄越小塑形可能越大，目前还没有确定年龄界限，但笔者更愿意选择在患儿 5~6 岁时为其进行重建性手术
移位的程度	双髋外移率分别是 64% 和 88%	外移超过 60% 的髋关节将持续进展为全脱位，而长期脱位髋将发生疼痛[1]。这意味着有必要对该患儿进行早期干预
挛缩的存在	存在屈髋和内收挛缩	内收肌和髂腰肌均需松解
股骨近端存在适应性骨性改变	存在髋外翻和股骨前倾	该患儿存在行股骨近端内翻去旋转截骨（VDRO）指征
存在髋臼发育不良及髋臼缺损的部位	存在髋臼发育不良，且脑瘫患者髋臼缺损可能是后侧或整体的（发育性髋关节发育不良患者的髋臼缺损多为前外侧）	为改善股骨头后方的覆盖，应选择相适应的术式。Dega 成形术或 San Diego 髋臼成形术可以改善髋臼后覆盖
股骨头形状及骨关节炎的表现	股骨头轻度变形，但仍有良好的球形度，髋关节无关节炎的表现	该患儿适合将股骨头复位到髋臼内的重建性手术
		该患儿不需要接受任何形式的挽救性手术

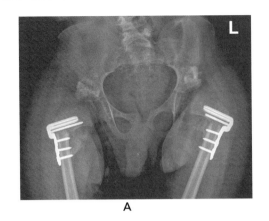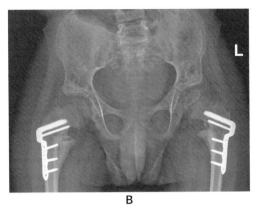

图 22.2　术后即刻(A)和术后 9 个月随访时(B)的 X 线片均显示双侧髋关节复位良好。

术后管理

鉴于不全性骨折的风险,尤其是股骨远端骨折,且术中固定充分,因此,术后未行髋人字石膏固定(笔者的实践经验是仅对进行关节切开复位和关节囊重建的病例进行髋人字石膏固定)。由于存在内科合并疾病,该患儿在外科重症监护室观察一夜。患儿采用柔软的髋外展枕头固定 6 周,后逐渐过渡到仅夜间固定 6 个月。术后 6 周内禁止负重,之后逐渐允许在助行器辅助下站立。术后 9 个月时,双髋复位良好,髋臼发育令人满意(图 22.2B)。该患儿需要每年复查,拍摄 X 线片,直到骨骼发育成熟,以确保髋关节不再次发生外移。

总结

髋关节发育不良在伴严重神经功能障碍的脑瘫儿童中极为常见,GMFCS 5 级的儿童中,有 90% 的人群会在某个时间点出现进行性的髋关节发育不良。

对脑瘫髋关节移位自然史的研究表明,对比半脱位或全脱位的髋关节,保持髋关节良好复位将获得更好的远期结果[2,3],因此,

需要建立完善的髋关节监测方案,及时发现股骨头进行性外移,以确保髋关节有条件行重建性手术。虽然单一的软组织松解并不能阻止外移,尤其是对 GMFCS 4~5 级的患儿。但对于年幼患儿,软组织松解或可推迟骨性重建手术的时机,以降低术后二期翻修的风险。目前的证据推荐行股骨联合髋臼减容截骨术(如 Dega/San Diego 髋臼成形术)[4-10]。

当对侧髋影像学表现基本正常时,是否应行手术治疗仍存在争议。对侧髋行 VDRO 可以平衡肢体长度,并获得骨盆周围结构的对称性,但对侧"正常"的髋关节不行手术是否存在移位风险仍存在争议。对活动度正常且影像学表现为无移位或无发育不良的情况,笔者将斟酌行对侧 VDRO 的利与弊,通常情况下,建议对生长潜力较大的患者行双侧手术。如果患儿家属不接受对侧VDRO,但患儿髋关节活动受限,笔者建议行内收肌松解术。虽然尚无文献提出确凿的证据,但目前趋势是行对侧髋软组织松解与 VDRO。

另一个具有挑战性的决定是,对于股骨头已明显变形伴或不伴软骨破坏的髋关节是否适合行髋关节重建性手术。这必须根据患者年龄、病理严重程度及进展快慢做出决定。有证据表明股骨头可以部分重塑[10],因

髋关节负荷减少而不能行走的儿童不易出现疼痛,但尚未被证实。

最近,螺钉也被用于调控股骨近端生长,防止股骨头外移。虽然该方案在疾病的早期阶段可能是合适的,但尚需进一步研究明确其适应证。

参考文献

1. Miller F, Bagg MR. Age and migration percentage as risk factors for progression in spastic hip disease. *Dev Med Child Neuro*. 1995;37:449–55.
2. Lins LAB, Watkins CJ, Shore BJ. Natural history of spastic hip disease. *J Pediatr Orthop*. 2019;39(6, Suppl 1):S33–7.
3. Ramstad K, Jahnsen RB, Terjesen T. Severe hip displacement reduces health-related quality of life in children with cerebral palsy. *Acta Orthop*. 2017;88:205–10.
4. McNerney NP, Mubarak SJ, Wenger DR. One-stage correction of the dysplastic hip in cerebral palsy with the San Diego acetabuloplasty: Results and complications in 104 hips. *J Pediatr Orthop*. 2000;20:93–103.
5. Miller F, Girardi H, Lipton G, Ponzio R, Klaumann M, Dabney KW. Reconstruction of the dysplastic spastic hip with peri-ilial pelvic and femoral osteotomy followed by immediate mobilization. *J Pediatr Orthop*. 1997;17:592–602.
6. Mallet C, Ilharreborde B, Presedo A, Khairouni A, Mazda K, Penneçot GF. One-stage hip reconstruction in children with cerebral palsy: Long-term results at skeletal maturity. *J Child Orthop*. 2014;8:221–8.
7. Terjesen T. Femoral and pelvic osteotomies for severe hip displacement in nonambulatory children with cerebral palsy: A prospective population-based study of 31 patients with 7 years' follow-up. *Acta Orthop*. 2019;90:614–21.
8. El-Sobky TA, Fayyad TA, Kotb AM, Kaldas B. Bony reconstruction of hip in cerebral palsy children Gross Motor Function Classification System levels III to V: A systematic review. *J Pediatr Orthop B*. 2018;27:221–30.
9. Shore BJ, Graham HK. Management of moderate to severe hip displacement in nonambulatory children with cerebral palsy. *JBJS Rev*. 2017;5:e4.
10. Rutz E, Vavken P, Camathias C, Haase C, Jünemann S, Brunner R. Long-term results and outcome predictors in one-stage hip reconstruction in children with cerebral palsy. *J Bone Joint Surg Am*. 2015;97:500–6.

Hitesh Shah，Benjamin Joseph

病例

患儿，女，10 岁，因无痛性跛行就诊，其在 1 岁半时有发热病史，并出现双下肢急性弛缓性瘫痪，之后未完全恢复。患儿从未出现感觉障碍，以及肠道和膀胱麻痹。在发病后的 2 年内，双下肢肌力虽得到改善，但仍存在无力表现。

体格检查发现，骨盆固定性倾斜，右髋屈曲、外展和外旋挛缩，而左髋内收和屈曲挛缩。左髋被动内、外旋的活动度均增大，外展肌力 3 级（MRC 分级），屈髋肌力 4 级。右侧股四头肌肌力 2 级，左侧 4 级，右膝固定屈曲 15°畸形。双足完全无力，但足部无固定性畸形。肢体明显不等长，左下肢短缩。腰椎活动度良好，无固定的腰椎侧凸。患儿行走时右下肢需使用膝–踝–足支具，左下肢使用踝–足支具。在不使用支具的情况下，患儿行走摆动相时双下肢呈现高步幅，右侧支撑相呈手扶大腿的步态。骨盆 X 线片显示左侧髋关节半脱位，伴髋臼发育不良及明显的骨盆倾斜（图 23.1）。

思考

- 需要解决哪些问题？
- 治疗的目标是什么？
- 有哪些可行的治疗方案？
- 有哪些因素会影响治疗方案的选择？

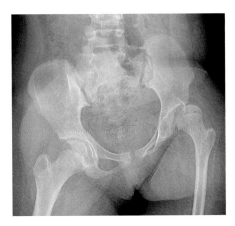

图 23.1　骨盆和下腰椎的 X 线片显示明显的骨盆倾斜；左侧髋关节半脱位，股骨头 50%以上在髋臼缘以外；髋臼发育不良，无髋外翻。

- 基于这些因素，你建议如何治疗该患儿？
- 治疗后需要随访该患儿多久？

需要解决的问题

- 骨盆倾斜继发于：
  - 右侧髋关节固定性外展畸形。
  - 左侧髋关节固定性内收畸形。
- 髋关节半脱位的继发原因：
  - 骨盆倾斜（图 23.2）[1,2]。
  - 髋关节周围肌力不平衡[1,2]。
  - 髋臼发育不良[1,2]。
- 步态异常继发于：
  - 骨盆倾斜导致的左下肢短缩。
  - 左髋、右膝、双足的肌力减弱。

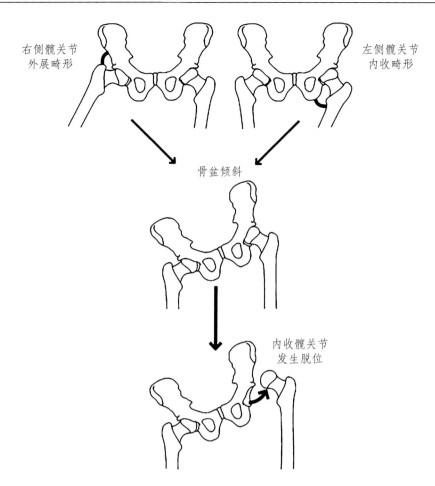

右侧髋关节
外展畸形

左侧髋关节
内收畸形

骨盆倾斜

内收髋关节
发生脱位

图 23.2　麻痹性髋关节脱位发病机制的示意图。（Modified from Figure 26.1 Paediatric Orthopaedics—A System of Decision-making 2nd Edition.）

　　○ 左侧髋关节半脱位。

治疗目标

- 纠正骨盆倾斜。
- 左侧髋关节获得稳定的同心圆复位。
- 通过实现前 2 个目标来进一步改善步态。

治疗方案

- 纠正骨盆倾斜。
  - 纠正左侧髋关节内收畸形。
  - 纠正右侧髋关节外展畸形：
    - 软组织松解术。

□ 股骨近端截骨术。
- 左髋获得稳定的同心圆复位。
  - 纠正骨盆倾斜。
  - 改善肌力平衡：
    - 肌腱转位（髂腰肌转位至大转子[3]）。
    - 增加髋外展肌的力量（例如，通过延长髂骨增加肌束的静息长度[4]）。
    - 降低髋关节内收肌和屈髋肌的肌力。
  - 纠正髋臼发育不良：
    - 骨盆截骨术[4,5]。
    - 髋臼造盖术。

影响治疗选择的因素

- 内收及外展畸形的严重程度
- 半脱位髋关节周围的肌肉力量
- 术中可获得的髋关节复位质量

表 23.1 概述了基于这些因素的治疗选择。

治疗过程

该患儿接受了髋关节周围相应挛缩结构的松解手术,包括右侧的缝匠肌、阔筋膜张肌、股直肌、臀中肌前束纤维和髂腰肌,左侧长收肌、短收肌和髂腰肌。随后髋关节获得复位。髋臼发育不良治疗采用类似 Salter 截骨术的骨盆截骨术。将骨盆截骨两端撑开,以一块较大的楔形自体髂骨块植入截骨端,用 2 枚克氏针固定(图 23.3)。

术后管理

患儿卧床,行双侧膝上皮肤牵引 3 周后出院,直至骨盆截骨处愈合后方可负重。

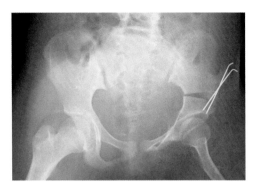

图 23.3　X 线片显示骨盆截骨术后髋臼旋转变化,骨盆内肢体轻度延长。

随访

术后 6 年,患儿的髋关节仍保持稳定(图 23.4), 最后一次随访是髋关节复位后 11 年,未出现骨盆倾斜,肢体等长,左侧髋关节复位良好,髋臼对股骨头的覆盖良好。当下次再出现症状时才需要进一步随访。

总结

- 通过松解内收肌和髂腰肌可最大限度改善左侧髋周的肌力不平衡。此外,骨盆

表 23.1　影响治疗选择的因素

因素		对治疗的影响
内收及外展畸形的严重程度	术中判断	如果髋关节内收和外展畸形可以矫正,骨盆倾斜可以通过软组织松解得到解决,则无须行股骨截骨。当软组织松解后仍残留明显畸形时,才需要行股骨近端截骨
半脱位髋关节周围的肌肉力量	髋外展肌肌力 3 级 屈髋肌肌力 4 级	理想情况下,肌肉应具有 5 级肌力才可以进行转位手术。该患儿屈髋肌的肌力仅为 4 级。因此,应松解挛缩的肌肉来恢复肌肉平衡(如通过肌肉延长或松解)
术中可获得的髋关节复位质量	同心圆复位	如果矫正双髋倾斜畸形后可获得左髋同心圆复位,则应考虑左侧髋臼截骨术矫正发育不良。如果复位效果不佳,应选择骨盆造盖手术

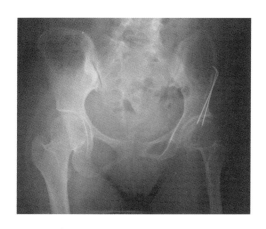

截骨术采用楔形骨块嵌入可以在一定程度上增加臀中肌的静息长度和力量。

• 为了减少支具固定范围，在接近骨骼成熟时，患儿右膝行股骨髁上伸直截骨术。膝关节获得稳定后，右侧弃用膝–踝–足支具，双侧均使用踝–足支具辅助行走。

图 23.4 术后 6 年的骨盆 X 线片显示左侧髋关节中心复位且位置良好。

参考文献

1. Joseph B, Watts H. Polio revisited: Reviving knowledge and skills to meet the challenge of resurgence. *J Child Orthop.* 2015;9(5):325–38. doi: 10.1007/s11832-015-0678-4.
2. Lau JH, Parker JC, Hsu LC, Leong JC. Paralytic hip instability in poliomyelitis. *J Bone Joint Surg Br.* 1986;68:528–33.
3. Mustard WT. A follow-up study of iliopsoas transfers for hip instability. *J Bone Joint Surg Br.* 1959;41:289–98.
4. Lee DY, Choi IH, Chung CY, Ahn JH, Steel HH. Triple innominate osteotomy for hip stabilisation and transiliac leg lengthening after poliomyelitis. *J Bone Joint Surg Br.* 1993;75(6):858–64.
5. Sierra RJ, Schoeniger SR, Millis M, Ganz R. Periacetabular osteotomy for containment of the non-arthritic dysplastic hip secondary to poliomyelitis. *J Bone Joint Surg Am.* 2010;92(18):2917–23. doi: 10.2106/JBJS.I.00753.

病例 24：畸胎型髋关节脱位——先天性多关节挛缩

Hitesh Shah

病例

患儿，女，1岁，该患儿为第二胎顺产出生，出生后发现该患儿有左侧髋关节脱位，双膝过伸，双足"摇椅"状畸形，双腕屈曲畸形。这是典型的先天性多关节挛缩的特征。所有畸形和脱位都是僵硬的，不能被动矫正。骨盆和膝关节的X线片显示左侧髋关节和双侧膝关节脱位(图24.1)。该患儿不能爬行或站立，手部功能严重丧失。

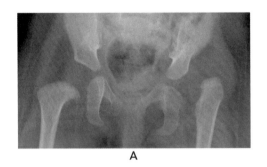

A

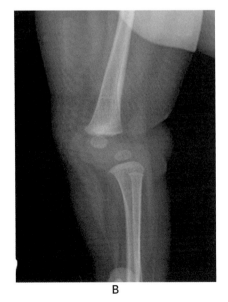

B

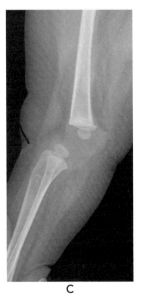

C

图 24.1　骨盆(A)和双侧膝关节(B,C)的X线片显示左侧髋关节脱位、双侧膝关节脱位。

思考

- 需要解决哪些问题?
- 治疗的目标是什么?
- 有哪些可行的治疗方案?
- 有哪些因素会影响治疗方案的选择?
- 基于这些因素,你建议如何治疗该患儿?
- 治疗后需要随访该患儿多久?

需要解决的问题

- 上肢和下肢多关节僵硬畸形和脱位。
- 上肢和下肢严重的功能受损。

治疗目标

- 纠正导致功能障碍的畸形及脱位,以促进患儿日常生活自理。

该患儿整体的治疗策略需要按计划顺序进行。一旦确定治疗顺序,需要明确并解决每个关节的相关问题。

左侧髋关节脱位的相关问题

- 单侧僵硬性脱位:
  - 无法获得同心圆复位的风险。
- 软组织挛缩导致的关节僵硬:
  - 即使复位满意,仍残余关节僵硬的风险。

左侧髋关节的治疗目标

- 获得稳定的同心圆复位。
- 尽可能保留足够的髋关节活动度。

左侧髋关节的治疗方案

- 获得稳定的同心圆复位:
  - 内侧入路髋关节切开复位术[1]。
  - 前外侧入路髋关节切开复位术[2]。

- 保留髋关节活动度:
  - 不尝试复位髋关节(接受脱位的状态)。

影响治疗选择的因素

- 患儿年龄
- 单侧或双侧髋关节脱位
- 合并膝关节脱位
- 肌无力程度和上肢受累的严重程度
- 行走的可能性

表 24.1 概述了基于这些因素的治疗选择。

治疗过程

该患儿接受了分期手术。首先行双侧股四头肌成形术以复位膝关节,术后膝关节屈曲可达到 90°。术后 3 个月后行双侧足部软组织松解矫正手术,6 个月后行左侧髋脱位前外侧入路切开复位术。髋关节获得稳定的同心圆复位,因此,未短缩股骨。

术后管理

术后即刻行髋人字石膏裤固定,6 周后更换二期髋人字石膏继续固定 6 周。随后开始使用双侧踝–足支具支撑足部。

随访

对该患儿进行定期随访。随访 5 年时,患儿双膝及术侧髋关节功能良好。5 岁、12 岁和 16 岁时髋关节 X 线片显示左侧髋关节发育良好,且保持同心圆复位(图 24.2)。

表 24.1　影响治疗选择的因素

因素		对治疗的影响
患儿年龄	1 岁	< 1 岁的患儿可行内侧入路髋关节切开复位术
		1~2 岁的患儿可选择前外侧入路髋关节切开复位术[3,4]
		对于 2 岁以上的患儿,双侧髋关节脱位或许可考虑不复位(难以复位)
单侧或双侧髋关节脱位	单侧脱位(左侧)	单侧髋关节脱位时必须进行复位,以纠正肢体不等长和骨盆不对称[3-5]
肌无力程度和上肢受累的严重程度	轻/中度的肌无力 伴有腕关节畸形 肘关节和肩关节受累不严重	对于严重肌无力和上肢严重受累的患儿,远期独立行走的预后可能性较小。在这种情况下,髋关节脱位应单独处理[6,7] 对于具有良好行走潜力的患儿,则应该更积极地治疗髋脱位[3-5]
存在其他肌肉骨骼异常	双侧膝关节脱位、双侧先天性垂直距骨、双侧腕关节屈曲畸形	需要制订治疗计划 首先复位膝关节脱位,实现膝关节屈曲并放松腘绳肌,这两者都有利于髋关节成功复位[8]。膝关节屈曲也有利于治疗腓肠肌挛缩及矫正垂直距骨 髋关节脱位可以单独复位,也可以与膝关节脱位复位同时治疗[9]

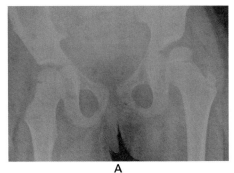
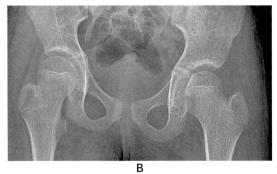

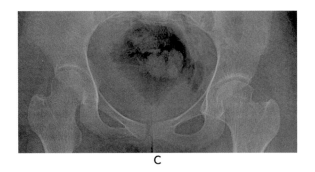

图 24.2　5 岁(A)、12 岁(B)和 16 岁(C)时的骨盆 X 线片显示髋关节复位及发育均良好。

骨术,以改善手功能。只有当新症状出现时,才需要进一步随访。

总结

患儿 12 岁时还接受了腕背侧的楔形截

参考文献

1. Wada A, Yamaguchi T, Nakamura T, Yanagida H, Takamura K, Oketani Y, et al. Surgical treatment of hip dislocation in amyoplasia-type arthrogryposis. *J Pediatr Orthop B*. 2012;21:381–5.
2. Szoke G, Staheli LT, Jaffe K, Hall JG. Medialapproach open reduction of hip dislocation in amyoplasia-type arthrogryposis. *J Pediatr Orthop*. 1996;16:127–30.
3. Bradish C. The hip in arthrogryposis. *J Child Orthop*. 2005;9(6):459–63. https://doi.org/10.1007/s11832-015-0693-5.
4. Fassier A, Wicart P, Dubousset J, Seringe R. Arthrogryposis multiplex congenita: Long-term follow-up from birth until skeletal maturity. *J Child Orthop*. 2009;3(5):383–90. https://doi.org/10.1007/s11832-009-0187-4.
5. B K AR, Singh KA, Shah H. Surgical management of the congenital dislocation of the knee and hip in children presented after six months of age. *Int Orthop*. 2020 Dec;44(12):2635–44. doi: 10.1007/s00264-020-04759-8.
6. Gruel CR, Birch JG, Roach JW, Herring JA. Teratological dislocation of the hip. *J Pediatr Orthop*. 1986;6:693–702.
7. Lloyd-Roberts GC, Lettin AWF. Arthrogryposis multiplex congenita. *J Bone Joint Surg Br*. 1970;52(3):494–508.
8. Tercier S, Shah H, Joseph B. Quadricepsplasty for congenital dislocation of the knee and congenital quadriceps contracture. *J Child Orthop*. 2012;6(5):397–410. doi: 10.1007/s11832-012-0437-8.
9. Johnston CE. Simultaneous open reduction of ipsilateral congenital dislocation of the hip and knee assisted by femoral diaphyseal shortening. *J Pediatr Orthop*. 2011;31(7):732–40. https://doi.org/10.1097/BPO.0b013e31822f1b24.

病例 25：感染后髋关节发育不良

Hitesh Shah

病例

患儿，女，2 岁，因数月前首次被发现无痛性跛行就诊。该患儿为早产儿，于出生后 10 天左右患新生儿败血症，并接受了肠外抗生素治疗。患儿逐渐恢复，大运动发育也正常。

体格检查发现，左下肢比右侧短 1cm。髋关节被动活动无疼痛。左侧髋关节活动度正常，但内旋增大。呈无痛、短肢、Trende-lenburg 跛行步态。骨盆正位 X 线片显示左侧髋关节半脱位伴 Shenton 线中断，轻度髋臼发育不良，内侧关节间隙明显增大，股骨颈指向髋臼外缘。股骨头骨骺的骨化核远小于正常髋关节，且偏于股骨干骺端的外侧（图 25.1）。

髋关节外展 15°完全内旋位骨盆正位 X 线片显示，左侧股骨头覆盖改善，股骨颈指向 Y 形软骨（图 25.2）。颈干角仅稍增大，提示股骨前倾角异常增大是半脱位的主要原因。

由于股骨头骨骺的骨化核很小，且位置

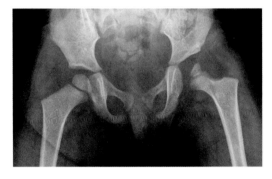

图 25.2 髋关节轻度外展，完全内旋位髋关节半脱位改善。

偏外，推测骨股头骨骺的内侧部分可能已受损。行髋关节造影以进一步明确诊断。关节造影示软骨性股骨头骨骺形态良好且与髋臼匹配（图 25.3）。

思考

- 需要解决哪些问题？
- 治疗的目标是什么？
- 有哪些可行的治疗方案？
- 有哪些因素会影响治疗方案的选择？
- 基于这些因素，你建议如何治疗该

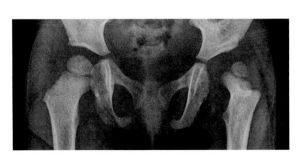

图 25.1 左侧髋关节半脱位伴髋臼发育不良，股骨头骨化核小且偏外。

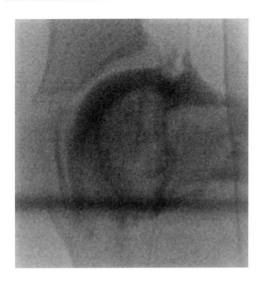

图 25.3 髋关节造影显示股骨头软骨轮廓接近正常,与髋臼匹配。

患儿?

- 治疗后需要随访该患儿多久?

需要解决的问题

- 引起左侧髋关节不稳定的因素:
  - 股骨前倾角增大。
  - 轻度髋外翻。
  - 轻度髋臼发育不良。
- 左下肢短缩 1cm。

治疗目标

- 恢复髋关节稳定性。
- 骨骼成熟前矫正下肢短缩。

治疗方案

- 髋关节不稳定:
  - 通过股骨近端截骨术纠正股骨前倾及髋外翻。
  - 如果前述方法不能获得同心圆复位,则行髋关节切开复位术。
- 下肢不等长:
  - 观察。
  - 必要时,行对侧骨骺阻滞术。

- 必要时,行肢体延长术。

影响治疗选择的因素
• 患儿的年龄
• 股骨头的情况
• 股骨颈的情况
• 髋臼的情况
• 髋关节不稳定的类型
• 短缩的程度

表 25.1 概述了基于这些因素的治疗选择。

治疗过程

麻醉后行髋关节造影。由于外展内旋位髋关节半脱位纠正满意,因此,行股骨转子下楔形张开的内翻、去旋转截骨术。截骨远端外旋 45°,内收 20°,采用动态加压钢板和螺钉进行固定。关节造影显示髋关节获得同心圆复位(图 25.4)。

术后管理

鉴于该患儿采用了张开楔形截骨术(图 25.5A),患儿术后 6 周内避免负重,直至确认截骨处愈合(图 25.5B)。术后一年取出内固定,此时髋臼发育改善,股骨头仍复位良好(图 25.5C)。

随访

每年都对该患儿进行随访。在术后 8 年随访时,患儿可正常活动,未出现髋关节相关症状。髋关节检查结果正常。下肢仍短缩 1cm。骨盆正位 X 线片显示股骨头同心复位佳,髋臼发育良好,截骨端塑形理想(图25.6)。

表 25.1   影响治疗选择的因素

因素		对治疗的影响
患儿的年龄	2 岁	年龄偏小,不考虑干预肢体不等长。此时宜进行观察
股骨头的情况	髋关节外展和内旋位时,整个股骨头与髋臼匹配良好(但股骨头骨化延迟、部分破坏且偏心)	若股骨头破坏(严重),矫正股骨前倾角意义不大将形态扭曲、不规则的或不匹配的股骨头复位到髋臼内,可能会导致预后不良[1-3]该患儿的股骨头为球形,因此,将股骨头复入髋臼内以恢复头臼匹配是有意义的
股骨颈的情况	结构完整、前倾角大、轻度髋外翻	由于外展内旋位髋关节复位良好,故可行股骨近端截骨术以矫正前倾角和髋外翻
髋臼的情况	轻度髋臼发育不良	存在轻度髋臼发育不良(在关节造影片上证实),若通过矫正股骨前倾角纠正髋关节半脱位,髋臼发育不良可能随时间推移而逐渐改善
髋关节不稳定的类型(半脱位还是全脱位)	半脱位	髋关节半脱位可不切开关节囊;髋关节全脱位则可能需要完全切开复位[2,3,4]
短缩的程度	1cm	在该患儿所处的年龄段,对于轻微的短缩可以继续观察,并密切随访短缩是否加重到必须干预的程度

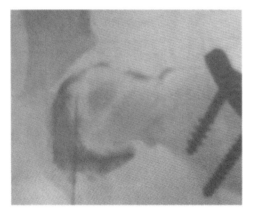

图 25.4   关节造影显示股骨近端去旋转、内翻截骨后,在髋关节中立位时,股骨头同心圆复位。

总结

该患儿需要随访至骨骼发育成熟,持续关注髋关节发育及下肢短缩的情况。

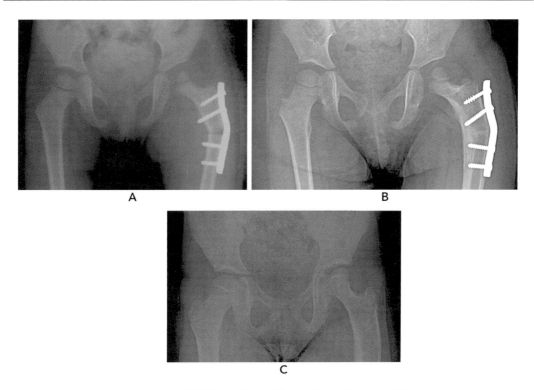

图 25.5　术后即刻(A)、术后 6 周(B)、术后 2 年(C)X 线片。

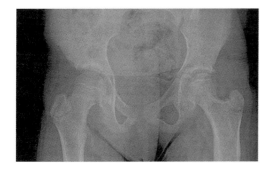

图 25.6　术后 8 年骨盆正位 X 线片。

参考文献

1. Choi IH, Pizzutillo PD, Bowen JR, Dragann R, Malhis T. Sequelae and reconstruction after septic arthritis of the hip in infants. *J Bone Joint Surg Am*. 1990;72:1150–65.
2. Johari AN, Dhawale AA, Johari RA. Management of post septic hip dislocations when the capital femoral epiphysis is present. *J Pediatr Orthop B*. 2011;20:413–21.
3. Rastogi P, Agarwal A. Management of post septic sequelae of hips with dislocation in children [published online ahead of print, 2020 Jul 24]. *Int Orthop*. 2020. doi: 10.1007/s00264-020-04743-2.
4. Forlin E, Milani C. Sequelae of septic arthritis of the hip in children: A new classification and a review of 41 hips. *J Pediatr Orthop*. 2008;28(5):524–8. doi: 10.1097/BPO.0b013e31817bb079.

病例 26：先天性膝关节脱位

Hitesh Shah，Benjamin Joseph

病例

病例 1 为 2 周的新生儿，该患儿自出生后就表现为双膝过伸。患儿是足月顺产的第一胎，无全身关节松弛或面部畸形。其髋部、足部和上肢均正常。双膝被动屈曲≤5°，且超声检查显示膝关节前脱位(图 26.1)。

病例 2 为 7 个月的女婴，患儿出生后就存在右膝过伸和右髋脱位。患儿是足月顺产的第一胎。其全身韧带松弛。双足、对侧下肢及双上肢均正常。右膝过伸畸形，被动屈曲≤5°。髋、膝关节的 X 线片显示右膝和右髋都有脱位(图 26.2)。

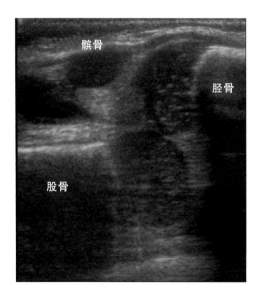

图 26.1　膝关节超声提示膝关节前脱位。

思考

- 需要解决哪些问题?
- 治疗的目标是什么?
- 有哪些可行的治疗方案?
- 有哪些因素会影响治疗方案的选择?
- 基于这些因素，你建议如何治疗这些患儿?
- 治疗后需要随访这些患儿多久?

需要解决的问题

- 膝关节脱位。
- 股四头肌挛缩可能无法通过牵引松解，需行股四头肌成形术。

治疗目标

- 复位膝关节。
- 膝关节可屈曲 90°及以上，以便日常活动。
- 避免股四头肌过度松弛。
- 避免相关的治疗并发症：
  ○ 股骨或胫骨骨折。
  ○ 膝关节不稳。

治疗方案

- 实现膝关节复位并获得 90°以上的屈曲：
  ○ 系列手法矫正和石膏固定。
  ○ 穿戴 Pavlik 吊带。

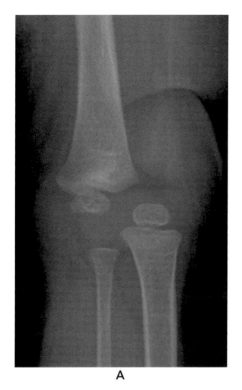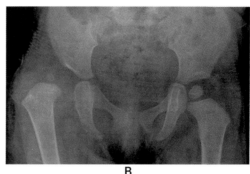

图 26.2 病例 2 中患儿的右膝侧位 X 线片显示关节脱位(A),骨盆正位 X 线片显示右髋脱位(B)。

　　○ 经皮股四头肌肌腱切断术。

　　○ 股四头肌成形术和切开复位术。

　● 避免股四头肌过度松弛:

　　○ 采用非手术方式复位膝关节。

　　○ 如果必须行股四头肌成形术,应避免肌肉被过度拉长。

　● 避免治疗相关的并发症。

　　○ 预防医源性骨折:

　　　□ 避免暴力手法。

　　　□ 若牵拉无法有效缓解股四头肌挛缩时,应及时考虑行股四头肌成形术。

　　○ 预防膝关节不稳:

　　　□ 在手术过程中注意不要损伤侧副韧带。

影响治疗选择的因素
● 患儿的年龄
● 基础疾病及其自然病程
● 膝关节畸形的严重程度
● 伴随的其他下肢畸形

　　表 26.1 概述了基于这些因素的治疗选择。

治疗过程

　　对病例 1 中的患儿采取轻柔的胫骨牵引,并逐渐屈曲膝关节进行复位。复位后用过膝的前方石膏托维持并每周接受 1 次手

表 26.1　影响治疗选择的因素

因素		对治疗的影响
患儿的年龄	病例 1:14 日龄 病例 2:7 月龄	6 个月以下的患儿可进行系列手法矫正和石膏矫形治疗
基础疾病及其自然病程	2 例患儿均有特发性先天性膝关节脱位	伴有综合征或先天性多关节挛缩的患儿通常需要手术干预
膝关节畸形的严重程度	膝关节完全脱位	对于膝关节过伸但胫骨近端无移位的患儿,系列手法石膏矫正的治疗效果良好
		对于关节完全脱位且胫骨向近端移位的患儿,通常需要手术干预
存在其他肌肉骨骼系统的畸形	病例 1:无相关畸形 病例 2:同侧发育性髋关节发育不良	当合并发育性髋关节发育不良时,膝关节复位应优先于髋关节,因为屈膝后腘绳肌可放松,这将有助于髋关节的复位

法复位和石膏更换。重复 3 次后,双膝关节脱位成功复位,膝关节屈曲达到 90°。超声检查确认膝关节复位。随后给患儿配戴 Pavlik 吊带,每天配戴 23 小时,连续 6 周。

病例 2 中的患儿接受了股四头肌成形术(侧方切口),术中未伤及侧副韧带。术中膝关节可屈曲 90°。术后用过膝的前方石膏固定 3 周,之后逐步开始活动膝关节。通过闭合复位和髋人字石膏处理髋关节脱位。治疗后实现了稳定的髋关节同心圆复位(图 26.3)并维持髋人字石膏固定 3 个月。

随访

随访病例 1 中患儿至其 6 岁。在最近一次随访中未见明显畸形;双膝关节活动自如且屈曲功能正常(图 26.4),股四头肌肌力正

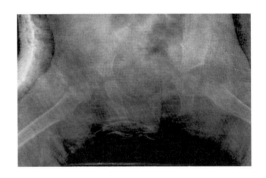

图 26.3　骨盆 X 线片显示右侧髋关节复位满意。

常。计划在其骨骼发育成熟后进行最后一次随访。

随访病例 2 中患儿至其 7 岁,此时,患儿的双膝和髋关节已成功复位并恢复正常功能(图 26.5)。需要继续随访至其骨骼发育成熟。

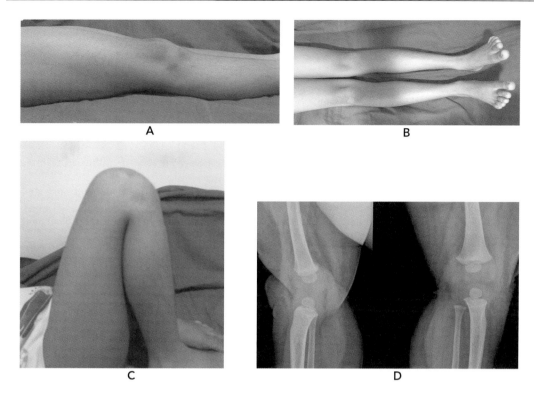

图 26.4　病例 1 中患儿,双侧发育性膝关节脱位闭合复位后 6 年的临床外观照(A~C)和 X 线片(D)。

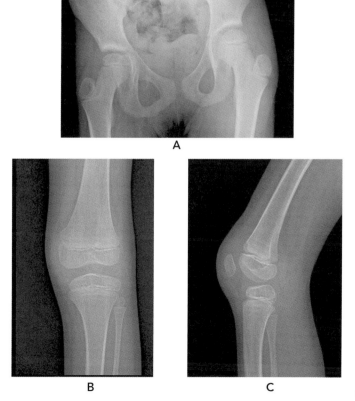

图 26.5　病例 2 中患儿 7 岁时,髋关节和右膝关节 X 线片显示右髋关节良好的同心圆复位(A)、右侧股骨和胫骨对位良好(B,C)。

参考文献

1. B K AR, Singh KA, Shah H. Surgical management of the congenital dislocation of the knee and hip in children presented after six months of age. *Int Orthop*. 2020 Dec;44(12):2635–44. doi: 10.1007/s00264-020-04759-8.

2. Tercier S, Shah H, Joseph B. Quadricepsplasty for congenital dislocation of the knee and congenital quadriceps contracture. *J Child Orthop*. 2012;6(5):397–410. doi: 10.1007/s11832-012-0437-8.

3. Ooishi T, Sugioka Y, Matsumoto S, Fujii T. Congenital dislocation of the knee: Its pathologic features and treatment. *Clin Orthop Relat Res*. 1993;287:187–92.

4. Ahmadi B, Shahriaree H, Silver CM. Severe congenital genu recurvatum. *J Bone Joint Surg Am*. 1979;61:622–4.

5. Curtis BH, Fisher RL. Congenital hyperextension with anterior subluxation of the knee. *J Bone Joint Surg Am*. 1969;51:255–69.

病例 27:先天性髌骨脱位

Hitesh Shah, Benjamin Joseph

病例

患儿,男,3 月龄,出生时就有左膝外侧畸形及皮肤局部凹陷(图 27.1A)。该患儿为足月顺产儿,整体健康状况良好。体格检查时发现其膝关节固定屈曲畸形 70°,且可进一步正常屈曲。下肢外旋位(图 27.1B)。无法在膝关节前方触及髌骨,但可在外侧触及。皮肤凹陷区域与深层组织无粘连。

膝关节超声证实髌骨位置不正常(图 27.2A),位于膝关节外侧(图 27.2B)。髌骨大小正常。

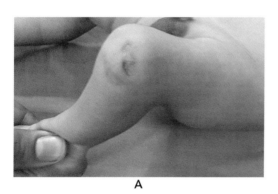
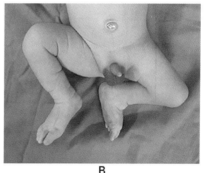

图 27.1 左膝关节的外观。可见膝前外侧皮肤的凹陷区域(A)。膝关节屈曲,下肢外旋(B)。

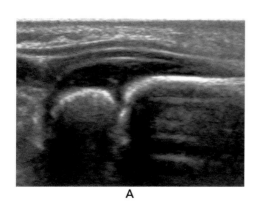
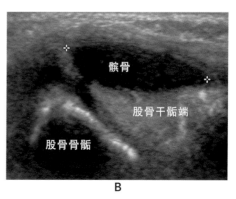

图 27.2 膝关节前方的纵向超声显示髌骨不在正常位置(A)。膝关节外侧的纵向超声显示髌骨与股骨远端的位置关系(B)。

思考

- 需要解决哪些问题?
- 治疗的目标是什么?
- 有哪些可行的治疗方案?
- 有哪些因素会影响治疗方案的选择?
- 基于这些因素,你建议如何治疗该患儿?
- 治疗后需要随访该患儿多久?

需要解决的问题

- 左膝关节屈曲挛缩及下肢外旋畸形。
- 髌骨脱位。

治疗目标

- 纠正畸形。
- 获得稳定的髌骨复位。

治疗方案

- 纠正膝关节屈曲畸形和下肢外旋畸形。
  - 被动牵张。
  - 软组织松解[2-4]:
    - 髂胫束和阔筋膜。
    - 股外侧肌。
    - 腘绳肌。
    - 膝后关节囊。
- 获得稳定的髌骨复位:
  - 软组织松解(如前所述)及股内侧肌加强。
  - 髌腱止点内移。
  - 半腱肌肌腱固定术。

影响治疗选择的因素

- 患儿的年龄
- 对紧张的外侧结构进行松解及对内侧结构进行加强
  - 纠正膝关节屈曲畸形
  - 获得稳定的髌骨复位

表 27.1 概述了基于这些因素的治疗选择。

表 27.1 影响治疗选择的因素

因素		对治疗的影响
患儿的年龄	婴儿	治疗延迟会导致复位难度增加,术中需要进行更大范围的松解,但这会削弱股四头肌的力量
对紧张的外侧结构进行松解及对内侧结构进行加强	矫正畸形	如果在松解髂胫束、外侧肌筋膜和股外侧肌间隔后,膝关节屈曲畸形<10°,则不必进一步松解
		如果经上述松解后膝关节屈曲畸形仍>10°,需要考虑进行腘绳肌延长
		很少需要松解膝关节后侧关节囊
	获得稳定的髌骨复位	如果在松解髂胫束、外侧肌筋膜和股外侧肌间隔及紧缩股内侧肌后,髌骨可以复位,则无须进一步操作
		如果髌骨仍不稳定,可将髌腱止点的外侧半内移(Roux–Goldthwaite 术)
		如经上述处理后髌骨仍不稳定,应进行半腱肌肌腱固定术

治疗过程

经过每周一次的系列石膏矫正后,患儿弯曲畸形改善至 30°,并达到极限。患儿在 10 月龄时接受了手术。在全身麻醉下,经髌旁外侧切口,分离髂胫束,切除一段股外侧肌间隔。松解股外侧肌在髌骨外侧和股骨远端的附着处,使其回缩到近端,从髌上 2cm 至髌下 2cm 处,靠近髌骨外侧缘松解膝关节外侧关节囊。

确保髌骨和股骨外侧表面之间无粘连后,将髌骨复位到发育尚浅的股骨髌骨沟内。股内侧肌拉伸后变薄,将其横向移至髌骨前,并用不可吸收缝线固定。

轻柔屈膝可达 90°,伸膝正常;但屈膝时会出现髌骨脱位。将髌腱分成两部分,将外侧部分小心地从附着处附近剥离,注意避免损伤骺板。将髌骨的外半腱从内半腱后方穿过并尽量向内牵拉,用不可吸收缝线锚定在骨膜上。再次确认复位的稳定性,屈膝时髌骨可以保持在正常的位置。关闭切口,石膏固定于膝关节伸直位。

术后管理

石膏固定 6 周后顺利拆除,随后开始物理治疗,以促进膝关节活动度恢复及强化股四头肌。尽管物理治疗初期患儿有些抗拒,但其在 1 年内逐渐可以行走和坐下时能主动弯曲膝关节。

随访

每年都对该患儿进行随访。患儿 9 岁时,功能完全正常。肌力评估为 MRC 4+级。膝关节有 5°的过伸,但患儿没有主诉绊倒或摔倒。膝关节无外观畸形,X 线片显示膝关节的关系正常,左侧髌骨稍小但复位良好(图 27.3)。计划在骨骼发育成熟时做最后的回访。

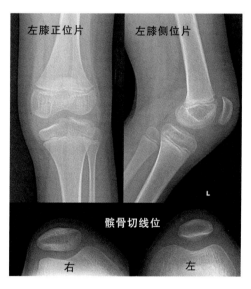

图 27.3 患儿 9 岁时的膝关节 X 线片。左侧髌骨比右侧小,但形态良好,髌骨复位良好。

参考文献

1. Koplewitz BZ, Babyn PS, Cole WG. Congenital dislocation of the patella. *Am J Roentgenol*. 2005 May; 184(5):1640–6. doi: 10.2214/ajr.184.5.01841640. PMID: 15855131.

2. Ghanem I, Wattincourt L, Seringe R. Congenital dislocation of the patella. Part I: Pathologic anatomy. *J Pediatr Orthop*. 2000 Nov–Dec;20(6):812–16. doi: 10.1097/00004694-200011000-00023. PMID: 11097261.

3. Wada A, Fujii T, Takamura K, Yanagida H, Surijamorn P. Congenital dislocation of the patella. *J Child Orthop*. 2008 Mar;2(2):119–23. doi: 10.1007/s11832-008-0090-4. Epub 2008 Mar 4. PMID: 19308591; PMCID: PMC2656798.

4. Paton RW, Bonshahi AY, Kim WY. Congenital and irreducible non-traumatic dislocation of the patella: A modified soft tissue procedure. *Knee*. 2004 Apr;11(2):117–20. doi: 10.1016/S0968-0160(03)00074-7. PMID: 15066622.

病例 28:桡骨头脱位

Nick Green, James A. Fernandes

病例

患儿,女,12 岁,有多发性遗传性骨软骨瘤,因左前臂疼痛加剧、变短且弯曲(图 28.1)而就诊。该畸形在患儿 5 岁时首次被发现。后来,疼痛和活动受限影响其进行体操训练。患儿无法完成某些动作(如将手放在头后),而且肢体外观也令其感到尴尬。

患儿有肘内翻畸形,桡骨头向后外侧脱位并突出,尺骨弯曲,前臂短缩,前臂旋后明显受限并伴疼痛。存在肘关节固定屈曲 40°的畸形(图 28.2),以及内/外翻不稳定。

X 线片证实患儿存在桡骨头脱位,尺骨远端短缩伴成角,合并有桡骨远端和尺骨远端骨软骨瘤,但未发现腕关节脱位(图 28.3)。

思考

- 需要解决哪些问题?
- 治疗的目标是什么?
- 有哪些可行的治疗方案?

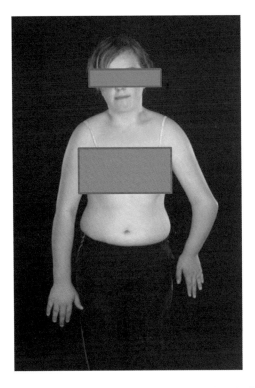

图 28.1 左肘内翻畸形,前臂明显短缩及桡骨头脱位并向外侧突出。

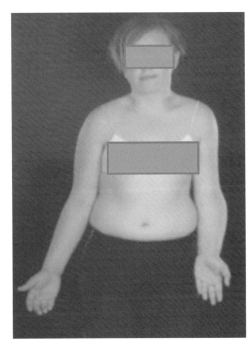

图 28.2 患儿通过伸直、内收和外旋肩关节的动作来代偿前臂旋后不足。

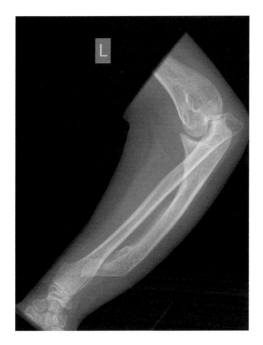

图 28.3　侧位 X 线片显示桡骨头后脱位,尺骨畸形顶点位于远端,向背侧成角(实际上是尺骨斜位);桡骨远端掌侧和尺骨远端存在骨软骨瘤,尺骨远端与腕骨不接触。

- 有哪些因素会影响治疗方案的选择?
- 基于这些因素,你建议如何治疗该患儿?

需要解决的问题

- 桡骨头脱位和肘关节稳定性问题。
- 尺骨短缩及远端成角畸形。
- 尺桡骨远端骨软骨瘤导致的生长紊乱问题。

治疗目标

- 复位桡骨头并恢复肘关节的稳定。
- 解决疼痛。
- 改善前臂旋后功能。
- 改善肢体外观。
- 预防脱位和畸形复发。

治疗方案

- 复位桡骨头。
  - 恢复尺骨长度:
    - 立即延长。
    - 逐渐延长。
- 缓解疼痛并改善前臂旋后:
  - 复位桡骨头。
- 改善肢体外观。
  - 恢复尺骨长度并矫正畸形。
  - 复位脱位突出的桡骨头:
    - 复位桡骨头。
    - 切除桡骨头。
- 预防复发:
  - 切除尺骨和桡骨的骨软骨瘤。

影响治疗选择的因素
• 患儿的年龄
• 症状的严重程度
• 尺骨生长迟缓的原因
• 桡骨头脱位的原因

表 28.1 概述了基于这些因素的治疗选择。

治疗过程

第一阶段

将直径 130mm 的 5/8 Ilizarov 环和直径 130mm 的全环连接到尺骨近端,通过两个平行铰链与尺骨远端直径 130mm 的全环连接,铰链位于计划截骨平面冠状面的凸侧,延长杆位于桡骨凹侧。用一枚钢针固定尺桡骨,用一枚钢针加半针单独固定尺骨,把它们连接在远端环上,再进行经皮的尺骨近端截骨术。术后以每天 3 次、每次 1/4mm 的速

表28.1　影响治疗选择的因素

因素		对治疗的影响
患儿的年龄	12岁	尽管各年龄段都可使用外固定实施重建手术，但早期干预更为理想，越早干预效果越好
		若骨骼已发育成熟，可以考虑行桡骨头切除术；然而，在当前年龄阶段，并不适宜
症状的严重程度	严重的疼痛及明显的活动度丢失	疼痛的来源是桡骨头脱位。必须进行桡骨头复位
尺骨生长迟缓的原因	尺骨远端存在骨软骨瘤	尺骨远端的骨软骨瘤影响了尺骨的正常生长。切除远端骨软骨瘤也是预防治疗后复发的方案之一
桡骨头脱位的原因	桡骨和尺骨长度的差异	恢复尺桡骨的长度关系是复位桡骨头的关键
		维持尺桡骨关系是防止桡骨头再脱位的关键

度延长。使尺骨远端与桡骨连接的一段逐渐下移，从而允许桡骨头向远端移动（图28.4）。当桡骨头在肱骨小头以远有足够的间隙时，将铰链解锁，继续不等长牵张，允许尺骨进一步延长并于畸形顶点处向尺侧成角，从而帮助桡骨头间接复位。

第二阶段

术中透视发现桡骨头轻度向后外侧半脱位。进一步调整尺骨的成角顶点并重新确定铰链方向，允许尺骨向前成角从而使桡骨头向前移动。将2枚3mm的DRS钉置入尺骨远端，并固定在双孔的Rancho模块上。在尺骨远端尺侧的畸形顶点处做经皮截骨，即刻矫正尺骨远端的畸形。

术后管理

在延长杆和铰链处分别以3×1mm和3×1/2mm的速度继续牵张，使桡骨头向内侧移动，仍残留部分后移（图28.5）。然后通过调整铰链和延长杆，获得满意的肱桡关系。最后，轻柔地将桡骨压向肱骨小头实现肱桡

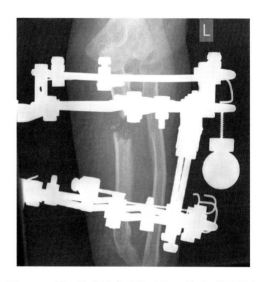

图28.4　第一阶段治疗后的正位X线片，单纯纵向牵开，再生骨形成缓慢，关节仍被阻挡，桡骨头向外侧平移，尚未离开肱骨小头，尺骨远端畸形的成角（斜面）仍可见。

关系稳定。

尺骨近端截骨处矿化缓慢，因此，进行了植骨并取出了DRS钉（图28.6）。当近端矿化后，拆除外架，再用带有铰链的支具固定4周。经过康复训练后，患儿功能得到改善，疼痛得到缓解（图28.7和图28.8）。

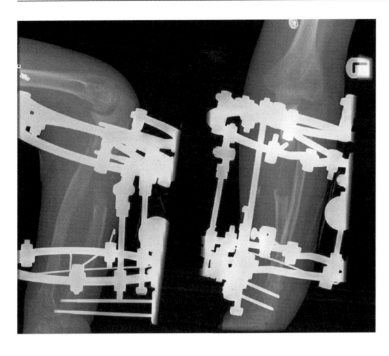

图 28.5　第二阶段治疗后第 8 周的侧位和正位 X 线片，第 2 次截骨后尺骨远端的对线改善。近端骨再生仍然很慢。桡骨头在正位 X 线片上对齐良好，但在侧位 X 线片上仍可见其向后平移。

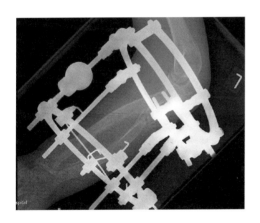

图 28.6　图片所示为侧位 X 线片，改变延长杆和铰链后，形成一个向前的成角，以改善桡骨头的对位。还可以观察到尺骨延长后可支撑腕关节。尺骨远端截骨处已愈合，近端再生骨正在进一步矿化。

总结

笔者提供了一个分阶段的矫形程序，每次专注于矫正一个方向的畸形，直至最后获得全部矫正。

* 第一步，轴向延长，以确保桡骨头和肱骨小头的骨性及软骨结构之间获得足够

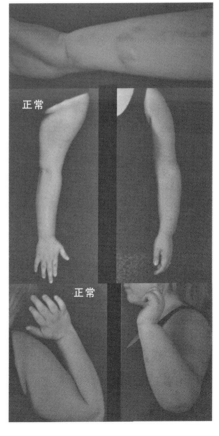

图 28.7　在最后一次随访时，患儿骨骼发育成熟，肘关节功能良好，患侧屈伸功能与健侧一致。

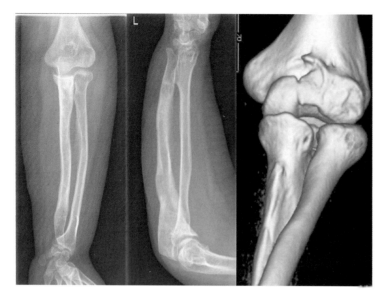

图 28.8　骨骼发育成熟时的 X 线片显示桡骨头复位良好。

的间隙。

- 第二步，纠正桡骨头的外侧移位。
- 第三步，纠正桡骨头的后方移位。
- 第四步，通过反向牵引纠正过度牵开的肱桡关节。

如病例所示，这可以通过 Ilizarov 技术实现，但也可以通过使用 Taylor 空间支架来完成，其优点是在门诊调整外架的次数会更少。

参考文献

1. D'Ambrosi R, Barbato A, Caldarini C, Biancardi E, Facchini RM. Gradual ulnar lengthening in children with multiple exostoses and radial head dislocation: Results at skeletal maturity. *J Child Orthop.* 2016 Apr;10(2):127–33.
2. Masada K, Tsuyuguchi Y, Kawai H, Kawabata H, Noguchi K, Ono K. Operations for forearm deformity caused by multiple osteochondromas. *J Bone Joint Surg Br.* 1989;71(1):24–9.
3. Lluch A. The Sauvé-Kapandji procedure: Indications and tips for surgical success. *Hand Clin.* 2010 Nov;26(4):559–72.
4. Ip D, Li YH, Chow W, Leong JC. Reconstruction of forearm deformities in multiple cartilaginous exostoses. *J Pediatr Orthop B.* 2003 Jan;12(1):17–21.
5. Stanton RP, Hansen MO. Function of the upper extremities in hereditary multiple exostoses. *J Bone Joint Surg Am.* 1996 Apr;78(4):568–73.
6. Ferguson DO, Fernandes JA. Frame assisted radial head reduction in children: In proceedings of British Limb Reconstruction Society: 2017 March leeds. *The Bone and Joint Journal.* Published online in Orthopaedic Proceedings. 2018; 99-B(Supp 13).
7. Cho YJ, Jung ST. Gradual lengthening of the ulna in patients with multiple hereditary exostoses with a dislocated radial head. *Yonsei Med J.* 2014 Jan;55(1):178–84.

第 **3** 部分

骨干缺损

病例 29:桡骨干缺损

Hitesh Shah, Benjamin Joseph

病例

患儿,男,8岁,表现为右腕畸形伴右上肢功能受限。患儿4岁时患桡骨骨髓炎,并经手术切开引流。在术后4年中,出现进行性的腕部畸形。

患儿右前臂短于左前臂;尺骨下端明显突出伴严重的腕外翻畸形。可以触及尺骨全段,但在前臂的中段1/3处可以触及桡骨不连续。前臂旋前和旋后明显受限。患儿肩、肘、手外观正常,但握力较弱。前臂 X 线片显示桡骨骨干中段1/3和桡骨近端骨缺损,下尺桡关节脱位,并有严重的腕外翻畸形(图29.1)。

思考

- 需要解决哪些问题?
- 治疗的目标是什么?
- 有哪些可行的治疗方案?
- 有哪些因素会影响治疗方案的选择?
- 基于这些因素,你建议如何治疗该患儿?
- 治疗后需要随访该患儿多久?

需要解决的问题

- 桡骨近端及骨干中段不连续伴骨缺损。
- 腕外翻畸形。

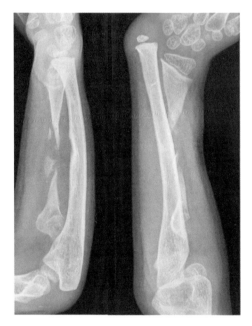

图 29.1　桡骨中段 1/3 处骨干缺损。桡骨远段 1/4完整,但下尺桡关节脱位,伴有严重的腕外翻畸形。前臂近半段的桡骨干存在,但桡骨头缺失。

治疗目标

- 恢复肘关节处骨性结构与肱骨的关节连接,以及腕关节处骨性结构与腕骨的关节连接,并恢复这些骨性结构之间的连续性。
- 矫正腕外翻畸形。

恢复骨性连续的治疗方案

- 通过植骨恢复桡骨的连续性。
- 通过骨搬运恢复桡骨的连续性。
- 将尺骨近端 2/3 固定到桡骨远端 1/3,从而形成一个单骨的前臂。

<table>
<tr><td>

影响治疗选择的因素

- 肱桡关节的完整性
- 桡骨远端的长度

</td></tr>
</table>

表 29.1 概述了基于这些因素的治疗选择。

治疗过程

在尺骨中、远 1/3 交界处截断，用钢板和螺钉将尺骨近段固定在桡骨远端骨块上（图 29.2）。

用克氏针在下尺桡关节水平将尺骨远端与桡骨进行固定（图 29.3）。

随访

在患儿 18 岁末次随访时观察到，右前臂短于左前臂,腕外翻畸形已得到良好矫正（图 29.4）；手部抓握和伸展功能良好（图 29.5），桡骨和尺骨融合良好(图 29.6)。

表 29.1　影响治疗选择的因素

因素		对治疗的影响
肱桡关节的完整性	桡骨头缺失	如果桡骨头与肱骨的关节关系不正常,通过在桡骨间隙进行植骨手术是无效的。因此，前文列出的恢复桡骨连续性的治疗方案中的前两种治疗方案并不适用
桡骨远端的长度	桡骨远端有足够的长度，可以充分地与尺骨的近端进行固定	将桡骨远端固定于尺骨以达到重建是一种可行的方案

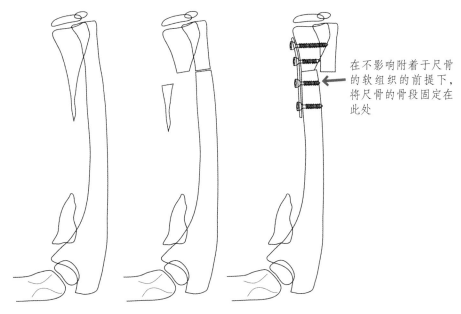

在不影响附着于尺骨的软组织的前提下，将尺骨的骨段固定在此处

图 29.2　重建技术示意图。(Modified from Figure 73.3, Paediatric Orthopaedics—A System of Decision-making 2nd Ed.)

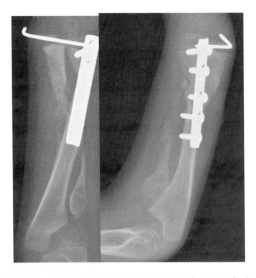

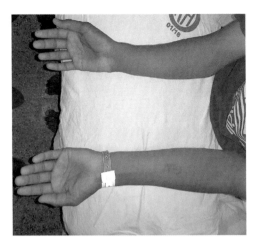

图 29.4　右前臂仍有一定程度的短缩;腕外翻畸形得到矫正。

图 29.3　尺骨在中、远 1/3 的交界处截骨,用钢板和螺钉将尺骨近端与桡骨远端进行固定。下尺桡关节用克氏针固定。

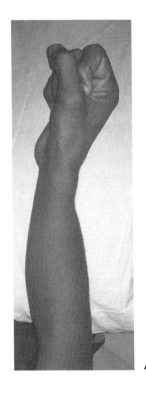

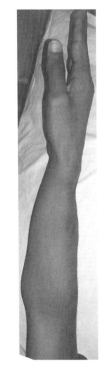

图 29.5　患儿 18 岁时,手的抓握(A)和伸展(B)功能正常。

总结

该患儿有桡骨头缺失,重建一个单骨的前臂是唯一可行的办法。这是处理该病例的一种简易方案,但关于这种手术的报道较少。

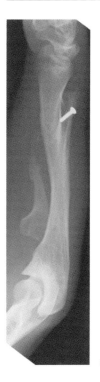
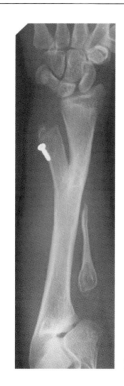

A　　　B

图 29.6　X 线片示尺骨与桡骨融合良好；桡腕关节和肱尺关节对位良好。

参考文献

1. Lawal YZ, Garba ES, Ogirima MO, et al. Use of non-vascularized autologous fibula strut graft in the treatment of segmental bone loss. *Ann Afr Med*. 2011;10(1):25–8. doi: 10.4103/1596-3519.76571.
2. Swamy MK, Rathi A, Gupta V. Results of non-vascularised fibular grafting in gap non-union of long bones in paediatric age group. *J Clin Orthop Trauma*. 2013;4(4):180–4. doi: 10.1016/j.jcot.2013.09.001.
3. Peterson HA. The ulnius: A one-bone forearm in children. *J Pediatr Orthop B*. 2008;17(2):95–101. doi: 10.1097/bpb.0b013e3282f54849.
4. Wang H, Jiang W, Wei X, Rui Y, Sun Z. Ulnius formation for forearm fracture with segmental radial defect. *Int J Clin Exp Med*. 2015;8(10):17835–8. Published 2015 Oct 15.

第 **4** 部分

肢体缺陷

病例 30:腓侧半肢发育不良

Caroline M Blakey，James A. Fernandes

病例

患儿，男，4 岁，因下肢不等长 8cm 就诊，短缩主要来自右侧胫骨段。患儿母亲在妊娠期正常，患儿足月出生，无其他畸形表现。患儿腓骨完全缺如，胫骨前内侧弯曲，髋关节覆盖良好，股骨后倾，股骨远端外翻，股骨外侧髁发育不良(图 30.1)。股骨长度差异很小。前交叉韧带缺如，胫骨向前半脱位。前足仅有四个跖列，踝关节马蹄畸形 25°，后足外翻畸形 15°。后足僵硬，跗骨融合伴中足结构缺如。脊柱检查正常。患肢的 MRI 检查排除了纤维软骨性腓骨原基的存在。

预测骨骼发育成熟时肢体不等长差异为 14cm。

思考

• 需要解决哪些问题?

• 治疗的目标是什么?

• 有哪些可行的治疗方案?

• 有哪些因素会影响治疗方案的选择?

• 基于这些因素，你建议如何治疗该患儿?

• 治疗后需要随访该患儿多久?

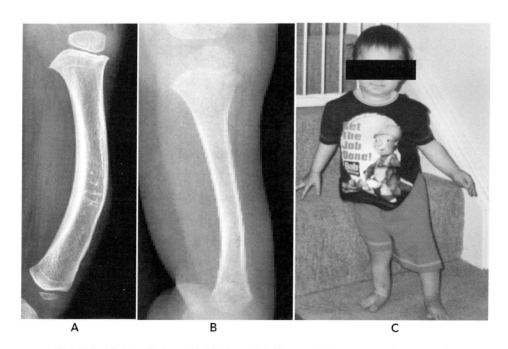

图 30.1　患儿在婴儿时期的 X 线片显示腓骨缺失,胫骨向前(A)和向内弓形(B)。就诊时的临床外观照(C)。

需要解决的问题

- 明显的肢体不等长。
- 以下部位的畸形：
  ○ 膝关节。
  ○ 胫骨。
  ○ 踝关节和足。
- 膝关节和踝关节不稳。

治疗目标

- 骨骼成熟时肢体长度相等。
- 矫正膝关节、胫骨、踝关节和足的畸形。
- 改善膝关节和踝关节的稳定性。

治疗方案

- 纠正肢体长度的方案：
  ○ 阻滞健侧肢体骨骺，患侧使用矫形支具。
  ○ 患侧分次进行手术延长±对侧肢体骨骺阻滞术（生物重建方案）。
  ○ 足部截肢，配戴假肢。
- 畸形矫正方案。
  ○ 膝关节（膝外翻）：
    □ 股骨远端半骨骺阻滞术。
    □ 股骨远端截骨术。
  ○ 胫骨（前内侧弓形）：
    □ 截骨后即刻矫正（如果没有计划延长）。
    □ 截骨后在延长过程中逐渐矫正。
- 稳定关节的方案。
  ○ 膝关节：
    □ 前交叉韧带重建术。
  ○ 踝关节：
    □ "外踝"重建术。
    □ 踝关节融合。

表 30.1 概述了基于这些因素的治疗选择。

作为准备工作的一部分，医生与家属就治疗方案和每种方案的影响进行了广泛讨论，并获得知情同意。患儿父母与其他经历过以上两种治疗方案的儿童和家庭进行了见面，来选择治疗方案是截肢重建方案还是生物重建方案。

治疗过程

该患儿接受了生物重建方案，包括多次延长手术，成角畸形矫正，以及对侧肢体骨骺阻滞术（图 30.2），治疗过程如表 30.2 所示。

术后管理

在延长的每个阶段，均使用支具保护膝关节，并密切监测，避免出现膝关半脱位情况。每次去除外架后，使用支具来控制胫骨的向前平移。通过复位胫骨向前半脱位，矫正了继发的膝关节固定屈曲畸形。

矫正后胫骨骨质变薄，使用踝足矫形器

表 30.1 影响治疗选择的因素

因素		对治疗的影响
患儿的年龄	4 岁	当不能接受多次的肢体延长手术时，可以选择 Syme 或 Boyd 截肢术[1,2]。在 9~14 月龄时实施截肢术是不错的选择。患儿可在学步期学会使用假肢。该患儿的年龄已不符合足部截肢的最佳年龄
腓骨缺如的严重程度	完全腓骨缺如	轻度先天性腓骨缺损且肢体长度差异不大时，可采用矫形器，以及在合适时机行对侧肢体骨骺阻滞术治疗[3]。该患儿的结构缺如和短缩更为严重，因此，需要更制订更详尽治疗计划
足部情况	跖列不全（四列跖列） 踝关节功能良好	对于足部可进行保肢治疗的儿童，畸形矫正和肢体延长手术已被证明效果良好[4]
		至少存在三列跖列及踝关节可以跖行是选择足部保肢方案的先决条件[5]。患儿存在四列跖列，因此，截肢是可以避免的
踝和后足的畸形	马蹄外翻足畸形	马蹄外翻足畸形会使延长手术更加复杂。在已知的各种稳定踝关节的手术中，踝关节融合术是很有必要的[6,7]
膝关节的情况	前交叉韧带缺如	肢体延长时要求邻近关节稳定。目前关节不稳定并不严重，但在肢体延长的过程中应密切监测[8]
	外侧髁发育不良导致的膝外翻	需要增加其他手术操作，利用生长调控技术矫正膝外翻[9]
肢体不等长的程度	4 岁时已存在 8cm 的不等长	当长度差异超过 20% 时，延长过程中并发症的发生率会增加，限制患儿对侧肢体生长或同时行短缩手术可能有必要
	预测长度差异至少为 14cm	也可考虑行对侧肢体短缩截骨术来矫正残余的肢体不等长，但这通常不被患儿家长所接受，特别是当预测患儿的最终身高可能低于平均值时
治疗的复杂程度和持续时间	足部截肢联合配戴假肢与生物重建方案对比	足部截肢联合假肢配戴方案的手术过程较简单，一次住院即可完成
		生物性重建方案则需要多次住院，这一点在与家属讨论肢体延长术的选择时应予以考虑。治疗过程将影响家庭生活，包括其他兄弟姐妹，并将多次中断学业。还需要考虑并发症导致的长期后遗症，包括疼痛、功能受限，以及在成年期髋关节、膝关节和踝关节早发性骨性关节炎的风险

进行保护，同时垫高短肢以纠正不同程度的下肢不等长。2018 年时，在远端针道发现了环状死骨，患儿在手术室接受了清创手术，效果良好。

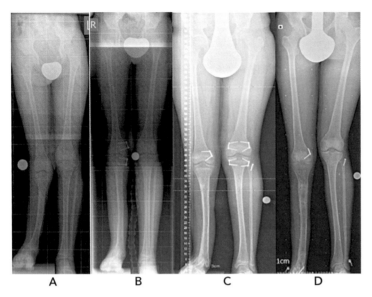

图 30.2 (A)在初次延长后,7 岁时的 X 线片显示存在膝外翻及双顶点畸形,(B)实施生长调控技术后,11 岁时的 X 线片,(C)行对侧骨骺阻滞术后,14 岁时的 X 线片,(D)末次随访的 X 线片。

表 30.2 肢体重建的治疗过程

年龄	需解决的问题	手术操作
5 岁	8cm 短缩畸形 胫骨旋转畸形 冠状面 22°畸形 矢状面 27°畸形	在两个治疗阶段中，使用全针组合的 Ilizarov 技术以稳定足部结构。首先在远端畸形顶点的骨皮质截骨和跟腱切断矫正胫骨前内侧弓形畸形,然后通过近端骨皮质截骨做第二阶段的胫骨延长。总延长量达 3cm
8 岁	7cm 短缩畸形 双畸形顶点的膝外翻畸形伴远端前曲畸形（常见的复发现象）,足的功能和平衡良好	进一步分阶段进行胫骨延长,使用三环的胫骨环形外固定支架跨踝关节固定。后足截骨并即刻内移以矫正后足外翻,进一步经皮跟腱延长 第二阶段行胫骨近端截骨,计划延长 5cm。对腓肠肌内侧头和外侧头注射肉毒杆菌素,以减轻疼痛,并提高康复依从性。同时监测膝关节不稳是否有加重,并进行针对性的物理治疗
10 岁	膝外翻	在右侧股骨远端内侧和胫骨近端内侧进行骨骺阻滞
13 岁	3cm 短缩 膝外翻–复发现象 足向外平移 踝关节僵硬	继续在右侧股骨远端内侧进行骨骺阻滞以矫正膝外翻。左膝全骨骺临时阻滞以矫正下肢不等长
16 岁	6cm 下肢不等长 右膝外翻对线不良 后足外翻	分两个治疗阶段;截骨矫正手术联合右踝关节融合手术以恢复对线,共延长 5cm

随访

随访至患儿 19 岁;膝关节屈曲>95°(图 30.3),残余部分膝外翻,但未行进一步手术治疗。患者出院后,可独立行走,后未再进行随访。患儿完成了大学学业,目前在公务员系统工作。

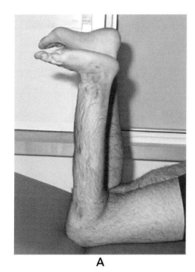
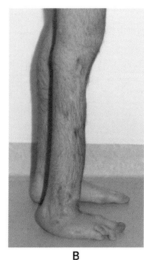
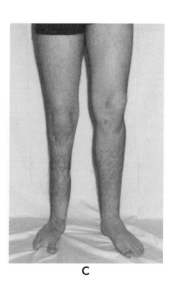

图 30.3　末次随访时的临床外观照。

参考文献

1. Weston GW, Sakai D, Wood W. Congenital longitudinal deficiency of the fibula: Follow-up of treatment by Syme amputation. *J Bone Jt Surg Am*. 1976;58(4):492–6.
2. Fulp T, Davids J, Meyer L, Blackhurst D. Longitudinal deficiency of the fibula: Operative treatment. *J Bone Jt Surg Am*. 1996;78(5):674–82.
3. Hamdy RC, Makhdom AM, Saran N, Birch J. Congenital fibular deficiency. *Journal of the American Academy of Orthopaedic Surgeons*. 2014;22(4):246–55.
4. Birch JG, Paley D, Herzenberg JE, Morton A, Ward S, Riddle R, et al. Amputation Versus staged reconstruction for severe fibular hemimelia. *JBJS Open Access*. 2019;4(2):e0053.
5. Birch JG, Lincoln T, Mack P, Birch C. Congenital fibular deficiency: A review of thirty years' experience at one institution and a proposed classification system based on clinical deformity. *J Bone Jt Surg Am*. 2011;93(12):1144–51.
6. Paley D. Surgical reconstruction for fibular hemimelia. *Journal of Children's Orthopaedics*. 2016;10(6):557–83.
7. Exner GU. Bending osteotomy through the distal tibial physis in fibular hemimelia for stable reduction of the hindfoot. *J Pediatr Orthop B*. 2003;12(1):27–32.
8. Cooper A, Fernandes J. Lower limb deficiency syndromes. *Orthop Trauma*. 2016;30(6):547–52.
9. Saldanha K, Blakey C, Broadley P, Fernandes J. Defining patho-anatomy of the knee in congenital longitudinal lower limb deficiencies. *J Limb Lengthening Reconstr*. 2016;2(1):48–54.

病例 31：胫侧半肢发育不良

Nick Green，James A. Fernandes

病例

患儿，男，3 月龄，因四肢多发先天性畸形而被转诊。患儿双侧胫侧半肢发育不良，右侧较为严重，右侧为单骨前臂伴单指畸形，左侧桡尺骨近端骨性融合，示指中指并指，轻度的指缺失畸形。患儿母亲在妊娠第 6 周时有一次大出血。患儿无先天性缺陷家族史，遗传学诊断确认染色体计数正常。面容和脊柱正常。

下肢体格检查

右下肢：触诊时无法触及髌骨或胫骨原基（胫骨的早期发育结构）；膝关节前方可见皮肤凹陷。膝关节存在明显的屈曲挛缩和严重的不稳定。足部固定于严重的马蹄内翻位。

左下肢：膝关节接近正常，但腓骨头突出，提示胫腓关节分离。足有五跖列，其马蹄内翻畸形曾使用 Ponseti 方法治疗，但未获得成功。胫骨向内扭转 40° 和后足马蹄内翻畸形。膝关节稳定，胫骨节段较短。患儿在 13 月龄开始行走，足部内旋 70°。

托举下肢的全长 X 线片（图 31.1）和全身麻醉下 MRI 显示右侧为 Jones 1a 型胫侧半肢畸形；左侧为 Jones 4 型，距骨嵌入胫腓骨间[1,2]。

思考

- 需要解决哪些问题？
- 治疗的目标是什么？
- 有哪些可行的治疗方案？
- 有哪些因素会影响治疗方案的选择？
- 基于这些因素，你建议如何治疗该

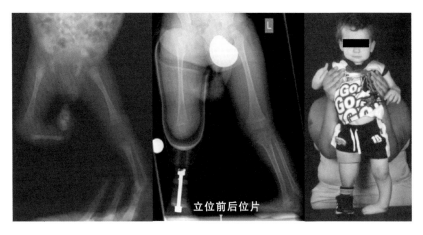

图 31.1 6 月龄时托举下的下肢全长 X 线片。

患儿?

需要解决的问题

- 严重的下肢不等长(右下肢中段短缩)。
- 存在的缺陷:
  - 双侧胫侧半肢缺陷。
  - 右侧单骨前臂伴单指畸形。
  - 左侧桡尺骨融合伴并指及轻度的指缺失。
- 畸形:
  - 右膝关节屈曲畸形。
  - 双足马蹄内翻畸形。
- 关节不稳。
  - 右膝关节:
    - 缺少伸膝结构。
    - 严重的多方向不稳[3]。
  - 左踝关节:
    - 胫腓分离。

治疗目标[1]

通过最少的干预次数尽可能为患儿获得最大的活动独立性。

- 平衡或补偿右侧下肢短缩。
- 实现右膝关节和右足稳定地跖行行走。
- 改善上肢的功能。

治疗方案[4,5]

- 平衡或补偿右侧短缩肢体:
  - 使用可延长的假肢。
  - 右膝关节截肢,使用膝上假肢。
  - Brown 手术(腓骨中心化)再分期延长[6,7]。
  - 进行腓骨的 Weber 型髌骨关节成形术[8,9],再分阶段延长。
- 实现用稳定的右膝关节行走。
  - 处理右膝关节不稳及伸膝结构的

缺失:

- 截肢(膝关节离断)并使用假肢。
- 膝关节融合(股骨和胫骨融合)。
- 腓骨中央化的 Weber 型髌骨关节成形术[8,9]。
- 实现右足跖行行走:
  - 右侧截肢并使用假肢。
  - 左足截肢。
  - 左侧足和踝关节重建。
- 改善上肢功能:
  - 并指松解。
  - 矫形术/修复术。

下肢治疗计划总结

- 右下肢:膝关节离断并使用假肢。
- 左下肢:分两个阶段进行重建治疗,首先行距骨上双截骨以重建跖行足位置,然后行 U 型截骨以增加足掌的高度、减少鞋的磨损。

影响治疗选择的因素

- 患儿的年龄
- 肢体不等长的严重程度
- 股四头肌的功能
- 单发/多发肢体缺陷
- 家长对长期多阶段手术及相关并发症的风险的接受程度
- 家长对治疗方案的接受程度

表 31.1 概述了基于这些因素的治疗选择。

治疗过程

患儿在 17 月龄时接受了右膝关节离断术。整形外科医生在同次麻醉下,将截肢足

表 31.1 影响治疗选择的因素

因素		对治疗的影响
患儿的年龄	婴幼儿	如果在婴幼儿时期接受截肢手术,患儿对假肢的接受程度更高
肢体不等长的严重程度	严重的肢体短缩伴膝关节和踝关节不稳	尽管分阶段延长右侧腓骨是可行的,但考虑到膝关节和踝关节严重异常,即使经过任何形式的重建,也会出现多种并发症
股四头肌的功能	右侧股四头肌无功能	在股四头肌功能缺失的情况下,重建手术的预后可能很差
		膝关节离断是一种相对简单和效果确切的手术方式,并发症发生率较低
单发/多发肢体缺陷	四肢都存在缺陷	左足截肢并不是最佳方案,因为患儿有多处肢体缺陷——从长远来看,保留左下肢比双下肢截肢对患儿来说更有利
家长对治疗方案的接受程度	患儿父母接受右膝关节离断术及左侧踝和足的重建性手术	

的第一个趾蹼的皮肤用作全厚植皮,以完成并指分离的手术。患儿伤口愈合后完全适应了假肢(图 31.2)。

第一阶段:左下肢

在患儿 2 岁时,解决了足前进角向内的问题(图 31.3)。进行了距上、踝上胫腓骨截骨术,并使用 TSF 和 Ilizarov 组合外固定架逐渐矫正后足,并逐渐延长小腿(图 31.4)。

之后出现了胫骨矿化缓慢的问题,通过自体骨植骨解决了该问题。

矫正为跖行足并纠正了足前进角后极大地改善了患儿的行走,但患儿的踝下高度仍然很低,穿鞋存在困难。之后又出现了 15° 的马蹄足复发,伴有轻微的足内翻和旋后,因此,计划在其 5 岁时进行第二阶段的治疗,以增加其踝下高度,从而改善穿鞋困难的问题。

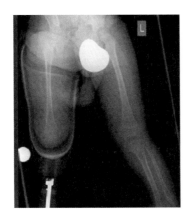

图 31.2 2 岁时,经膝关节离断术后的临床外观照。

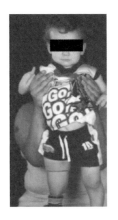

图 31.3 2 岁时,经膝关节离断术后的 X 线片。

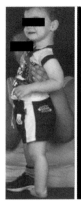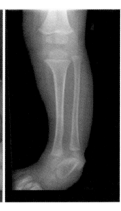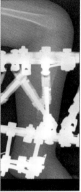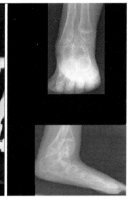

图 31.4　患儿 2 岁时的术前临床外观照和 X 线片，以及经踝上双截骨术后的 X 线片。

第二阶段：后足 U 型截骨及使用 Taylor 空间支架进行足的矫正

采用类似于 Ollier 的方法，做 2cm 的弧形切口。将定位针置于距下关节和距骨颈（图 31.5A）。使用弯骨刀和 U 型骨刀进行 U 型截骨，通过三个方面的检查确认截骨后的活动度，即使用 McDonald 方法触诊截骨的完整性，用手感受骨擦音，以及在透视下确认截骨部位可以分离（图 31.5B，C）。Taylor 空间支架（TSF）由胫骨近端 130mm 全环和两根交叉橄榄针构成。穿过近端距骨骨块的鞍针也固定在近端环上。在跟骨用两根交叉的橄榄针与足底平行的对接环进行固定，并在前足和中足用另外的钢针进行固定。用 Hexapod 支柱连接胫骨环和足底的对接环。进行即刻轻度的牵开。

术后管理

根据校准的 TSF 方案，以近端环作为参考拍摄 X 线片，并使用 TraumaCad 计划矫正。术后第 1 天开始牵引，每天 1mm，持续 10 天，以防止过早矿化，并在截骨时预留足够的间隙，以允许完成后续的畸形矫正。拆除外固定架后，在膝关节下以负重石膏固定 4 周，然后更换为踝足支具。

随访

随年龄增长，股骨长度差异变得逐渐明显，在患儿 11 岁时右下肢短 3cm。为使患儿适应假肢的膝关节活动，还有 8~10cm 的股骨差值才能使膝关节处于相同高度，因此，

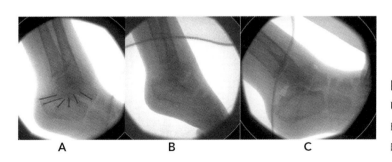

图 31.5　术中 X 线透视下显示 U 型截骨位置，标记针显示截骨的水平，应力位视图显示截骨后的骨块活动度尚可。

计划在其 11 岁时对较短的右侧股骨残端进行骨骺阻滞术。不断增加的下肢长度差异可以通过调整其假肢来控制。

在患儿 13 岁时的最后一次随访中,其可以使用假肢独立行走(图 31.6 和图 31.7)。但左踝内侧的不适仍对患儿有影响,内踝存在胫骨远端骨骺的异常倾斜,并且仍在生长并形成突起。待骨骼发育成熟时,计划将其切除以减轻患儿的症状。

总结

Jones1 型胫侧半肢畸形的传统重建方法是 Brown 腓骨中心化手术。但会出现进行性膝关节屈曲、挛缩、不稳和活动度差,所以该方案没有被后来的学者重视。Weber 和 Paley 描述了更为复杂和多阶段的手术技术,取得了不同的成功,但缺少长期的结果[9,10]。

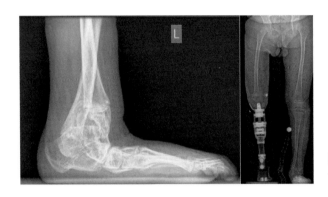

图 31.6　X 线片显示左足重建后的效果及下肢力线。

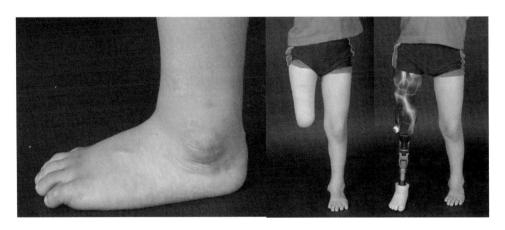

图 31.7　临床外观照显示左足距骨高度增加,右膝关节截肢后不穿戴假肢和穿戴假肢的外观。

参考文献

1. Jones D, Barnes J, Lloyd-Roberts GC. Congenital aplasia and dysplasia of the tibia with intact fibula: Classification and management. *J Bone Joint Surg Br*. 1978;60(1):31–9.
2. Tokmakova K, Riddle EC, Kumar SJ. Type IV congenital deficiency of the tibia. *J Pediatr Orthop*. 2003;23(5):649–53.
3. Saldanha KA, Blakey CM, Broadley P, Fernandes JA. Defining patho-anatomy of the knee in congenital longitudinal lower limb deficiencies. *J Limb Lengthen Reconstr*. 2016;2:48–54.

4. Herring JA, Birch JG. *The child with a limb deficiency*. IL: American Academy of Orthopaedic Surgeons; 1998. ISBN13:9780892031757.

5. Cooper A, Fernandes J. Lower limb deficiency syndromes. *Orthopaedics and Trauma*. 2016;30-36: 547-52.

6. Simmons E, Ginsburg G, Hall J. Brown's procedure for congenital absence of the tibia revisited. *Journal of Pediatric Orthopedics*. 1996;16:85-9, 10.

7. Brown FW, Pohnert WH. Construction of a knee joint in meromelia tibia: A fifteen-year follow-up study: Abstract. *J Bone Joint Surg Am*. 1972;54:1333.

8. Weber M. New classification and score for tibial hemimelia. *J Child Orthop*. 2008;2(3):169-75.

9. Weber M. A new knee arthroplasty versus Brown procedure in congenital total absence of the tibia: A preliminary report. *J Pediatr Orthop B*. 2002;11(1):53-9.

10. Paley D. Tibial hemimelia: New classification and reconstructive options. *J Child Orthop*. 2016 Dec; 10(6):529-55. doi: 10.1007/s11832-016-0785-x. Epub 2016 Dec 1. PMID: 27909860; PMCID: PMC5145835.

病例32：先天性股骨短缩及股骨近端局部缺失

Nick Green, James A. Fernandes

病例

患儿,男,2岁,左下肢严重短缩畸形,主要为大腿短缩。左足位于右胫骨中段水平。髋关节被动外展受限,内收增加。患儿仰卧时,患肢呈外旋位。膝关节轻度外翻畸形,合并前、后交叉韧带松弛。足部有5个跖列,踝关节和距下关节活动度正常,但站立位时踝关节轻度外翻。骨盆X线片显示典型的髋内翻畸形,股骨头与股骨干之间无骨性连接(图32.1)。CT、MRI及全身麻醉下髋关节造影证实左髋关节可活动,与股骨近端假关节相连,伴髋内翻、股骨后倾和髋臼发育不良。下肢不等长完全源于股骨。

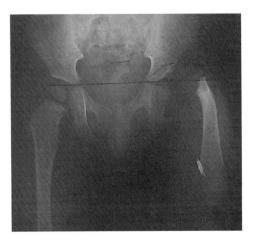

图32.1 X线片显示股骨短缩伴髋内翻和髋臼发育不良。可见股骨颈非骨化部分的轮廓。

预测骨骼发育成熟时下肢短缩约为27cm。

思考

- 需要解决哪些问题?
- 治疗的目标是什么?
- 有哪些可行的治疗方案?
- 有哪些因素会影响治疗方案的选择?
- 基于这些因素,你建议如何治疗该患儿?
- 治疗后需要随访该患儿多久?

需要解决的问题

- 严重的短缩。
- 畸形:
  - 髋臼发育不良。
  - 髋内翻。
  - 股骨后倾。
  - 膝外翻。
  - 踝外翻。
- 软组织异常:
  - 交叉韧带部分或完全缺失导致膝关节不稳,尤其是在行肢体延长手术时[1]。
- 关节不稳定:
  - 髋臼发育不良导致髋关节不稳,尤其是在行肢体延长手术时[2]。
  - 由交叉韧带松弛或缺失导致膝关节不稳。

- 股骨颈假关节。

治疗目标

通过以下方法获得功能性的、无痛的左下肢及有效的步态。

- 均衡肢体长度或改善短缩畸形。
- 矫正畸形。
- 矫正膝关节不稳并预防髋关节不稳。
- 促进股骨颈假关节愈合。

治疗方案

- 均衡肢体长度或弥补短缩畸形：
  - 延伸假肢。
  - 膝上假肢（足部截肢术后）。
  - 分阶段肢体延长术。
  - 分阶段肢体延长术联合对侧骨骺阻滞术。
  - 分阶段肢体延长术联合对侧股骨短缩截骨术。
- 矫正畸形：
  - 髋臼发育不良，行髋臼成形术。
  - 髋内翻和股骨后倾，行股骨近端外翻去旋转截骨术。
  - 膝外翻，进行生长调控治疗。
- 矫正膝关节不稳：
  - 膝关节韧带重建。
  - 膝关节融合。
- 预防髋关节不稳：
  - 通过 Dega 截骨术矫正髋臼发育不良。
- 促进假关节愈合：
  - 改善颈干角，使用内固定，可选择植骨或应用骨形态发生蛋白。

治疗方案总结

- 非手术假肢治疗：
  - 不治疗髋关节，使用延伸假肢，可

选择同时使用生长调控技术矫正畸形。

  - 一般不建议使用非手术联合假肢的治疗方案。虽然可以避免手术风险，但髋关节生物力学异常，膝关节在不同水平，以及髋关节和膝关节的屈曲挛缩加重都会影响有效的步态，外观也会很差。然而，在某些地区，这可能是唯一的选择。
- 分阶段截肢重建术：
  - Syme 截肢术（约 14 月龄时进行）。在患儿 2~3 岁时，通过骨性和软组织联合手术稳定髋关节。5~8 岁时，行保留或破坏骨骺的膝关节融合术。最初，使用延伸假肢；最终，患儿需要使用膝上假肢。在社会、文化等影响因素允许的情况下，对于严重的股骨缺损患者，这是合理的选择，因为患儿家长优先考虑的是最少的手术次数和住院时间。在这种策略下，在患儿（父母）对足产生任何真正的依赖之前，应早期进行 Syme 截肢术。髋关节早期有效重建可以优化髋关节生物力学条件，为获得更有效的步态提供了股骨近端的结构基础。为实现膝关节位于同一水平的重要目标，只能融合近端不稳定的自体膝关节，进而获得稳定的股骨-胫骨节段，以利于应用假肢。必须定期规划并调整（保留或破坏骨骺），以便在骨骼成熟时，"大腿"节段短缩 8~10cm。这样才允许使用与正常膝关节有相同高度的含膝关节部件的假肢。
- 分阶段肢体重建术：
  - 在患儿 2~3 岁时，通过骨与软组织联合手术稳定髋关节（进行髋关节重建）。在 5~7 岁时行膝关节交叉韧带重建。分两期行适度的股骨延长手术。必要时行生长调控治疗。按计划行对侧骨骺阻滞术或在骨骼成熟时行即刻股骨短缩手术[3,4]。
  - 分期肢体重建方案贯穿于患儿的整个童年。家长更偏向于肢体重建而不是截肢，特别是当胫骨部分比较正常且足部的外观和功能也正常时。截除患儿的功能性结构是难以让人接受的。然而，最终的功能效果与所需延长的长度成反比。需要进行多次手术，并且存在许多并发症。

○ 很难预测个体最终的功能结果是否优于使用假肢；然而功能并非全部，外观在社会接纳程度中也占有非常重要的地位。

影响治疗选择的因素

- 患儿的年龄
- 肢体不等长的严重程度
- 父母对足部截肢手术作为治疗一部分的接受程度
- 父母对长期、多次外固定架手术的接受程度

表 32.1 概述了基于这些因素的治疗选择。

治疗过程

鉴于截肢重建和肢体重建两种方案都适合该患儿，笔者与其家属进行充分沟通，并让他们与其他正在或已经接受这两种治疗方案的患儿（及其父母）交流讨论[5]。

第一阶段

这是一项复杂的髋关节重建手术[6]，所用的技术在某种程度上类似于 Paley 所描述的技术[7]。

患儿仰卧于可透视手术台上，左侧臀部垫高 30°~40°（以便于获取股骨头颈的正位和侧位像）。应用氨甲环酸，在手术部位预先局部浸润注射肾上腺素。术中使用血液回收。

首先经腹股沟内侧切口松解内收肌。通过比基尼切口，在起点处松解缝匠肌和股直肌，在骨盆缘分离髂腰肌腱。注意不要破坏髋关节囊。在骨膜外剥离外展肌，使外展的股骨近端可以自由内收。

然后，经外侧入路显露股骨近端，松解臀大肌。由于髋关节内旋受限，需要松解梨状肌。在关节造影下，用一枚导针经大转子尖指向股骨头中心[2]。第二枚导针与之呈 45°角穿入股骨头，基于导针使用 Coventry 螺钉和钢板系统实现 130°颈干角的重建。

表 32.1　影响治疗选择的因素

因素		对治疗的影响
患儿的年龄	2 岁	患儿目前的年龄正是考虑髋关节重建的理想年龄，同时刚刚超过足部截肢的最佳年龄。在 2 岁时，截肢重建术变得让人更难以接受
肢体不等长的严重程度	严重的肢体不等长（预计骨骼发育成熟时长度差异为 27cm）	可选择不行肢体延长，而是行足部截肢后配戴假肢，或选择分阶段延长并在合适的时机联合行对侧下肢骨骺阻滞术
父母对足部截肢手术作为治疗方案一部分的接受程度	不能接受	该决定排除了分阶段截肢重建手术的方案
父母对长期、多次外固定架手术的接受程度	可以接受	此决策需要计划并实施分阶段延长和重建手术

在股骨近端转子下截除一个楔形骨块，以矫正髋内翻和股骨近端屈曲畸形。在矫正股骨后倾和使用钢板固定股骨干之前，适当短缩股骨，以降低重建后的张力。使用张力带钢丝固定，以增加其稳定性(图 32.2)。骨形态发生蛋白也可用于刺激股骨颈的骨化，但在该病例中未应用。

行 Witt 改良的 Dega 髋臼成形术，髂骨截骨进入坐骨切迹，通过调整置入骨块位置，可自由定位铰链位置，以矫正髋臼前方或后方缺损[8]。随后重新评估髋臼重建后股骨的张力，以确定是否需要进一步短缩。缝合伤口，并使用石膏裤固定。

术后管理

患儿返回病房时处于睡眠状态，对其进行了低剂量 CT 及 3D 重建。病房疼痛团队每天对其进行评估，优化镇痛方案。术后 6 周拆除石膏并拍摄 X 线片。在影像显示截骨部位愈合后，允许患儿使用可延伸假肢进行负重。

定期随访，行 X 线检查以确认重建的维持情况，明确是否出现固定丢失，以及股骨颈骨化的情况(图 32.3)。

第二阶段

在该患儿 7 岁时，利用 LRS 系统实施了第一次延长手术，因其交叉韧带缺损，故行跨膝关节外固定架固定(图 32.4)。

第三阶段

在该患儿 9 岁时，使用同样的系统进行了第二次肢体延长手术(图 32.5)。

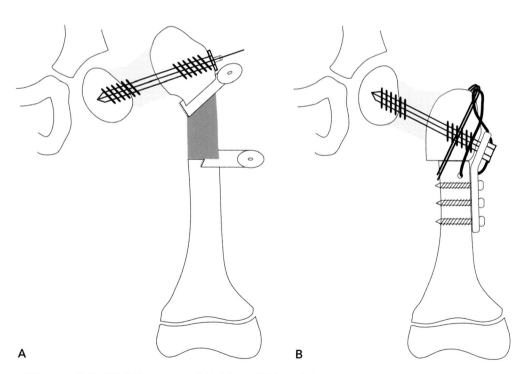

A **B**

图 32.2　股骨近端截骨，Coventry 髋关节螺钉系统与张力带钢丝固定结构(带骨隧道)的示意图。

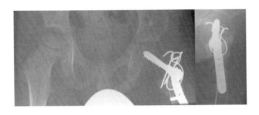

图 32.3　正位和侧位 X 线片显示左侧股骨近端使用 Coventry 系统和张力带钢丝结构重建。注意 Dega 截骨处已愈合,髋臼指数改善,股骨颈尚未骨化。

第四阶段

通过生长调控矫正力线并行对侧肢体骨骺阻滞术。

第五阶段

在患儿 15 岁半时,成功实施了经骺交叉韧带重建术,目前正在等待最后一次的髓内延长钉手术(计划延长 5cm),将短缩减小至 1cm。最后一次延长之后,需要继续随访患儿,直至其骨骼发育成熟。

总结

对此类病例进行早期髋关节重建具有挑战性,此类手术应在拥有肢体重建和新生儿髋关节发育不良专业知识的机构进行[9]。髋关节重建一直是先天性股骨缺陷肢体重建策略中首先需要完成的手术。在肢体延长前需要进行交叉韧带重建,这在 3 年前才被纳入诊疗常规,但现在已经成为标准诊疗流程。第一次延长的时机及其技术取决于前两个阶段的完成情况和预期延长手术的次数。对于先天性股骨缺陷的患者,每次延长的目标要适度,以便更好地保留邻近关节功能,尤其是在医疗资源和相关医疗服务较少(如物理治疗和职业治疗)的医疗保健系统中。不断发展的延长技术,如可延长钢板,或许有助于早期进股骨延长,可替换外固定架(患者和家属通常难以接受)。

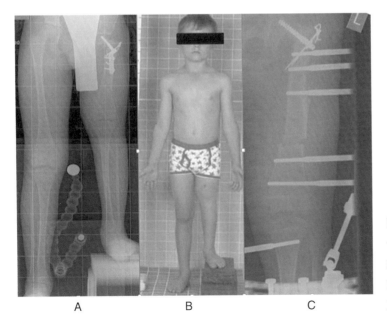

图 32.4　患儿 7 岁时,第一次延长术前的影像学检查和临床外观照(A,B)。使用跨膝关节的 LRS 系统进行截骨外固定架固定后即刻的 X 线片(C)。

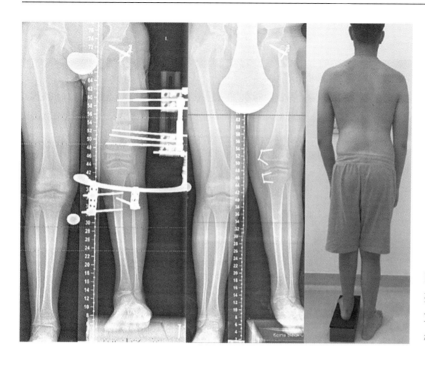

图 32.5　第 2 次应用外架进行延长术后即刻的 X 线片，以及延长后的机械轴和背面临床外观照。

参考文献

1. Saldanha KA, Blakey CM, Broadley P, Fernandes JA. Defining patho-anatomy of the knee in congenital longitudinal lower limb deficiencies. *J Limb Lengthen Reconstr.* 2016;2:48–54.

2. Eidelman M, Jauregui JJ, Standard SC, Paley D, Herzenberg JE. Hip stability during lengthening in children with congenital femoral deficiency. *International Orthopaedics.* 2016;40(12):2619–25.

3. Cooper A, Fernandes JA. Lower limb deficiency syndromes. *Orthopaedics and Trauma.* 2016;30–6: 547–52.

4. Herring JA, Birch JG. *The child with a limb deficiency.* IL: American Academy of Orthopaedic Surgeons; 1998. ISBN13:9780892031757.

5. Simpson-White RW, Fernandes JA, Bell MJ. King's procedure for Aitken B/Paley 2a proximal femoral focal deficiency with 19-year follow-up: A case report. *Acta Orthopaedica.* 2012;84(3):323–5.

6. Dhital K, Giles SN, Fernandes JA. Combined bony and soft tissue stabilisation of the hip in congenital femoral deficiency. European Paediatric Orthopaedic Society Meeting. 2018 Apr 18. Oslo.

7. Paley D. SUPERhip and SUPERhip2 procedures for congenital femoral deficiency. In: Hamdy RC, Saran N, editors. *Paediatric pelvic and proximal femoral osteotomies.* New York: Springer Nature, 2018. pp. 287–356. ISBN 978-3-319-78033-7.

8. Witt AN, Jager M. Die Berechtigung und Indikation autoplastischer Spantransplantation in der heutigen orthopädischen Chirurgie. *Chir Plast Reconstr.* 1966;2:48–64.

9. National Institute for Health and Care Excellence. Combined bony and soft tissue reconstruction for hip joint stabilisation in proximal femoral focal deficiency (PFFD). NICE; 2009 [updated 2018]. (Interventional Procedures Guidance [IPG297]). Available from: www.nice.org.uk/guidance/ipg297.

病例 33：股骨远端局灶性缺损

Caroline M. Blakey，James A. Fernandes

病例

患儿，男，2岁，足月出生，因明显的下肢不等长就诊（图33.1）。左下肢短且外旋。左足与对侧胫骨中上1/3交界处平齐。短缩来源于股骨，小腿外观正常，足部存在轻度发育不全。髋关节存在固定屈曲和外展畸形，膝关节呈固定屈曲30°畸形，可进一步屈曲40°。脊柱和上肢表现正常。X线片显示轻度髋臼发育不良和Paley 4型股骨远端骨干缺损（图33.2）[1]。股骨远端骨骺已骨化。

MRI和膝关节造影证实股骨远端骨干缺失，股骨近端骨干和远端骨骺之间存在可活动的假关节（图33.3）。胫骨近端呈圆顶状。髌骨发育不全，髁间窝消失。

患儿平素使用延伸假肢行走（图33.4）。

思考

- 需要解决哪些问题？
- 治疗的目标是什么？
- 有哪些可行的治疗方案？
- 有哪些因素会影响治疗方案的选择？
- 基于这些因素，你建议如何治疗该患儿？
- 治疗后需要随访该患儿多久？

需要解决的问题

- 明显的下肢不等长。
- 股骨远端假关节。
- 膝关节发育不良伴挛缩。
- 髋关节发育不良伴挛缩。

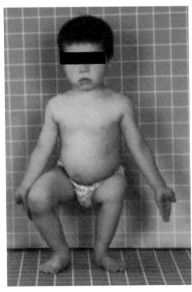 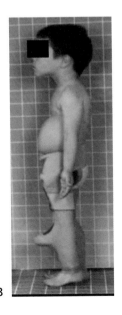

图33.1 患儿就诊时的临床外观照。

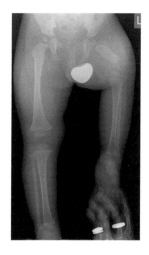

图 33.2 患儿就诊时下肢正位 X 线片。

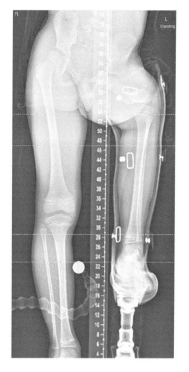

图 33.4 配戴可延伸假肢的正位 X 线片。

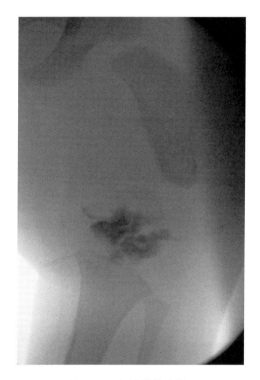

图 33.3 左膝关节造影。

- 获得功能性的无痛关节。
- 恢复接近正常的步态。

治疗方案

重建下肢等长的方案包括：

- 生物性重建(假关节固定,多次延长手术+/-对侧下肢骨骺阻滞术)。
- 假关节固定,Van Nes 旋转成形术并安装假肢。
- 假关节固定、膝关节融合和 Syme 截肢术。

稳定关节的方案包括：

- 髋关节-髋臼和(或)股骨截骨术。
- 膝关节-交叉韧带重建术。

矫正畸形的方案包括：

- 松解挛缩的软组织。

治疗目标

- 骨骼成熟前下肢直且等长。

影响治疗选择的因素

- 患儿的年龄
- 骨干和远端骨骺的关系
- 邻近关节的稳定性
- 髋关节和膝关节的活动度
- 下肢不等长的程度
- 治疗的复杂程度和时间

表 33.1 概述了基于这些因素的治疗选择。

治疗过程

如表 33.2 所示,该患儿首先行股骨假关节融合手术,随后行髋关节重建和一期股骨延长。

在患儿 12 岁时,笔者与其家属讨论了后续的治疗方案,解释了生物重建的内容,包括 4~5 次延长手术,矫正成角畸形,以及可能进行对侧下肢骨骺阻滞术和永久性膝关节僵硬的风险较高等。此外,讨论了其他

表 33.1　影响治疗选择的因素

因素		对治疗的影响
患儿的年龄	2 岁	考虑行任何延长手术之前,股骨需要骨化[2]
		如果不能接受多次肢体延长术、截肢和膝关节融合,Van Nes 旋转成形手术也是较好的选择[3,4]
		早期进行截肢手术,患儿适应假肢的可能性大
骨干和远端骨骺的关系	股骨远端假关节	不能在假关节骨性愈合之前行股骨延长术
	股骨远端骨骺的情况	股骨远端骨骺有利于减轻下肢不等长的严重程度,以及促进胫骨近端正常发育,胫骨近端发育需要股骨远端髁的载荷刺激
邻近关节的稳定性	髋关节,髋臼发育不良 膝关节,髁间窝缺失	CEA>20°,颈干角为 110° 被认为可以减少髋关节脱位的风险[5]。髋关节的不稳定程度与股骨缺损的严重程度相关[6]
		股骨远端和髁间窝发育不全与交叉韧带缺损有关[7],在延长过程中有膝关节半脱位的风险,可能需要行肌肉松解和跨关节外固定架固定,以防止膝关节半脱位
髋关节和膝关节的活动度	膝关节固定屈曲30°,可继续屈曲 40° 髋关节固定屈曲及外展挛缩	膝关节僵硬在股骨远端缺损伴发育不良合并肌肉挛缩时十分常见。僵硬随着系列的延长手术逐渐加重
		膝关节固定屈曲畸形需要截骨矫正,可能需要通过股四头肌成形术维持膝关节功能性屈曲
		可能需要松解股直肌、髂腰肌及髋外展肌群
下肢不等长的程度	预测发育成熟时不等长差值为 24~25cm (即差异>20%)	延长长度差异 >20% 时,并发症会明显增加,可能需要行对侧下肢生长阻滞或短缩截骨
		对侧下肢短缩普遍不能被父母接受,尤其是患儿的最终身高可能会偏矮

(待续)

表 33.1（续）

因素		对治疗的影响
治疗的复杂程度和时间	足部截肢及膝关节融合或旋转成形术并配合使用假肢,生物性重建	足部截肢及膝关节融合术并配合配戴假肢方案的手术次数更少,可进行早期康复 对于不适合多次延长手术或存在严重膝关节僵硬的肢体,可行旋转成形术治疗。这需要通过胫骨中段或经膝关节截骨术[8]将肢体外旋 180°,并使其适配于膝下假肢。然而,该手术的外观可能不被接受 采用生物重建治疗方案需要患儿多次住院,会中断学业;在与家属讨论治疗方案时应解释这一点,因为这将对包括兄弟姐妹在内的家庭成员产生影响。需要考虑长期的后遗症和潜在的并发症

表 33.2　治疗过程

年龄	解决的问题	进行的手术
4 岁	股骨远端假关节	左侧股骨近端楔形截骨矫正膝关节固定屈曲畸形。股骨远端骨骺中间钻孔,将股骨干置入。将克氏针辅以单边外固定架固定至股骨干近端,远端应用环形外固定架。使用诱导剂（BMP2）和自体髂骨植骨,以加速愈合（图 33.5）
7 岁	左侧髋关节发育不良及其不稳定对下肢延长的风险	在实施任何股骨延长计划前需行左髋关节手术,以确保近端的稳定性,髋关节手术包括髂腰肌延长、外展肌松解、Dega 髋臼成形术和髋人字石膏固定（图 33.6）
10 岁	预测下肢不等长差异明显（24~25cm）	对左侧股骨行骨皮质截骨,即刻矫正屈曲畸形,跨膝关节保护下应用 Ilizarov 技术延长和足部延长钢板固定（图 33.7）。行腹直肌和阔筋膜张肌延长术

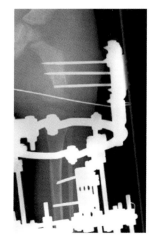

图 33.5　应用跨膝关节保护的单边外固定架行假关节融合术。

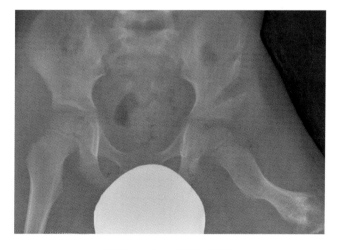

图 33.6　Dega 髋臼成形术。

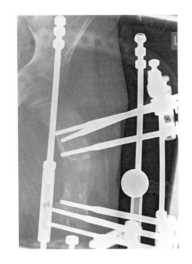

图 33.7　股骨 Ilizarov 技术延长。

选择,包括截肢重建和 Van Nes 旋转成形术。

　　然而,该患儿决定放弃进一步的手术,因为他参加了全国轮椅网球运动,并不希望因此中断训练。目前,患儿以无痛的 Trende-lenburg 步态行走,髋关节固定屈曲 20°畸形,髋关节处于外展位,但可内收至中立位。膝关节固定屈曲 30°畸形,可进一步屈曲至 90°。踝关节可活动且稳定。患儿配戴了一个加长假肢,以适应足的跖屈,并减少裤子内足部的突起外观(图 33.8)。

总结

　　膝关节的功能是影响股骨远端缺损重建结果的重要因素。由于足的位置异常,不能使用可屈曲的假肢,这让患儿在幼儿期跑步和骑自行车等活动变得困难。肢体延长是一种选择,但随着时间推移,膝关节僵硬会逐渐进展加重。股四头肌成形术可以用来尝试改善膝关节僵硬,但其效果往往与膝关节发育不良相关,预后也是不可预测的。

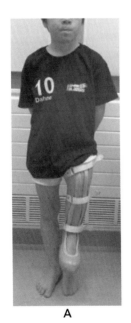
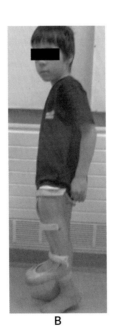
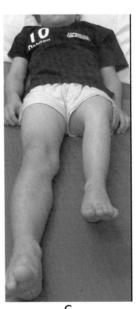
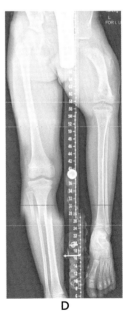

A　　　　　B　　　　　C　　　　　D

图 33.8　(A~C)末次随访时的临床外观照。(D)末次随访时的影像学检查。

参考文献

1. Paley D, Standard S. Treatment of congenital femoral deficiency. In: Flynn JM, Wiesel S, editors. *Operative techniques in pediatric orthopaedics*. Philadelphia: Lipincott William and Wilkins; 2010. p. 177.
2. Cooper A, Fernandes JA. Lower limb deficiency syndromes. *Orthop Trauma*. 2016;30(6):547–52.
3. Westin GW, Sakai D, Wood W. Congenital longitudinal deficiency of the fibula: Follow-up of treatment by Syme amputation. *J Bone Jt Surg Am*. 1976;58(4):492–6.
4. Fulp T, Davids J, Meyer L, Blackhurst D. Longitudinal deficiency of the fibula: Operative treatment. *J Bone Jt Surg Am*. 1996;78(5):674–82.
5. Suzuki S, Kasahara Y, Seto Y, Futami T, Furukawa K, Nishino Y. Dislocation and subluxation during femoral lengthening. *J Pediatr Orthop*. 1994;14(3):343–6.
6. Eidelman M, Jauregui J, Standard S, Paley D, Herzenberg JE. Hip stability during lengthening in children with congenital femoral deficiency. *Int Orthop*. 2016;40:2619–25.
7. Saldanha K, Blakey C, Broadley P, Fernandes JA. Defining patho-anatomy of the knee in congenital longitudinal lower limb deficiencies. *J Limb Lengthening Reconstr*. 2016;2(1):48–54.
8. Van Nes C. Rotation-plasty for congenital defects of the femur. *J Bone Jt Surg Br*. 1950;32B:12–16.

病例 34:桡侧拐状手

Nicholas Peterson, Christopher Prior, Selvadurai Nayagam

病例

患儿,男,10月龄,出生时即发现右上肢畸形。前臂短缩,腕关节严重桡偏,2个手指缺如(图34.1)[1]。右肩关节活动正常,肘关节屈曲达90°。其他肢体无异常,也无全身性疾病的表现。排除了心血管系统、血液系统、胃肠道和泌尿生殖系统的相关异常。

X线片显示 Bayne & Klug Ⅳ型桡侧发育不全伴桡骨缺失。

思考

- 需要解决哪些问题?
- 治疗的目标是什么?
- 有哪些可行的治疗方案?
- 有哪些因素会影响治疗方案的选择?
- 基于这些因素,你建议如何治疗该患儿?
- 治疗后需要随访该患儿多久?

需要解决的问题

- 畸形:腕关节桡偏和屈腕。手处于生

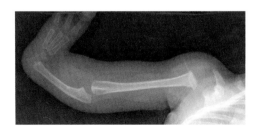

图34.1 Bayne & Klug Ⅳ型桡骨发育不全的 X 线片。

物力学不利位置,导致功能障碍。
- 拇指完全缺如, 继而丧失抓握能力(用拇指和其他手指进行抓握的能力)。
- 腕关节的稳定性(桡骨原基和腕骨之间不存在真正的滑囊关节)。
- 肢体短小,外观不美观。

治疗目标

通过矫正手的桡偏和将腕部重建在前臂末端的中心,以优化手指动作,从而改善手的功能。

- 将腕部稳定在尺骨末端,使握力最大化。
- 改善重建后其他手指的功能。
- 改善肢体的外观。

治疗方案

- 矫正桡偏畸形:
  - 通过切开松解、皮瓣技术及尺骨短缩截骨即刻矫形。
  - 通过系列石膏和夹板逐渐矫形。
  - 使用外固定架逐渐矫形。
- 重建腕关节:
  - 桡骨化。
  - 尺骨化。
  - 中心化。
- 稳定腕关节于尺骨末端:
  - 稳定腕关节(尺骨和腕骨)。
  - 带血管的距骨移植重建"Y"形尺骨。
  - 肌腱转位,以重新平衡腕关节周围

的肌肉力量。

影响治疗选择的因素
• 患儿的年龄
• 畸形的严重程度和缺陷的程度
• 肘关节的活动度
• 对侧上肢的情况
• 硬件设施和专业知识条件

表 34.1 概述了基于这些因素的治疗选择。

治疗决策

- 桡骨化和尺骨化：
  ○ 桡骨化[2,3]和尺骨化[4]的优势是这两

种治疗方案提供了一个"可活动"的腕关节，而"中央化"后的腕关节僵硬但稳定。然而，桡骨化和尺骨化后的腕关节活动度并不正常，所形成的关节不是滑膜关节，而是"假关节"。桡骨化被认为存在复发的风险，而尺骨化则涉及需要短缩已经很短的尺骨，随后需要进行延长前臂的手术。

- 中心化：
  ○ 通过提供稳定的腕关节来改善手部功能。随着儿童的成长，依靠内固定维持中心化需要多次手术更换固定棒。通过切开松解、尺骨短缩截骨、肌腱转位和背侧双叶皮瓣（弥补皮肤的桡侧缺损）进行即刻中心化手术的应用较少，因为通过外固定架逐渐矫正时，无须短缩即可实现矫正[5-7]。

第三阶段的治疗目的是拇指化，理论上

表 34.1　影响治疗选择的因素

因素		对治疗的影响
患儿的年龄	10 月龄	如果计划行分期手术,这是开始治疗的最佳年龄
畸形的严重程度	严重的畸形	该病例不适合行系列石膏矫形(对于轻度畸形,可考虑行系列石膏矫形)。同样的,夹板治疗可能适用于 Bayne & Klug I 型畸形(桡骨相对短但形态正常),但不适用于该病例
		即刻矫正有损伤神经血管的风险,除非计划将已经很短的尺骨进一步缩短
		利用外固定架逐渐可以安全矫正严重的畸形
缺陷的程度	桡骨完全未发育(V 型)	Bayne & Klug I 型或 II 型患者可以单独考虑进行桡骨延长手术,但在桡骨发育不全的病例中,桡骨延长显然不是最佳选择
肘关节的活动度	屈曲可达 90°	如果肘关节僵硬,在双侧发病的病例中应避免矫正腕关节的桡偏,因为矫正后手反而不能触及面部
		该病例单侧受累且肘关节屈曲 90°,矫正桡偏是合理的
对侧上肢的情况	对侧上肢是正常的	如果双上肢均为 IV 型缺损,且肘关节伸直僵硬,或治疗延误导致患儿已经适应肢体畸形的位置,则不宜进行手术矫正
硬件设施和专业知识条件	具有实施微血管吻合的设备及手术技术	只有在具备这些条件时,才能进行带血管的游离距骨移植重建"Y"形尺骨

应在儿童学会使用"剪刀"动作来拾取物体前尽早开始。为了达到最佳效果,应在患儿12~18月龄时完成腕关节的良好对位。

治疗过程

第一阶段:软组织牵拉和畸形矫正

麻醉诱导后,在多普勒超声引导下标记腕部动脉走行(图34.2),以规划Ilizarov架置入钢针时的安全区域。应用三环Ilizarov环形外固定支架,近端环在肱骨远端,中间环在尺骨近端,肘关节维持伸直位(图34.3)。钢针穿讨掌骨固定第二个环(图34.4)。最桡侧的手指未受约束,以便今后的拇指化重建手术可以提供无瘢痕的手指。麻醉师应在术中避免使用肌松剂,以使外科医生能够在钢针置入的过程中注意到任何对神经产生的刺激。

第一阶段的术后管理

手术后续的护理包括疼痛的处理、针道的护理[8]和患儿及家属对上肢环形固定架的适应。术后第3天开始牵拉。根据软组织耐受性和患者舒适度调整矫正速度。患儿在术后第5天出院。继续牵拉,直到手部达到理想的对位(图34.5)。

第二阶段:利用髓内棒行中心化固定

在全身麻醉下,去除外固定架,为开放手术做准备。经两个背侧切口显露计划所需的掌骨头、尺骨头和腕骨。在桡侧和掌侧松

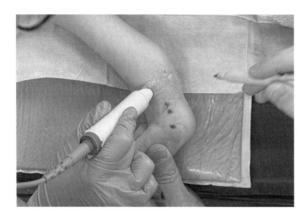

图34.2 多普勒超声定位手部动脉走行。

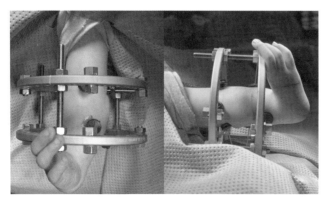

图34.3 应用肱骨远端环和尺骨近端环固定肘关节于伸直位(在逐渐中心化过程中预防潜在的肘关节半脱位风险)。

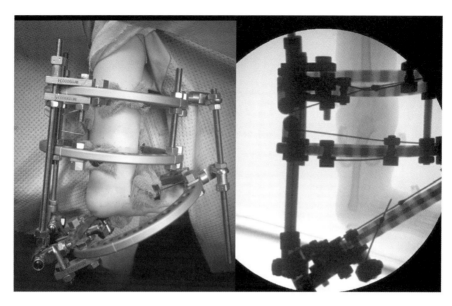

图 34.4 钢针穿过掌骨固定第三环。

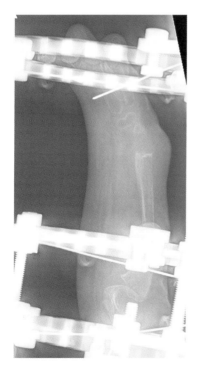

图 34.5 畸形得到充分矫正,可进行二期手术。

解纤维性的"关节囊",将腕骨固定到尺骨的末端。采用 2.5mm 扩髓器扩张尺骨髓腔。在透视引导下,用 1 枚 2mm 的克氏针从掌骨头

穿过髓腔,再经腕骨穿入前述在尺骨扩张的髓腔。由于尺骨弯曲,需要在尺骨弓的顶端畸形处经皮截骨,最后将克氏针从尺骨鹰嘴引出。然后将克氏针向近侧拉伸,直到其远端的尖端正好位于掌骨头的关节软骨之下(图 34.6A)。在鹰嘴处折弯并剪断克氏针,并用 2.0mm 钢板固定,防止克氏针后期出现移位或回退(图 34.6B)。同时分别使用克氏针将 Ilizarov 环架固定于近端尺骨和掌骨,使手保持在矫正后的位置。

第二阶段的术后管理

6~8 周后,在麻醉下去除外固定架。利用石膏进行固定(从尺骨至手),并尽快替换成定制的热塑性夹板。最终图像如图 34.7 所示。

总结

随访至患儿骨骼发育成熟,在术后18~24个月,掌骨和尺骨长度会随生长增加,导致髓内固定到腕部钢针变短。维持短钢针固定

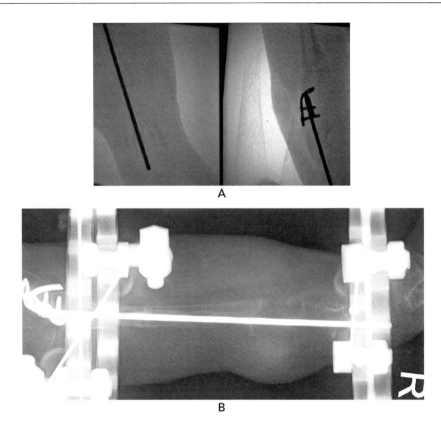

图 34.6　使用 2.0mm 钢板固定,防止克氏针倒退,分别应用克氏针将 Ilizarov 环架固定于近端尺骨和掌骨,使手保持在矫正后的位置。

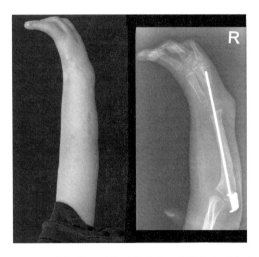

图 34.7　腕部位于尺骨远端中央。手指存在残余畸形,可在拇指化手术时进一步处理。

有畸形复发,以及从骨质中切割的风险[9]。这就需要每隔 18~24 个月将变短的钢针更换为一根更长、更粗的钢针。在第一次更换时,使用 2.8mm 的钢针,然后是 3.2mm 的钢针,最后用 4mm 的扩髓器进行扩髓,并插入 3.5mm 的 Fassier–Duval 伸缩棒(图 34.8)。伸缩棒通常可以留置 3~5 年,患儿 11~12 岁时,腕关节会发生自然融合,此时就不再需要使用夹板外固定[10]。

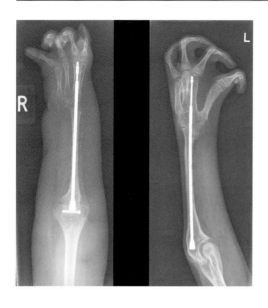

图 34.8 该图片(来自其他患者)显示如何使用 Fassier-Duval 棒原位固定,直到腕关节融合,不再需要支具固定。

参考文献

1. Skerik SK, Flatt AE. The anatomy of congenital radial dysplasia: Its surgical and functional implications. *Clin Orthop*. 1969 Oct;66:125–43.
2. Buck-Gramcko D. Radialization as a new treatment for radial club hand. *J Hand Surg*. 1985 Nov;10(6 Pt 2):964–8.
3. Buck-Gramcko D. Radialization for radial club hand. *Tech Hand Up Extrem Surg*. 1999 Mar;3(1):2–12.
4. Paley D. The Paley ulnarization of the carpus with ulnar shortening osteotomy for treatment of radial club hand. *SICOT-J*. 2017;3:5.
5. Sabharwal S, Finuoli AL, Ghobadi F. Pre-centralization soft tissue distraction for Bayne type IV congenital radial deficiency in children. *J Pediatr Orthop*. 2005 Jun;25(3):377–81.
6. Kessler I. Centralisation of the radial club hand by gradual distraction. *J Hand Surg Edinb Scotl*. 1989 Feb;14(1):37–42.
7. Bayne LG, Klug MS. Long-term review of the surgical treatment of radial deficiencies. *J Hand Surg*. 1987 Mar;12(2):169–79.
8. Davies R, Holt N, Nayagam S. The care of pin sites with external fixation. *J Bone Joint Surg Br*. 2005 May;87(5):716–19.
9. Kawabata H, Shibata T, Masatomi T, Yasui N. Residual deformity in congenital radial club hands after previous centralisation of the wrist: Ulnar lengthening and correction by the Ilizarov method. *J Bone Joint Surg Br*. 1998 Sep;80(5):762–5.
10. Goldfarb CA, Klepps SJ, Dailey LA, Manske PR. Functional outcome after centralization for radius dysplasia. *J Hand Surg*. 2002 Jan;27(1):118–24.

病例35：尺侧拐状手

Christopher Prior，Nicholas Peterson，Selvadurai Nayagam

病例

患儿，男，8岁，左前臂弯曲畸形持续加重。出生时即发现其存在左前臂畸形，初步诊断为轻度尺骨纵向缺损。在针对此畸形的随访过程中，患儿2岁时发生了肱骨外髁骨折，需要切开复位和固定(图35.1)。当再次评估畸形时发现，最初的尺偏畸形已加重。

患儿5岁时的体格检查显示，左前臂弯曲伴肘部向外侧凸起。在腕部，手向尺侧偏斜。肘关节伸直活动度减小，旋前-旋后弧度减少至正常范围的60%。X线片显示尺骨远端结构缺损，桡骨和尺骨弯曲，桡骨头脱位(图35.2)。

使用Ilizarov外固定架进行尺骨近端延长并逐渐成功地复位桡骨头(图35.3)。在接下来3年多的时间里，畸形复发，桡骨头再次脱位。患儿8岁时，其临床外观与5岁时相似，并且在前臂远端邻近腕关节处出现更明显的弯曲(图35.4)。

思考

- 需要解决哪些问题？
- 治疗的目标是什么？
- 有哪些可行的治疗方案？
- 有哪些因素会影响治疗方案的选择？
- 你建议如何治疗该患儿？
- 治疗后需要随访该患儿多久？

需要解决的问题

- 桡骨和尺骨的长度不匹配。
- 桡骨头脱位。
- 前臂骨骼弯曲。
- 肘关节和前臂的活动度受限。
- 肢体外观不良。

治疗目标

- 通过复位桡骨头的后脱位来改善肘关节的伸直活动功能。
- 恢复桡骨和尺骨的长度关系。
- 通过以下方式来改善外观：

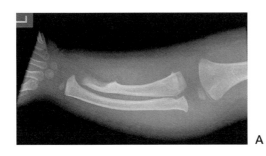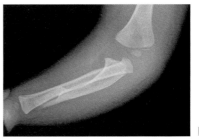

图35.1　患儿2岁时发生肱骨外髁骨折，X线片可见尺骨发育不良导致的拐状手外观。

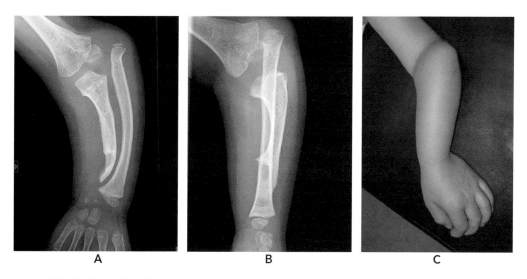

图 35.2 影像学检查和临床外观照显示前臂畸形,桡骨和尺骨弯曲,尺骨短缩,以及肘关节处桡骨头脱位。

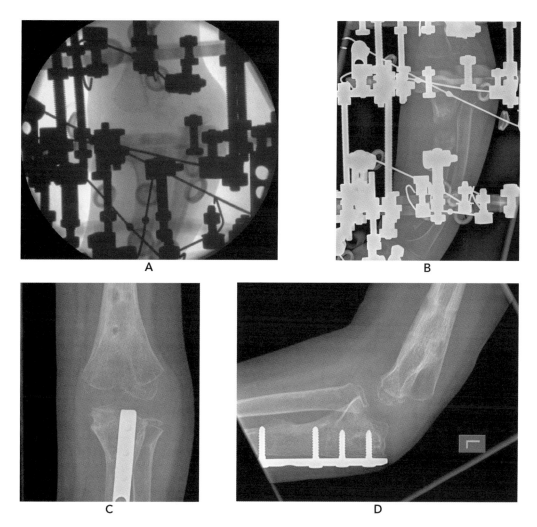

图 35.3 在患儿 5 岁时进行了第一次手术,目的是延长尺骨并复位桡骨头。于尺骨近端进行延长(A,B),成骨区域行钢板固定,以缩短外固定时间(C,D)。

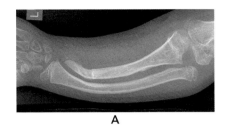
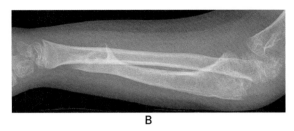

图 35.4　患儿 8 岁时桡骨头再脱位,桡骨和尺骨远端有较大弯曲。远端尺骨仍发育不良。

○ 矫正桡骨和尺骨的弯曲。

○ 复位桡骨头。

• 通过矫正桡骨和尺骨的弯曲来改善前臂的活动。

治疗方案

• 暂不干预但持续关注。

• 切除脱位的桡骨头,并通过桡骨和尺骨远端截骨来即刻矫正前臂的弯曲。

• 延长尺骨并矫正尺骨畸形,同时复位桡骨头并矫正桡骨的弯曲。

影响治疗选择的因素

• 既往患儿及其家属对 Ilizarov 治疗方法的依从性良好

• 既往通过尺骨延长成功实现肱桡关节匹配

• 年幼患儿桡骨头切除术后效果不良

治疗过程

Ilizarov 外固定架采用钢针和环形结构进行组装,以便在畸形的 CORA 点处对尺骨和桡骨进行远端截骨,从而实现即刻矫正,并且在不改变构型的情况下,通过逐渐延长尺骨复位桡骨头。

外固定环架和钢针配置计划如下:

• 近端环交叉钢针仅穿过尺骨。

• 中间环交叉钢针仅穿过桡骨。

• 远端环上 1 枚钢针穿过桡骨,1 枚穿过尺骨,1 枚同时穿过尺桡骨。

• 手部环的交叉钢针穿过掌骨。

使用经皮入路,在桡骨和尺骨远端的计划截骨水平以细钻钻孔。使用骨凿完成截骨。通过调整中间环和远端环对尺桡骨的尺侧成角畸形进行即刻矫正。矫正满意后,将外固定架锁紧(图 35.5)。

7 天后,每天 0.75mm、分 3 次在外固定架的近端环和中间环之间开始牵拉。通过分离在该节段的环来实现尺骨截骨处的牵张成骨,由于桡骨同时经中、远端环与尺骨相连(且两个环之间的距离不变),应保证桡骨头向远端牵拉的同时不会导致桡骨截骨处分离(图 35.6)。

术后管理

在整个外固定架的使用过程中,常规进行物理治疗以防止关节僵硬,还需要进行针道护理和疼痛管理。

当尺骨长度足够长,前臂的“空间”足以容纳桡骨的全长时,桡骨头逐渐获得复位。经 X 线检查肱桡关节,确认肱桡关节复位的匹配度。对远端尺骨产生的新生骨进行微调,使桡骨头与肱骨小头对位良好。在新生骨矿化之前,不再对外固定架进行进一步的调整。正位和侧位 X 线片证实新生骨矿化良

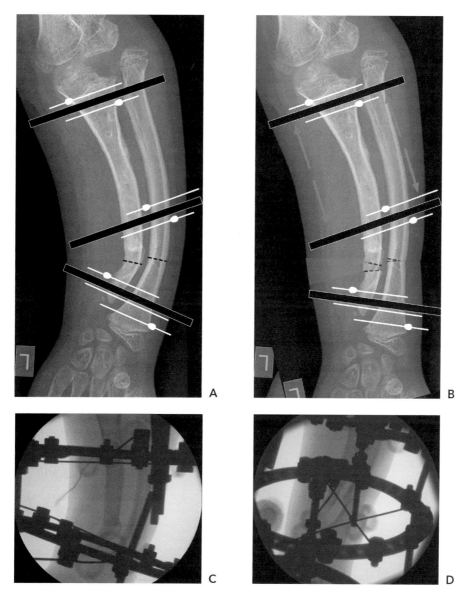

图 35.5　(A,B)Ilizarov 各组件分配。近端环仅连接尺骨,中环仅连接桡骨,远端环同时连接尺桡骨。(B)模拟矫正纠正了桡骨和尺骨远端的弯曲畸形。此后,在近端环和中间环之间开始逐渐牵拉以延长尺骨,并向远端拉动整个桡骨。(C,D)术中远端截骨即刻矫正之前和之后的术中图像。

好后,再移除外固定架(图 35.7)。

　　患儿 14 岁时的 X 线片显示前臂外形保持不变,桡骨和尺骨之间的长度关系正常,桡骨头与肱骨小头的对位关系正常(图 35.8)。需要继续对该患儿进行随访,直至其骨骼发育成熟。

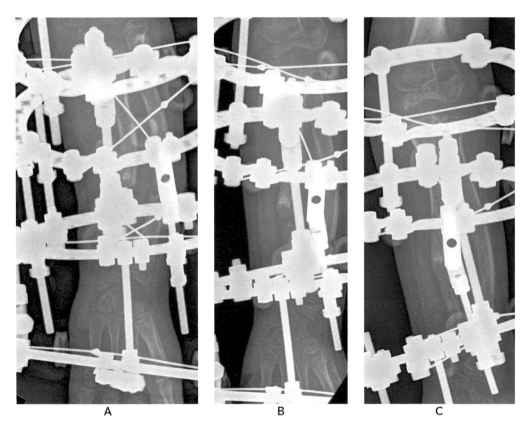

图 35.6 术后系列 X 线片显示尺骨远端逐渐延长,同时整个桡骨轴向平移,桡骨头在肘关节获得复位。

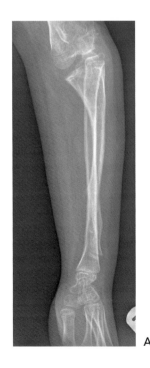
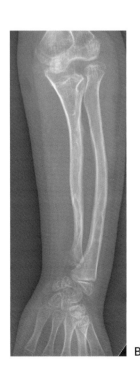

图 35.7 患儿 9 岁时拍摄的 X 线片,约为完成前期治疗后的 12 个月。桡骨头保持复位,尺骨长度改善。

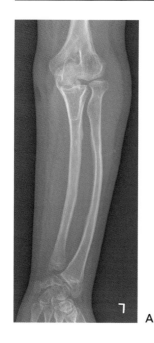
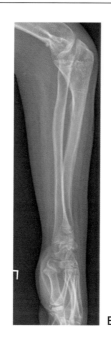

图 35.8 患儿 14 岁时拍摄的 X 线片。局灶性纤维软骨发育不良已自发消退(与预期一致),桡骨头仍在位。

总结

该患儿的尺骨缺陷是导致桡骨和尺骨之间长度差异且生长不匹配的原因。生长较缓慢的尺骨对桡骨的生长产生了制约[1,2]。

尺侧拐状手是最少见的先天性肢体发育不全,从尺骨的轻微发育不全到完全缺失,程度不同[3-5]。在中度至重度的类型中,桡骨近端可能表现为脱位或在肘关节处融合,并且存在手指发育不全。在轻度尺骨发育不全的情况下(如本病例),问题在于前臂两骨骼之间的长度不匹配,导致桡骨弯曲加重,并最终导致桡骨头脱位(如果出生时没有脱位)。尺骨(通常是纤维软骨的)的原基限制桡骨的生长[1]。类似类型的尺侧拐状手在尺骨远端骺板的纵向生长受到干扰的情况下发生,例如,尺骨远端的骨软骨瘤(遗传性多发性外生性骨软骨瘤),甚至尺骨远端的局灶性发育异常[2,6,7,8]。如果出现桡骨弯曲加重伴肱桡关节不匹配,其治疗方法与本节所述方法非常相似。

该病例的尺侧拐状手相当罕见,尺骨发育不良是由局灶性纤维软骨发育不良引起的。本节阐述的治疗原则也适用于由轻度的纵向生长缺陷或遗传性多发性外生性骨软骨瘤引起的桡–尺骨生长不匹配继发的尺侧拐状手畸形。

参考文献

1. Carroll RE, Bowers WH. Congenital deficiency of the ulna. *J Hand Surg Am*. 1977;2(3):169–74.
2. Vogt B, Tretow HL, Daniilidis K, Wacker S, Buller TC, Henrichs M-P, et al. Reconstruction of forearm deformity by distraction osteogenesis in children with relative shortening of the ulna due to multiple cartilaginous exostosis. *Journal of Pediatric Orthopedics*. 2011;31(4):393.
3. Ogden JA, Watson HK, Bohne W. Ulnar dysmelia. *J Bone Joint Surg Am*. 1976;58(4):467–75.
4. Bauer AS, Bednar MS, James MA. Disruption of the radial/ulnar axis: Congenital longitudinal deficiencies. *J Hand Surg Am*. 2013;38(11):2293–302.

5. Swanson AB, Tada K, Yonenobu K. Ulnar ray deficiency: Its various manifestations. *J Hand Surg Am*. 1984;9(5):658–64.

6. Watts A, Ballantyne J, Fraser M, Porter D. The association between ulnar length and forearm movement in patients with multiple osteochondromas. *The Journal of Hand Surgery*. 2007;32(5):667–73.

7. Kazuki K, Hiroshima K, Kawahara K. Ulnar focal cortical indentation: A previously unrecognised form of ulnar dysplasia. *J Bone Joint Surg Br*. 2005;87(4):540–3.

8. Gottschalk HP, Light TR, Smith P. Focal fibrocartilaginous dysplasia in the ulna: Report on 3 cases. *J Hand Surg Am*. 2012;37(11):2300–3.

第 **5** 部分

肢体不等长

病例 36：股骨不等长

Christopher Prior，Nicholas Peterson，Selvadurai Nayagam

病例

　　患儿,女,7 岁,因下肢不等长就诊。其患有神经纤维瘤病 1 型,右侧大腿和臀部有一个巨大的丛状肿瘤,导致右股骨过度生长。患儿右侧穿着 4cm 增高鞋,但担心随着年龄增长,两侧不等长会越来越显著。

　　临床体格检查可确认下肢不等长及两侧大腿周径的差异。患儿的右侧髋关节存在 15°固定屈曲畸形,外展不足 30°。

　　站立位下肢全长 X 线片可见股骨局部增粗,下肢长度差异为 40mm。MRI 可见巨大的丛状神经纤维瘤,从骨盆延伸到臀部和大腿近端(图 36.1)。

思考

- 需要解决哪些问题?
- 治疗的目标是什么?
- 有哪些可行的治疗方案?
- 有哪些因素会影响治疗方案的选择?
- 基于这些因素,你建议如何治疗该患儿?
- 治疗后需要随访该患儿多久?

需要解决的问题

- 股骨不等长导致步态异常。
- 下肢不等长随生长加重的风险。
- 大腿巨大的丛状肿瘤对手术选择的阻碍。

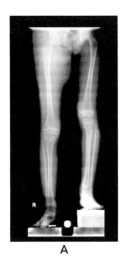
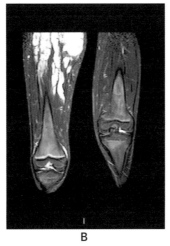
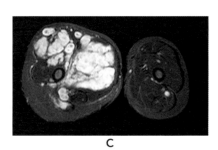

图 36.1　站立位骨盆正位 X 线片显示肢体不等长。冠状位和轴位 MRI 显示大腿近端后内侧巨大丛状神经纤维瘤。

治疗目标

- 平衡下肢长度，或至少尽量减少下肢不等长，以免需要使用鞋垫。
- 如果可行，预防股骨过度生长。
- 改善下肢的外观。

治疗方案

- 均衡下肢长度。
  - 右侧股骨骨骺阻滞术：
    - 暂时性骨骺阻滞术。
    - 永久性骨骺阻滞术。
  - 右侧股骨即刻短缩。
  - 右侧股骨逐渐短缩。
  - 左侧股骨延长。
- 阻止右侧股骨过度生长：
  - 永久性骨骺阻滞术。
- 改善下肢外观：
  - 切除丛状肿瘤。

影响治疗选择的因素

- 患儿的年龄
- 过度生长综合征标准治疗方法的局限性
- 丛状肿瘤的影响

表 36.1 概述了基于这些因素的治疗选择。

治疗过程

由于临床问题的复杂性，需要采取分阶段的治疗方法。

第一阶段：右侧股骨远端暂时性骨骺阻滞

在患儿 7 岁时，使用 8 字钢板对右侧股骨远端进行暂时性骨骺阻滞，这样做可以最大限度地减缓下肢不等长的发展速度，如果需要，可以取出钢板并允许今后继续生长。

表 36.1　影响治疗选择的因素

因素		对治疗的影响
患儿的年龄	7 岁	患儿还有足够的生长潜力，可以尝试采用生长调控的方法，以减轻下肢不等长
过度生长综合征标准治疗方法的局限性	永久性骨骺阻滞术	对于年幼儿童的过度生长，采用永久性骨骺阻滞的方法，最终可能无法实现肢体长度的准确平衡
	生长调控	使用 8 字钢板生长调控的方法来平衡下肢长度，这可能存在争议，因为生长速度降低存在不确定性[1]，且存在导致冠状面或矢状面畸形的可能[2]
	即刻矫正	尽管存在股骨过度生长，但由于肌肉功能丧失[3]及由肿瘤导致的下肢周长增加，因而不适合在一次手术中行右股骨大幅度的即刻短缩。如果进行短缩，短缩必须适度
丛状肿瘤的影响		软组织挛缩、活动受限及疼痛会导致步态异常，也可能影响手术入路

在右侧股骨远端内侧和外侧分别置入8字钢板。术中小心地保护骺板和软骨膜环,并确保钢板位于生长板的中心,以防止继发矢状面畸形(图36.2)。

第二阶段:手术缩小瘤体体积

手术缩小大腿近端和臀部区域的瘤体体积,以减少疼痛和局部的肿块效应,这一阶段是由整形外科医生在多次会诊后进行的。

第三阶段:股骨短缩及去旋转截骨

当患儿11岁时,下肢不等长减少到3cm,但臀部神经纤维瘤导致髋部发生了外旋挛缩,患儿出现明显的足外翻步态。

股骨的MRI显示肿瘤未侵犯骨膜,并且在远离肿瘤的外侧间隔的后方,存在进入股骨干的手术"窗口"(图36.3)。

全身麻醉下,通过肌间隔的外侧入路骨膜外显露股骨中段(图36.4)。联合使用去旋转弧与轨道外固定架实施股骨短缩去旋转截骨。将轨道外固定架钉夹在水平面上成40°夹角放置,将半钉分别置入股骨前方近端和远端的预期截骨部位(图36.5)。使用钻头和截骨器分别进行两次低能量截骨,截骨间隔为25mm,再取出25mm的骨段。在保持冠状面和矢状面对齐的同时,消灭轨道外固定架钉夹的夹角,以实现去旋转(图36.6)。采用轨道加压装置对截骨断端进行加压。

在透视下,将一个长锁定钢板固定在股骨上。将钢板放置在股外侧肌下股骨外侧缘的肌间隙内。将贴附股骨外侧形态的锁定钢板逆行插入,用锁定螺钉固定在股骨上,并确保股骨远端骨骺未被固定。在股骨颈上置入一枚皮质螺钉,以降低股骨颈应力过高的风险(图36.7)。

术中同时将8字钢板调整为稍偏向前的位置,以抵消因肿瘤对腘绳肌的影响而出现的膝关节固定屈曲畸形。

术后管理

该患儿出院前,为其制订了部分负重方案。用6周时间逐渐增加负重,直到全部负重。术后3个月,X线检查显示截骨端愈合,12个月时显示完全巩固(图36.8)。在短缩截骨术后18个月,取出肌肉下钢板,以便对肿瘤进行系列MRI。

骨龄评估显示,骨骼发育不成熟,比实

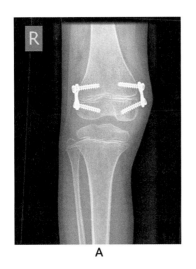

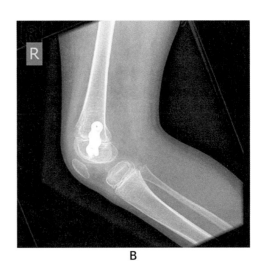

图36.2 在右侧股骨远端内侧和外侧,置入8字钢板进行暂时性骨骺阻滞。

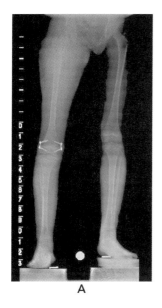
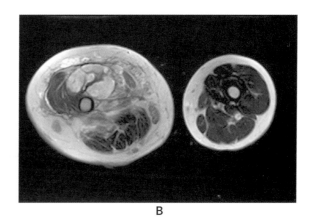

图 36.3　正位 X 线片显示患儿 11 岁时的下肢不等长情况(A)。轴位 MRI 图像显示，可以由后侧正常的肌肉到达股骨，以免接触丛状肿瘤(B)。

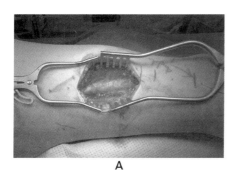
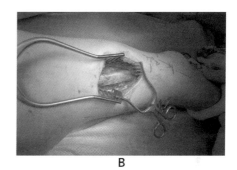

图 36.4　由股骨中部股外侧肌行肌深面和骨膜外入路(如 MRI 所示)，避免了与神经纤维瘤的瘤体接触。

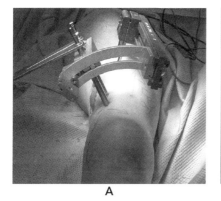
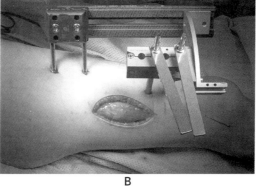

图 36.5　通过在水平面上呈 40° 夹角放置的半针夹具插入 2 枚半钉。利用旋转弧模板，使夹具在钢轨固定架上对齐。

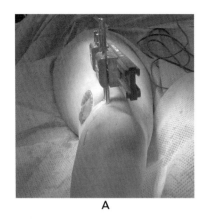
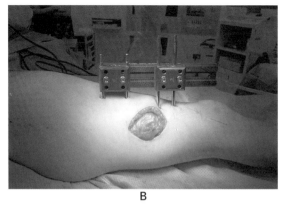

图 36.6　切除一段 25mm 的股骨后，将半钉钉夹固定在同一导轨上，在不失去冠状面或矢状面对齐的同时实现了去旋转。切口处的肌肉隆起是由手术短缩造成的。

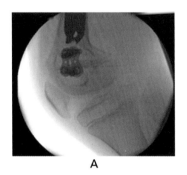
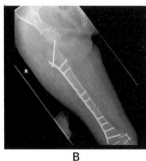
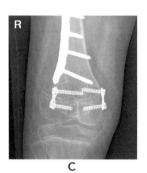

图 36.7　术中影像显示股骨远端 8 字钢板的位置稍偏前。短缩去旋转截骨术后，原位置入股骨外侧肌肉下钢板内固定的 X 线表现。

际年龄晚了大约 2 年。当下肢长度相等时，取出股骨 8 字钢板，以避免出现过度缩短。同时，使用生长调控的方法治疗胫骨近端新出现的膝内翻畸形（图 36.9）。该手术与 MEK 抑制剂治疗试验同时进行[4]。

当患儿 16 岁时，下肢对线令人满意，肢体长度相等。疼痛得到了相当好的控制。由于骨骼成熟且仍在使用 MEK 抑制剂治疗，患儿不太可能再继续生长，当前的 X 线片代表了最终结果（图 36.10）。

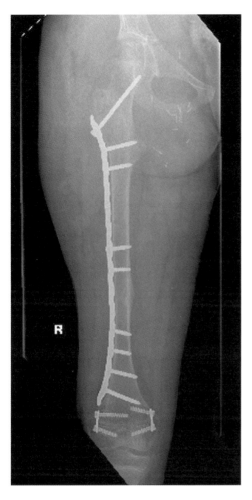

图 36.8　术后 12 个月的右侧股骨 X 线片证实截骨处愈合和硬化。

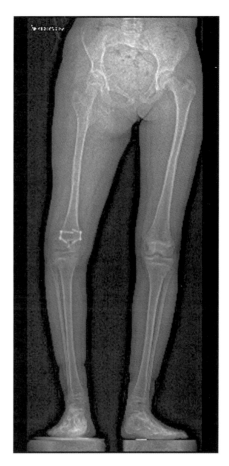

图 36.9　站立位 EOS 正位 X 线片显示肢体长度相等，膝关节内翻畸形源于胫骨，后期通过生长调控进行治疗。

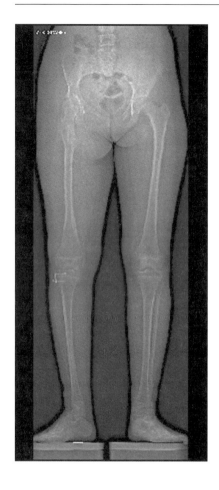

图 36.10   患儿 16 岁时，站立位 EOS 正位 X 线片显示下肢长度相等, 整体力线满意。

参考文献

1. Lauge-Pedersen H, Hägglund G. Eight plate should not be used for treating leg length discrepancy. *J Child Orthop*. 2013;7(4):285–8. doi: 10.1007/s11832-013-0506-7.
2. Lee WC, Kao HK, Yang WE, Chang CH. Tension band plating is less effective in achieving equalization of leg length. *J Child Orthop*. 2018;12(6):629–34. doi: 10.1302/1863-2548.12.170219.
3. Holm I, Nordsletten L, Steen H, Follerås G, Bjerkreim I. Muscle function after mid-shaft femoral shortening: A prospective study with a two-year follow-up. *J Bone Joint Surg Br*. 1994 Jan;76(1):143–6.
4. Klesse LJ, Jordan JT, Radtke HB, Rosser T, Schorry E, Ullrich N, Viskochil D, Knight P, Plotkin SR, Yohay K. The use of MEK inhibitors in neurofibromatosis type 1-associated tumors and management of toxicities. *Oncologist*. 2020 Jul;25(7):e1109–16.

病例 37：胫骨不等长

Nicholas Peterson, Christopher Prior, Selvadurai Nayagam

病例

患儿,男,12岁,因肢体不等长被转诊,既往在其他医疗机构接受治疗。患儿3岁时因患脑膜炎球菌败血症,导致双侧胫骨骨骺生长停滞。肢体长度差异为7cm,左下肢短。左胫骨近端和远端的骨骺生长停滞,由于腓骨持续生长,失去了正常的上胫腓关系。右侧胫骨远端骨骺生长停滞。双侧踝关节内翻畸形(图37.1)[1]。患儿在7岁时曾接受过胫骨近端干骺端截骨术,以矫正内翻畸形。

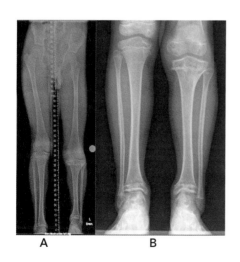

图37.1 (A)患儿12岁时的X线片,显示双侧胫骨不成比例短缩、踝内翻畸形,肢体长度差异主要来自胫骨,长度差异约7cm。(B)患儿8岁时双侧胫骨的正位X线片,可见左侧胫骨近端和远端生长停滞。而右侧只有远端骺板生长停滞。双侧踝关节内翻畸形。

左侧的胫骨-股骨长度比为0.5,右侧为0.7(正常值约为0.8)[2]。

考虑到该患儿仍有4年的生长潜力,笔者使用Menelaus的经验法则计算股骨的最终长度,并确定两侧胫骨的目标长度,以最终使其长度相等且比例正常[3]。左侧胫骨需要延长14cm,而右侧胫骨需要延长7cm,其中约2.4cm为右侧胫骨近端骺板的正常生长量。这基于骺板没有"异常"的假设("异常的骺板"在X线片上看起来正常,但对纵向生长的预测没有帮助)[4]。

思考

- 需要解决哪些问题?
- 治疗的目标是什么?
- 有哪些可行的治疗方案?
- 有哪些因素会影响治疗方案的选择?
- 基于这些因素,你建议如何治疗该患儿?
- 治疗后需要随访该患儿多久?

需要解决的问题

- 肢体不等长。
- 腓骨过度生长。
- 踝内翻。
- 下肢比例异常。

治疗目标

- 骨骼成熟时下肢长度达到平衡。
- 矫正左侧胫腓骨关系。

- 矫正双侧踝关节畸形。
- 恢复下肢正常比例。

治疗方案

- 平衡肢体长度。
  - 双侧胫骨延长术,分阶段或同时延长:
    - 环形外固定架。
    - 单边外固定架。
    - 可延长髓内钉(这种装置适用于骨骺发育成熟的儿童;新型内置物的疗效良好)[5]。
- 矫正左侧胫腓骨关系。
  - 腓骨搬运:
    - 胫腓联合螺钉联合环形外固定架。
    - 胫腓联合螺钉联合单边外固定架。
    - 胫腓联合螺钉联合可延长髓内钉。
  - 腓骨短缩。
- 矫正踝关节畸形:
  - 即刻矫正畸形。
  - 外固定架辅助畸形矫正和(或)延长。
  - 使用环形外固定架逐渐矫正畸形。

> **影响治疗选择的因素**
>
> - 患儿的年龄
> - 下肢短缩的特点
> - 骺板的健康程度

表 37.1 概述了基于这些因素的治疗选择。

考虑到患儿的学业,计划为其实施分阶段延长手术。同时计划在延长手术时对双侧踝关节进行即刻的畸形矫正[6]。

治疗过程

当患儿 12 岁时,采取踝上截骨术对其左侧胫骨远端内翻畸形进行了即刻矫正,同时进行了胫骨干截骨术。行腓骨远端截骨,以适应胫骨的即刻矫正。不固定腓骨近端,以使在胫骨延长时腓骨头能逐渐下降,从而恢复正常的胫腓骨关系(图 37.2)。4 个月后,左侧胫骨实现了 7cm 的预期延长,行延长后接骨板固定(PAL)手术,于肌肉下置入胫骨接骨板,以缩短外固定架配戴时间(图 37.3)。考虑到未来还需进一步延长,后期去除了金属内置物。患儿 15 岁时的下肢

表 37.1　影响治疗选择的因素

因素		对治疗的影响
患儿的年龄	12 岁	右侧胫骨近端的生长板可能会进一步生长,在计划右侧胫骨延长量的时候需要考虑这一点
下肢短缩的特点	左侧胫骨比右侧短,两侧胫骨短缩比例失衡	需要延长双侧胫骨,以恢复正常的下肢长度和比例
需要延长的长度	左侧延长 14cm,右侧延长 7cm(若胫骨近端骨骺正常,延长约 4.5cm)	右侧只需要延长 1 次,而左侧则需要延长 2 次
右侧胫骨近端骺板的健康程度	不确定	右侧胫骨的延长量取决于胫骨近端骺板是否良好,对胫骨的生长是否有促进作用

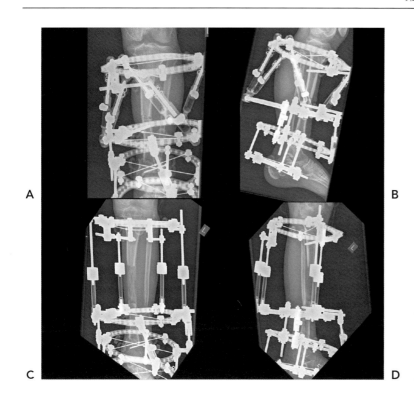

图 37.2　(A,B)胫骨远端内翻矫正和胫骨干中段截骨延长术后即刻的 X 线片。(C,D)延长完成时的 X 线片(由于构型是静态的,将六足支柱更换为 Ilizarov 伸缩杆)。

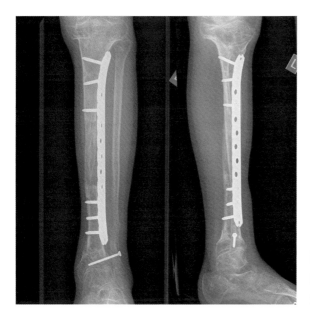

图 37.3　左侧胫骨 PAL 术后的正位和侧位 X 线片。可见胫腓骨近端的关系已经恢复正常,踝关节的方向也被纠正。

全长 X 线片显示胫骨不成比例地短缩,右侧机械轴向内偏移,右侧踝关节明显内翻畸形(图 37.4)。

接下来,对右侧胫骨进行延长和畸形矫正。外固定架辅助下行胫骨远端外翻截骨术和前路钢板内固定术。随后行胫骨近端截骨术,利用内侧单边外固定架进行延长和畸形矫正。单边外固定架被放置在内侧,便于后

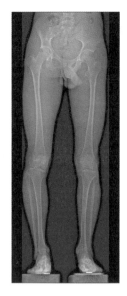

图 37.4   下肢全长 X 线片显示肢体不等长，右侧机械轴向内偏移和右侧踝关节内翻畸形。双侧胫骨不成比例地短缩。

续进行 PAL 手术（图 37.5）。

在患儿 16 岁时，利用环形外固定架对左侧胫骨和腓骨进行终末延长。在延长过程中，继发了一定程度的外翻畸形，在最终行 PAL 手术前，使用铰链进行了矫正（图37.6）。

术后管理

在每个外固定延长治疗周期内，要求患儿每周到肢体重建门诊就诊，并预约进行物理治疗。确认延长方案并检查患儿对家庭理疗方案的依从性。允许患儿不受限制地负重。由专科护士对针道进行细致的护理。在用内固定钢板替换外固定架后，要求将负重减少至 30%，直到新生骨的矿化程度在 X 线片上显示均匀且完整。这个过程通常不超过 4 周。此后，再允许患儿增加负重。

总结

患儿在末次手术后 2 年接受了随访，并要求取出钢板。当骨骼成熟时，下肢全长 X 线片显示肢体最终长度差异为 8mm，双侧胫骨-股骨长度比为 0.8，双下肢机械轴线均位于膝关节中心。双侧胫骨远端内翻畸形均得到矫正，近端胫腓关系正常（图 37.7）。

于患儿 18 岁时停止随访，当时患儿没有其他不适，且对实现了所有的手术目的感到满意。

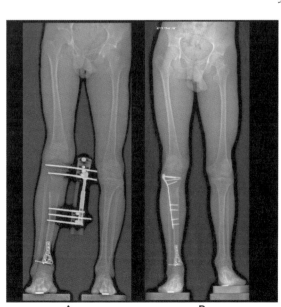

图 37.5   （A）通过行胫骨近端截骨术进行延长和逐渐矫正。对胫骨远端内翻畸形行即刻矫正。（B）患儿 16 岁时的下肢全长 X 线片，机械轴的最终位置良好，股骨与胫骨的长度比例改善。PAL 技术如图所示。此时仍有 6cm 的肢体长度差异有待解决。

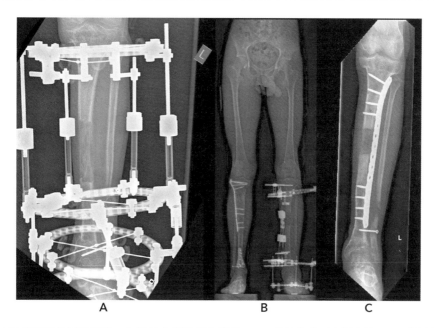

图 37.6　(A)用环形外固定架进一步延长左侧胫骨和腓骨。(B)延长完成时和拟实施 PAL 手术前的下肢全长 X 线片。(C)PAL 手术后的 X 线片显示左侧胫骨和腓骨延长。

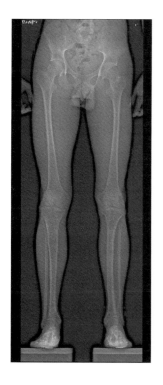

图 37.7　取出钢板后的下肢全长 X 线片显示最终胫骨－股骨比正常,为 0.8。肢体长度差异为 8mm,无临床意义。

参考文献

1. Park DH, Bradish CF. The management of the orthopaedic sequelae of meningococcal septicaemia: Patients treated to skeletal maturity. *J Bone Joint Surg Br.* 2011 Jul;93(7):984–9.

2. Pietak A, Ma S, Beck CW, Stringer MD. Fundamental ratios and logarithmic periodicity in human limb bones. *J Anat.* 2013 May;222(5):526–37.

3. Westh RN, Menelaus MB. A simple calculation for the timing of epiphysial arrest: A further report. *J Bone Joint Surg Br.* 1981 Feb;63-B(1):117–19.

4. Eastwood DM, Sanghrajka AP. Guided growth: Recent advances in a deep-rooted concept. *J Bone Joint Surg Br.* 2011 Jan;93-B(1):12–18.

5. Helfen T, Delhey P, Mutschler W, Thaller PH. The correction of a 140 mm lower limb difference as a late complication of a childhood meningococcal sepsis with a fully implantable system. *J Pediatr Orthop B.* 2014 Jun;1.

6. Monsell FP, Barnes JR, Kirubanandan R, McBride AMB. Distal tibial physeal arrest after meningococcal septicaemia: Management and outcome in seven ankles. *J Bone Joint Surg Br.* 2011 Jun;93(6):839–43.

病例38:腓骨不等长

Caroline M. Blakey，James A. Fernandes

病例

患儿，男，15岁，因运动时左踝疼痛和不适就诊。患儿7岁时有踝关节外伤史，行闭合复位石膏固定治疗，期间对石膏进行了楔形调整。患儿家属认为残留畸形并不明显，直到本次就诊时都没有任何症状。患儿现在很少参与体育运动。

患儿左侧小腿短缩约1cm，但股骨等长。体格检查时发现存在踝关节外翻畸形（10°），内踝明显突出，外踝尖向近端移位。局部无压痛。踝关节、距下关节和跗中关节活动度正常。

踝关节X线片显示腓骨远端骨折处已愈合。腓骨远端骺板闭合，外踝尖高于正常水平（图38.1）。胫骨远端骨骺呈楔形，踝关节外翻，距骨向外侧移位。

思考

- 需要解决哪些问题？
- 治疗的目标是什么？
- 有哪些可行的治疗方案？
- 有哪些因素会影响治疗方案的选择？
- 基于这些因素，你建议如何治疗该患儿？

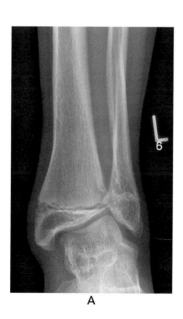
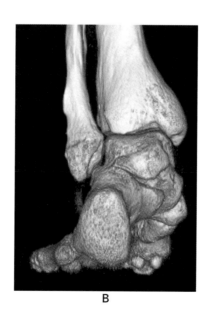
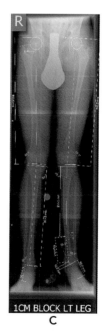

图38.1 踝关节正位X线片(A)；术前CT 3D重建显示踝关节外翻畸形(B)；下肢机械轴与术前矫正计划(C)。

需要解决的问题

腓骨远端生长停滞产生的影响。

- 踝关节进行性畸形:
  - 胫骨远端和踝关节外翻。
  - 距骨移位。
- 肢体不等长:
  - 左侧胫骨较右侧胫骨短。
  - 左侧腓骨较左侧胫骨短。

治疗目标

- 矫正踝关节畸形。
- 预防踝关节畸形进一步进展。
- 平衡下肢长度,使左侧胫腓骨的长度关系恢复正常。

治疗方案

矫正踝关节外翻畸形:

- 胫骨踝上截骨术(即刻矫正)。
- 胫骨远端半骨骺阻滞术。
- 外固定架逐渐矫正。

预防踝关节畸形矫正后进展或复发:

- 胫骨远端生长板完全阻滞。
- 对胫骨远端生长板行生长调控。
- 行 Langenskiold 手术使胫腓骨远端骨融合[1]。

恢复胫腓骨的正常长度关系:

- 延长腓骨。
- 胫骨骨骺阻滞术。

平衡肢体长度:

- 垫增高垫。
- 胫骨延长。

影响治疗选择的因素

- 患儿的年龄
- 胫骨畸形的存在
- 踝关节的情况
- 治疗的复杂性和持续时间

表 38.1 概述了基于这些因素的治疗选择。

治疗过程

该患儿的治疗经过如表 38.2 所示。

术后管理

TSF 矫形方案为初始牵张 7 天,然后进行平移和延长,以矫正成角畸形。术后发现腓骨再生矿化延迟,遂行植骨术,以促进其愈合。

表 38.1　影响治疗选择的因素

因素		对治疗的影响
患儿的年龄	15 岁	胫骨远端的生长潜力低,生长调控方法不适用
胫骨远端畸形	存在	需要行胫骨远端截骨矫正
踝关节的情况	无痛,活动度正常,但距骨倾斜	已失去正常外侧踝关节的支撑,导致距骨倾斜和向外移位。距骨即使轻微倾斜,也会导致关节面接触产生的压力显著增加,继而发生踝关节僵硬和软骨损伤,因此应及早纠正距骨倾斜
治疗的复杂性和持续时间	即刻纠正和逐渐矫正畸形	若使用外固定架进行踝关节重建,患儿需要多次住院,可能会中断学业

表 38.2　治疗经过

因素		对治疗的影响
16 岁	腓骨远端骨骺生长停滞伴短缩,外侧支撑丢失,合并踝关节倾斜和距骨移位	第一阶段:应用双环结构的 Taylor 空间外固定支架。利用橄榄针逐渐内移距骨,利用弓形张力牵开踝关节 经皮截骨术(图 38.3)后利用单边外固定架进行腓骨延长(图38.2)
	胫骨远端继发性畸形	第二阶段:以钢针固定远端胫腓关节并将其固定到远端环上,行经皮胫骨截骨术并逐渐矫正畸形(图 38.4)。固定胫腓关节,以避免近端错位是至关重要的[2]
	腓骨远端生长能力差	腓骨植骨术和外固定架原位固定
18 岁	足部继发性腓肠肌痉挛	在麻醉下检查左侧踝关节、左侧腓骨肌和趾长伸肌注射肉毒杆菌
18 岁	外侧距下关节融合伴距下关节间隙狭窄及疼痛	行左距下关节融合术,髂骨植骨术联合内固定术

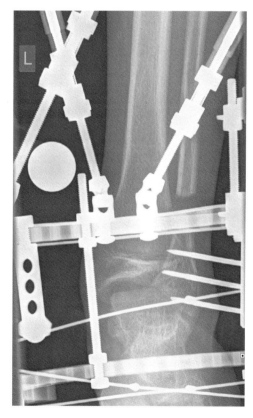

图 38.2　第二阶段手术前,腓骨延长后的正位 X线片。

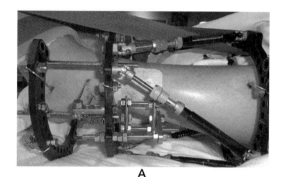

A

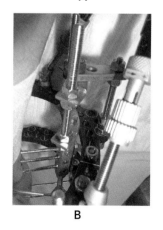

B

图 38.3　环形支架联合单边延长轨道支架的临床照片。

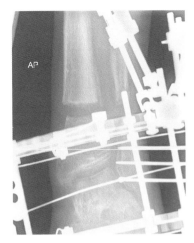

图 38.4　正位片显示胫骨截骨术及踝关节韧带联合固定后,畸形得到矫正。

治疗完成时, 跟骨在胫骨下方对位良好,可见痉挛性扁平足表现。踝关节活动度令人满意:背伸 15°,跖屈 25°,无距下关节异常活动,残余固定外翻畸形 10°。进一步检查发现,存在距骨突撞击及距下关节间隙明显变窄,遂进行了距下关节融合手术。

末次随访时,患儿的踝关节背伸 25°,跖屈 35°,无痛,步态对称。后足对位良好(图 38.5 和图 38.6A,B)。患儿已恢复正常的体育活动,即使进行冲浪运动也没有问题(图 38.6C)。

总结

腓骨远端作为踝关节的外侧支撑结构[3],腓骨短缩会影响距骨的稳定性,从而增加关节面接触产生的压力[4]。在正常步态负重时,腓骨向远端移动[5]。当腓骨远端发生生长停滞时,如本病例所示,距骨会向外侧倾斜,导致外翻畸形。关节压力增加和关节炎可能引起疼痛[6]。创伤后腓骨远端生长停滞可导致胫骨远端骨骺呈楔形[7,8]。

Langenskiold 手术实现了腓骨远端和胫骨远端融合,可维持外侧支撑,在发生明显的近端移位和畸形之前,应尽早考虑施行该手术[1]。

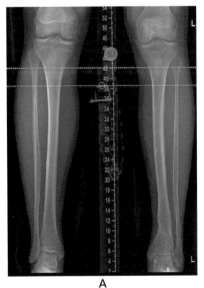
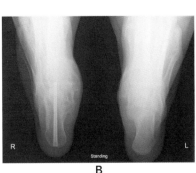
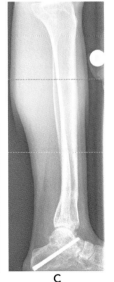

图 38.5　末次随访时的 X 线片。

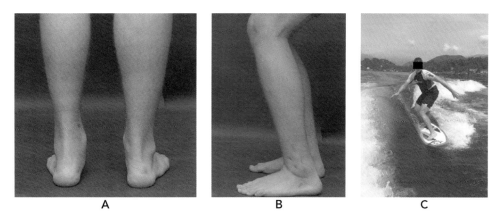

图 38.6　末次随访时的临床外观照。

参考文献

1. Längenskiold A. Pseudarthrosis of the fibula and progressive valgus deformity of the ankle in children: Treatment by fusion of the distal tibia and fibular metaphyses: A review of three cases. *J Bone Jt Surg Am.* 1967;49(3):463–70.
2. Rozbruch S, DiPaola M, Blyakher A. Fibula lengthening using a modified ilizarov method. *Limb Lengthening News*; 2011.
3. Yablon I, Heller F, Shouse L. The key role of the lateral malleolus in displaced fractures of the ankle. *J Bone Jt Surg Am.* 1977;59(169–173).
4. Ramsey P, Hamilton W. Changes in tibiotalar area of contact caused by lateral talar shift. *J Bone Jt Surg Am.* 1976;58(3):356–7.
5. Kärrholm J, Hansson L, Selvik G. Changes in tibiofibular relationships due to growth disturbances after ankle fractures in children. *J Bone Jt Surg Am.* 1984;66(8):1198–210.
6. Brodie I, Denham R. The treatment of unstable ankle fractures. *J Bone Jt Surg Br.* 1974;56(2):256–62.
7. Kang S, Rhee S, Song S, Chung J. Ankle deformity secondary to aquired fibular segmental defect in children. *Clin Orthop Surg.* 2010;2:179–85.
8. Dias L. Valgus deformity of the ankle joint: Pathogenesis of fibular shortening. *J Pediatr Orthop.* 1985; 5:176–80.

病例 39：跖骨短缩畸形

Caroline M. Blakey, James A. Fernandes

病例

患儿，女，14 岁（初潮未来），因左足长期疼痛和不适就诊。患儿从出生时即被发现第 4 趾偏短。患儿非常关注自己的足部外观。该患儿足月出生，发育正常，无外伤史，没有先天性异常家族史。

患儿自诉足背痛，活动时疼痛加重，休息时也是如此。患儿能够进行日常活动，但体育活动参与较少，其对鞋进行了改造，以减轻足部不适。临床检查发现，第 4 跖骨明显缩短，且第 4 趾抬高，但第 4 跖趾关节序列是正常的（图 39.1）。患儿足趾皮肤健康，无足底胼胝体。在第 3 和第 5 跖列远端之间有一条细小的足底骨嵴。

X 线片显示，左足第 4 跖骨比右侧短缩15mm（图 39.2）。足底压力分析显示足底压力正常（图 39.3）。

思考

- 需要解决哪些问题？
- 治疗的目标是什么？
- 有哪些可行的治疗方案？
- 有哪些因素会影响治疗方案的选择？

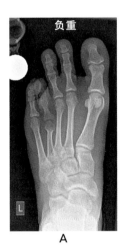
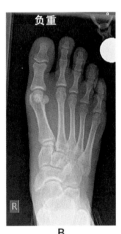

图 39.2　左足(A)和右足(B)负重时的正位 X 线片。

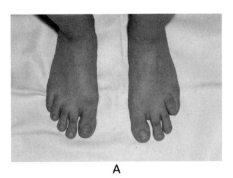
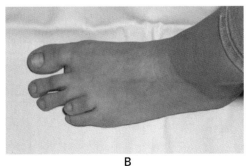

图 39.1　患儿就诊时的临床外观照。

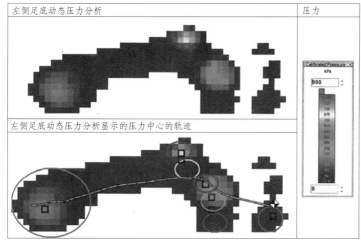

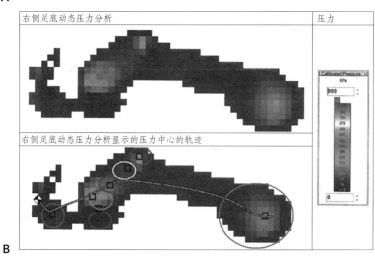

图 39.3 足底压力影像。

- 基于这些因素,你建议如何治疗该患儿?
- 治疗后需要随访该患儿多久?

需要解决的问题

- 第 4 跖骨短缩伴疼痛,第 4 足趾抬高。
- 外观畸形。

治疗目标

- 缓解疼痛。
- 改善外观。

治疗方案

缓解疼痛:

- 尝试穿着宽松的鞋。

改善外观及疼痛:

- 延长跖骨。
  - 嵌入式骨移植即刻延长。
  - 利用外固定架逐渐延长。

影响治疗选择的因素
• 患儿的年龄
• 症状的严重程度
• 短缩的程度
• 跖骨的异常负重
• 外观
• 治疗的复杂性

表 39.1 概述了基于这些因素的治疗选择。

治疗过程

使用 Orthofix 迷你轨道外固定架实施第 4 跖骨延长，以及经第 4 趾跖关节临时固定，以维持关节稳定（图 39.4）。

术后管理

延长方案是经过详细规划后做出的，逐渐牵张，定期进行 X 线检查（图 39.5）。采取常规的针道护理，在延长期间可以部分负重。术后 6 个月，在成骨矿化再生良好的情况下，于门诊拆除外固定架。

最终随访时，患儿对治疗效果感到满意。患儿对足部外观感到满意，没有疼痛和不适。第 4 足趾的位置良好，活动度也正常（图 39.6 和图 39.7）。原置钉处残留 1 枚断裂的钢针，但其没有引发任何不适。

表 39.1　影响治疗选择的因素

因素		对治疗的影响
患儿的年龄	14 岁	手术治疗通常适用于生长发育接近成熟的儿童，其生长已基本完成[1]
症状的严重程度	疼痛	通常不需要治疗跖骨短缩，但其可能会引起症状
		跖骨短缩导致足趾外观畸形，跖骨周围韧带的牵拉会使受累的趾骨向邻近的跖骨头的背侧移位[2]，这种足趾的抬高可能会引发局部不适，并造成穿鞋困难，导致胼胝体或局部皮肤破损。邻近足趾的转移性跖骨痛也可能会发生
		向背侧的半脱位可能引起跖趾关节疼痛
短缩的程度	15mm	当趾骨维持在邻近跖骨头远端时，不太可能引起足趾抬高
		<10mm 的短缩通常是无症状的[3]
足部力学的改变	足底压力正常	跖骨疼痛可能由负荷转移到邻近的跖骨头所致，在这种情况下，足底压力是正常的，多数外科医生不建议进行手术
外观	患儿非常在意外观	可以考虑手术，但患者必须了解手术相关风险，并不能保证完全改善症状或外观
治疗的复杂性		采取跖骨延长术，无论是即刻还是逐渐延长，都有相关的风险，在开始治疗之前，家属应该充分了解这些风险
		采取截骨后逐渐牵张延长的方法可以降低跖趾关节僵硬的风险。用 1 枚钢针穿过趾骨固定跖骨头来获得稳定是至关重要的[4]。逐渐延长可降低出现过度延长及跖骨疼痛的风险。若采取逐渐延长的方案，供区不会出现并发症，且没有发生神经血管损伤的风险，可以用该方法纠正更大的长度差异。然而，可能会发生针道感染、再骨折和过早矿化

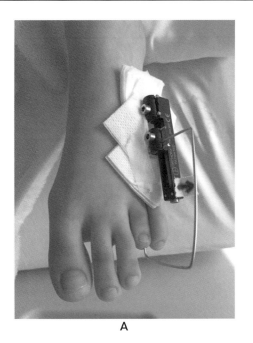

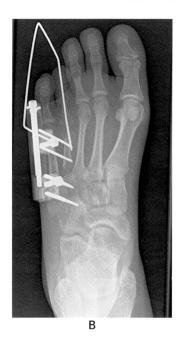

A

B

图 39.4 安装 Orthofix 迷你轨道外固定架后的临床外观照 (A) 和足部正位 X 线片 (B)。

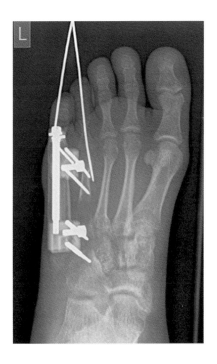

图 39.5 牵张成骨的过程。

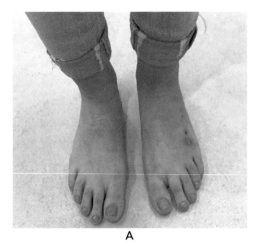

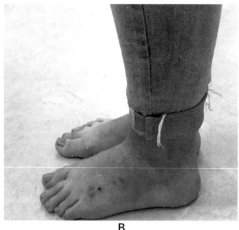

图 39.6　末次随访时的临床外观照。

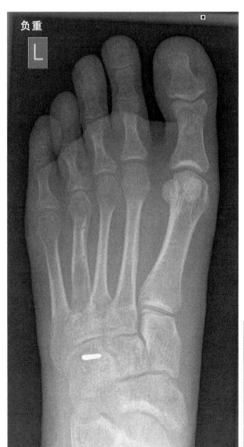

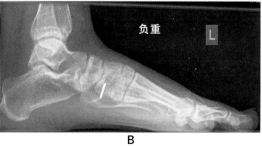

图 39.7　末次随访时的 X 线片。

参考文献

1. Giannini S, Faldini C, Pagkrati S, Miscione M, Luciani D. One-stage metatarsal lengthening by allograft interposition: A novel approach for congenital brachymetatarsia. *Clin Orthop Relat Res.* 2010;468(7):1933–42.
2. Davidson R. Metatarsal lengthening. *Foot Ankle Clin.* 2001;6(3):499–518.
3. Lee K-B, Park H-W, Chung J-Y, Moon E-S, Jung S-T, Seon J-K. Comparison of the outcomes of distraction osteogenesis for first and fourth brachymetatarsia. *J Bone Jt Surg Am.* 2010;92:2709–18.
4. Levine S, Davidson R, Dormans J, Drummond D. Distraction osteogenesis for congenitally short lesser metatarsals. *Foot Ankle Int.* 1995;16(4):196–200.

病例 40：前臂不等长

Christopher Prior, Nicholas Peterson, Selvadurai Nayagam

病例

患儿,男,12 岁,有孤独症谱系障碍(ASD)和注意缺陷多动障碍(ADHD),表现为慢性腕关节疼痛和腕关节内侧突出畸形。患儿在 7 岁时,曾经历过由低能量损伤导致的 Salter–Harris Ⅱ型骨折,接受闭合复位石膏固定治疗(图 40.1)。患儿在骨折愈合后结束治疗,5 年后出现疼痛和畸形。

体格检查发现,右前臂较短,腕关节向桡侧偏斜,尺骨茎突过度突出。腕关节尺侧偏移,前臂旋前、旋后活动度减小。X 线检查证实桡骨相对缩短,远端关节面桡侧的倾斜度丢失,骺板骨桥形成。CT 图像显示桡骨远端呈中央型骨桥,累及 20% 的骺板 (图 40.2)。

使用软件(BoneXpert)对健侧手及腕部的正位 X 线片进行分析,来评估患儿的骨龄,同时进行 Tan- ner–Whitehouse Ⅱ 和 Greulich–Pyle 评分[1]。患儿的骨龄与实际年龄相符,表明其还有 4 年的生长潜力。健侧腕关节的尺骨差值为–3mm,这表明右侧尺骨需要短缩 19mm 才能符合尺桡骨的正常关系。

思考

- 需要解决哪些问题?
- 治疗的目标是什么?
- 有哪些可行的治疗方案?
- 有哪些因素会影响治疗方案的选择?
- 基于这些因素,你建议如何治疗该患儿?
- 治疗后需要随访该患儿多久?

需要解决的问题

- 桡骨远端骨骺生长停滞。
- 畸形进展及复发的倾向。
- 桡骨和尺骨的长度差异会导致以下

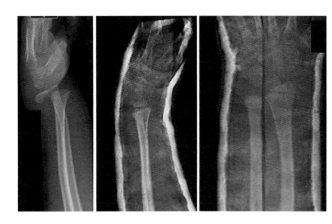

图 40.1　右侧桡骨远端 Salter Harris Ⅱ 型骨折伴明显移位和复位后的 X 线片。

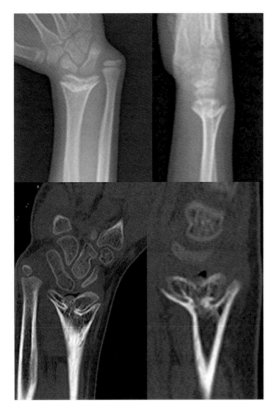

图 40.2　X 线片可见桡骨短缩。CT 显示桡骨中央型骨桥形成。另可见月骨 – 三角骨融合。

问题：

　　○ 腕关节尺侧形成台阶。

　　○ 腕关节和前臂的活动度变小。

● 疼痛。

● 外观问题。

治疗目标

● 切除骨桥，以恢复桡骨骨骺的正常生长。

● 矫正腕关节的畸形。

● 恢复桡骨和尺骨的正常长度关系。

● 缓解疼痛，改善外观。

治疗方案

● 切除骨桥，以恢复骨骺的正常生长：

　　○ 切除骨桥（松解骨骺板）。

● 矫正腕关节畸形及桡骨和尺骨的长

度差异：

　　○ 尺骨即刻短缩。

　　○ 牵张成骨，以逐渐延长桡骨。

　　○ 尺骨远端骨骺阻滞术。

● 通过上述方法缓解疼痛并改善外观。

影响治疗选择的因素
● 年龄和剩余生长潜力
● 骨桥的大小及其定位
● 桡骨和尺骨长度差异的程度
● 心理和社会因素

表 40.1 概述了基于这些因素的治疗选择。

治疗过程

鉴于患儿存在 ASD 和 ADHD，联合采用以下技术：

● 尺骨即刻短缩和尺骨远端临时骨骺阻滞术（如果骺板松解术成功且桡骨长度恢复足够，可通过取出螺钉来逆转尺骨骨骺阻滞术）。

● 桡骨远端骺板松解，以允许随着时间推移，自发纠正桡骨长度不匹配。

第一步：桡骨远端骺板松解

止血带充气后，采用改良 Henry 入路进入桡骨远端掌侧。在透视下确定骺板和骨桥位置。在骨膜上切开一个活瓣，使用 2mm 钻头和骨凿在骺板近端的掌侧皮质上开一个小窗（图 40.3）。

使用小刮匙和牙钻，用冷盐水冲洗和吸引，去除松质骨，持续打磨直到在腔体的边缘可以看到连续的骺板结构（图 40.4）。使用骨蜡、桡侧腕屈肌和脂肪组织作为填充物，以防止再形成骨桥。缝合骨膜和旋前方肌，

表 40.1　影响治疗选择的因素

因素		对治疗的影响
年龄和剩余生长潜力	12 岁，仍有 4 年的生长潜力	如果剩余生长时间短，不需要进行骺板松解（切除骨桥，以恢复生长） 该患儿有足够的生长潜力，可以尝试切除骨桥
骨桥的大小及其定位	骨桥累及 20% 的骺板，其位于可手术操作的部位	骺板骨桥切除术是可行的，因为骨桥的面积和位置适合该方案
桡骨和尺骨长度差异的程度	需要短缩尺骨 19mm，以纠正桡骨和尺骨的相对长度	尺骨即刻短缩 19mm 可能过多，无法保持骨间膜完整 尺骨远端骨骺阻滞术是一种减小桡骨和尺骨长度差异的方法
心理和社会因素	ASD 和 ADHD	患儿可能无法长期配合完成外固定架牵张成骨

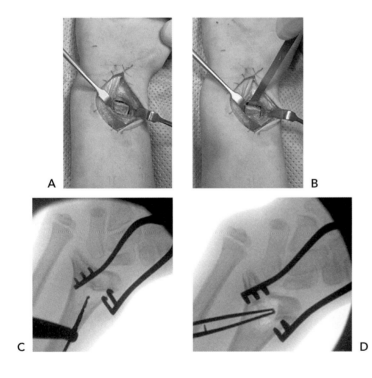

图 40.3　采用 Henry 入路进入桡骨远端掌侧。根据术前确定的标记，使活瓣的位置高于骨桥的位置。

以固定填充物。

第二步：尺骨即刻短缩

做背侧切口，于骨膜外显露尺骨远端，并在尺骨远端放置 2.7mm 锁定加压钢板，注意避免损伤尺骨远端骺板和软骨膜环。预先钻好接骨板的远端孔，再取出接骨板，以规划截骨缩短量。

使用低功率摆锯进行横向截骨术，并使用冷盐水灌洗，以防止热损伤。在近端 10mm 处进行第 2 次截骨，并取出骨段。评估短缩产生的张力，为了确保截骨面的良好接触，

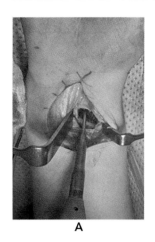
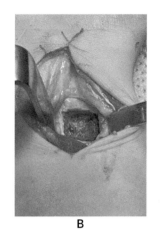

图 40.4　使用磨头小心磨除骨桥。抽吸和冲洗有助于防止热损伤，并允许在切除骨桥时观察正常的骺板边缘。

再截取 3mm 的骨段。应用接骨板加压固定，并确认断端的接触、对齐和稳定性（图 40.5A）。

第三步：尺骨远端临时骨骺阻滞术

通过一个小切口将一个微型皮质螺钉逆向穿过骺板（图 40.5B）。

术后管理

前臂石膏固定 4 周（图 40.6）。

术后 6 个月时，CT 图像显示，桡骨骺板松解术未能成功使骨骼恢复生长（图 40.7）。在取出骺板螺钉后，尺骨进一步即刻短缩

14mm 并完成了尺骨远端骨骺永久性阻滞术。

术后 10 个月，患儿无腕关节疼痛的表现，并恢复了腕关节的活动能力。桡骨远端也没有明显的残余成角畸形（图 40.8）。

随访至患儿的骨骼发育成熟，以确保畸形没有复发。

总结

尽管有不同的治疗选择，但笔者根据患儿及其家庭情况进行了个性化处理。

骺板松解失败可能是由于难以在直视下确认骨桥是否完全切除。这需要在冲洗和抽吸的过程中进行确认。手术结束时使用腕

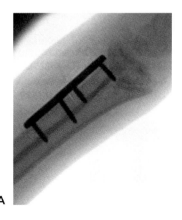
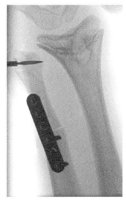

图 40.5　（A）使用 2.7mm 螺钉的微型接骨板加压固定即刻短缩尺骨。(B)在透视下，于尺骨远端钻孔并置入螺钉，穿过骺板，完成手术。

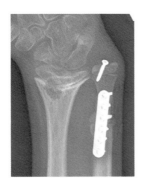

图 40.6 尺骨即刻短缩截骨和桡骨远端骺板松解术后 4 周的 X 线片。

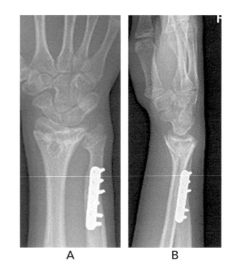

图 40.8 最终的 X 线片表现。

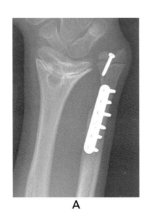
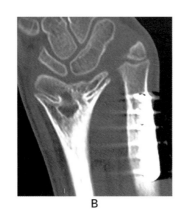

图 40.7 术后 6 个月,尺骨远端继续生长。桡骨远端骺板松解失败的原因可能是原切除边缘的骨桥再生或继发性栓系形成[2]。

关节镜查看腔体的周围,可能会有所帮助。其他潜在的失败原因包括骨桥再生和栓系 形成[2]。

参考文献

1. Roche AF, Davila GH, Eyman SL. A comparison between Greulich-Pyle and Tanner-Whitehouse assessments of skeletal maturity. *Radiology*. 1971 Feb;98(2):273–80. doi: 10.1148/98.2.273. PMID: 4322351.
2. Hasler CC, Foster BK. Secondary tethers after physeal bar resection: A common source of failure? *Clin Orthop Relat Res*. 2002 Dec;(405):242–9. doi: 10.1097/00003086-200212000-00031. PMID: 12461380.

第 **6** 部分

关节活动度减小

病例 41：先天性尺桡关节融合

Nicholas Peterson，Christopher Prior，Selvadurai Nayagam

病例

患儿，女，12岁，右利手，使用左手时感到困难，尤其是在进行双手活动时表现更明显。这一现象从幼儿期起就存在，基于对活动和生活独立的需求，该问题在青春期变得更加明显。

体格检查可见右手及前臂正常。左侧肘关节稳定，屈伸活动正常，左手和前臂处于过度旋前位（20°）（图41.1）。前臂被动旋后时桡腕关节可以产生部分活动度，但尺骨和桡骨的旋转是僵硬的。

由于左手处于过度旋前位，肩部和肘部的代偿动作不能使手回到接近中立的位置。因此，在进行双手活动时，左手无法适当地挪动物体，也无法配合正常右手来控制物体。

前臂X线和CT检查证实上尺桡关节融合（图41.2）。

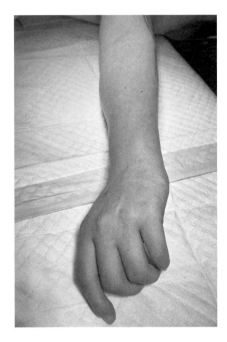

图41.1 临床外观照显示左手处于过度旋前20°的位置。

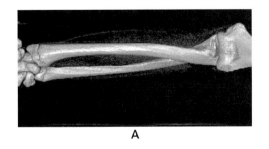

A

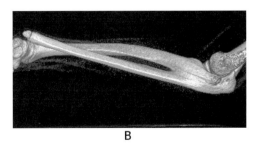

B

图41.2 CT 3D重建图像显示上尺桡关节融合，腕关节固定于过度旋前位。

思考

- 需要解决哪些问题？
- 治疗的目标是什么？
- 有哪些可行的治疗方案？
- 有哪些因素会影响治疗方案的选择？
- 基于这些因素，你建议如何治疗该患儿？
- 治疗后需要随访该患儿多久？

需要解决的问题

- 非优势手的功能位置很差：
  - 无法通过肩关节和肘关节的活动进行代偿。
  - 双手活动不能协调配合。

治疗目标

- 重新调整手的位置，使其能在单手或双手活动中发挥更大的功能。
- 重新定位手的位置，使其在有效的活动度内，肩关节和肘关节可以进行代偿。

治疗方案

- 切除骨性融合结构。
- 前臂去旋转截骨，使手位于更好的功能位置，从而避免切除骨性融合结构：
  - 在桡骨和尺骨处截骨[1,2]。
  - 在融合处截骨[3]。

关于尝试切除先天性骨融合结构及重建旋前、旋后的方法，大多数已发表报道的效果都很差。唯一的例外是 Kanaya 等人所描述的方法，他主张切除骨融合处并移植游离的带血管的脂肪筋膜[5,6]。到目前为止，除了这些学者汇报的结果之外，还没有其他可供对照的结果。最近 Nakasone 等人提出，要想恢复前臂的活动度，不仅取决于骨性融合的切除和使用间置填充物的方式，还取决于对桡骨和尺骨畸形的矫正[7]。

影响治疗选择的因素

针对该病例，通过在融合部位进行去旋转截骨来实现矫正，正是基于以下考虑：

- 单切口入路在外观上更具优势
- 可以避免尺骨的截骨端不匹配。如果对桡骨和腕骨进行去旋转截骨，容易发生上述情况（旋转轴通常接近桡骨轴）
- 考虑到患儿的年龄和性别（12 岁，女性），其自然塑形能力弱

治疗过程

计划将前臂固定于中立位旋前 20°的位置，因为这样患儿可以做手部向前翻转的动作（例如，使用鼠标或键盘时）。而且在肩关节和肘关节代偿的情况下，双手配合活动时，该位置会更方便[3]。由于患者手术前的前臂处于过度旋前 20°的位置，计划去旋转的弧度要接近 90°。

做弧形切口，起自肱三头肌腱止点的外缘，沿着尺骨下缘向远端延伸（图 41.3A）。在切口内牵开两个筋膜皮瓣，以显露肘肌（图 41.3B）。锐性分离并牵开肘肌、旋后肌和整个伸肌总腱止点，以显示骨融合部位（图 41.3C）。应避免用力牵拉，以防止发生骨间后神经损伤。

X 线片显示，于融合处移除长约 10mm 的骨块，先钻孔标记（图 43.1D），再小心地去除该骨块。

适当短缩前臂，以避免软组织张力过高，然后轻柔地去旋转截骨。使用微型接骨板加压固定截骨断端。在固定接骨板所有的螺钉前，将止血带放气，确保肢体远端血液循环良好（图 41.3E）。逐层缝合伤口，并应用长臂夹板在背侧固定 6 周。

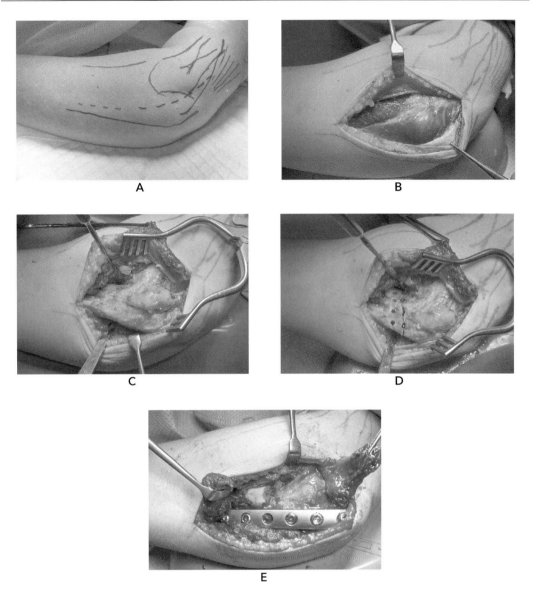

图 41.3 在术前触诊,在皮肤表面标记解剖结构并设计切口(A)。在皮肤筋膜返折处显露肘肌和尺侧腕伸肌(B)。将该肌肉和伸肌腱附着点从骨面锐性剥离,以显示骨性融合处和桡骨头(C)。在计划切除的节段上钻孔(D)。截除该骨块,去旋转的同时进行短缩,注意在固定钢板和螺钉之前要松开止血带,以确定血液循环是良好的(E)。

术后管理

术后 6 周,X 线片显示骨早期愈合,此后开始进行物理治疗(图 41.4)。术后 1 年,外观和功能得到改善,患儿对治疗结果非常满意。没有必要进行后续随访。

总结

一般只有在少数情况下需要进行此类手术,通常由于手处于过度旋前位。能否满足最佳的体位要求取决于患儿是单侧还是双侧发病,以及需要治疗的手是否是优势手。

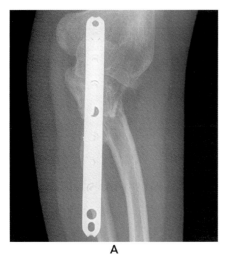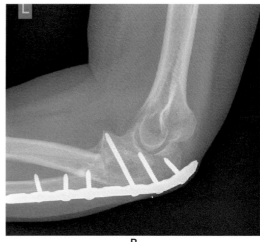

图 41.4　术后 X 线片证实去旋转短缩截骨处已获得骨性愈合。

应仔细判断手的位置会给患儿带来哪些功能影响，并重新定位最合适的姿势，从而克服这些功能障碍。

在骨融合处进行去旋转截骨操作要注意以下要点：

- 对前臂进行去旋转截骨时，注意神经血管结构的张力。应采用短缩截骨术来降低张力。

- 在关闭切口之前，应先松解止血带，以恢复血供。当血供不良时，应该适当减少去旋转截骨量或增加短缩截骨量。

参考文献

1. Ramachandran M, Lau K, Jones DHA. Rotational osteotomies for congenital radioulnar synostosis. *Journal of Bone and Joint Surgery British Volume*. 2005;87(10):1406–10.
2. Hung NN. Derotational osteotomy of the proximal radius and the distal ulna for congenital radioulnar synostosis. *Journal of Children's Orthopaedics*. 2008;2(6):481–9.
3. Simcock X, Shah AS, Waters PM, Bae DS. Safety and efficacy of derotational osteotomy for congenital radioulnar synostosis. *J Pediatr Orthop*. 2015;35(8):838–43.
4. Wood VE. Congenital radio-ulnar synostosis. In: Buck-Gramcko D, editor. *Congenital malformations of the hand and forearm*. 1st ed. New York: Churchill Livingstone; 1998. pp. 487–515.
5. Kanaya F. Mobilization of congenital proximal radio-ulnar synostosis: A technical detail. *Tech Hand Up Extrem Surg*. 1997;1(3):183–8.
6. Kanaya F, Ibaraki K. Mobilization of a congenital proximal radioulnar synostosis with use of a free vascularized fascio-fat graft. *J Bone Joint Surg Am*. 1998;80(8):1186–92.
7. Nakasone M, Nakasone S, Kinjo M, Murase T, Kanaya F. Three-dimensional analysis of deformities of the radius and ulna in congenital proximal radioulnar synostosis. *J Hand Surg Eur*. 2018;43(7):739–43.

病例42：跗骨联合

Leo Donnan

病例

患儿，女，11岁，左足疼痛3月余，穿戴硬质支具制动并休息一段时间后，疼痛没有缓解。

患儿以避痛步态行走。左足内侧纵弓低于右足。患儿提踵站立时，左侧足跟没有像右足那样呈内翻状，足纵弓也没有恢复（图42.1A）。腓肠肌-比目鱼肌轻度紧张，距下关节被动活动度减小。外踝前方有压痛。前足快速内翻可引起疼痛和明显的腓骨肌痉挛（图42.1B）。患儿被初步诊断为跗骨联合。

足部X线片证实存在跟舟联合（图42.2A），斜位X线片显示最清晰（图42.2B），CT检查排除了X线片不能显示的其他联合（图42.3）。

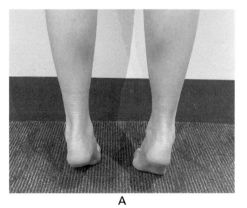 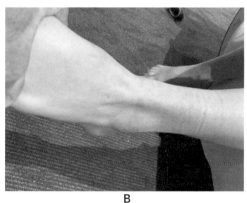

图42.1　提踵站立时足部的临床外观照，与右足对比，左侧后足内翻活动度减小(A)，快速内翻时出现腓骨肌腱痉挛(B)。

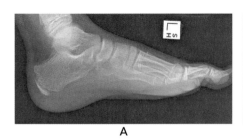 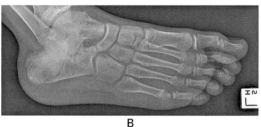

图42.2　X线片显示跟舟骨联合。

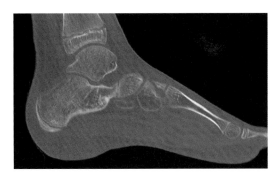

图 42.3 CT 图像证实为单发的跟舟联合。

思考

- 需要解决哪些问题?
- 治疗的目标是什么?
- 有哪些可行的治疗方案?
- 有哪些因素会影响治疗方案的选择?
- 基于这些因素,你建议如何治疗该患儿?
- 治疗后需要随访该患儿多久?

需要解决的问题

- 疼痛和腓骨肌痉挛。
- 后足僵硬。
- 扁平足畸形。

治疗目标

- 缓解足部疼痛和肌肉痉挛。
- 恢复距下活动度。
- 改善内侧纵弓。
- 改善步态。

治疗方案

- 非手术治疗:
  - 支具固定。
  - 仅使用行走石膏固定 6 周或配合距下关节注射类固醇和局部封闭治疗。
- 手术治疗。
  - 切除联合的部分:

    - 开放性手术[1]。
    - 关节镜手术[2]。
  - 采用以下方式填充,以预防复发:
    - 趾短伸肌肌束填充。
    - 骨蜡填充。
    - 脂肪移植。
  - 矫正残余畸形:
    - 切除联合后, 行后足截骨术, 以矫正残余外翻畸形。
    - 跟腱延长。
  - 三关节融合术。

影响治疗选择的因素

- 症状的严重程度
- 患儿的年龄
- 存在固定畸形,以及畸形的严重程度和僵硬程度
- 存在其他联合[3]
- 存在关节炎改变

表 42.1 概述了基于这些因素的治疗选择。

由于保守治疗失败,最后的治疗方案是切除跗骨联合并进行脂肪填充[4]。

治疗过程

患儿取仰卧位,臀部垫高。做外侧斜向切口,于切口内侧识别并分离保护腓浅神经分支(图 42.4)。

使用电刀的低功率电凝,于跟骨前突处分离趾短伸肌,将其牵拉至腓骨肌鞘正上方,暴露联合部位(图 42.5)。充分暴露联合部位后,使用皮下注射针头标记最内侧待切除的部分并在透视下确认。将扁平拉钩置于联合结构的两侧,凿除 0.8~1cm 的骨块,此处应谨慎操作,以免损伤距骨头软骨。该

表 42.1　影响治疗选择的因素

因素		对治疗的影响
症状的严重程度	疼痛剧烈,导致不能参与体育活动	如果保守治疗失败,手术干预是可行的
患儿的年龄	11 岁	随着患儿年龄增长,手术干预的效果可能会降低,如果需要进行手术,应该尽早实施
存在固定畸形,以及畸形的严重程度和僵硬程度	轻度扁平足畸形	由于仅是轻度畸形,可以尝试进行保守治疗,30%~50%的患儿经保守治疗后,症状可以得到有效缓解
	畸形为中度僵硬且合并腓骨肌痉挛	切除联合的部分是可行的 如果后足畸形没有得到矫正,可能需要进行跟骨截骨术
存在其他联合	单发的跟舟联合	切除联合结构是可行的
存在关节炎改变	无关节炎的临床或影像学表现	没有关节炎的表现,应首选避免导致关节僵硬的方案(没有理由进行三关节融合术)

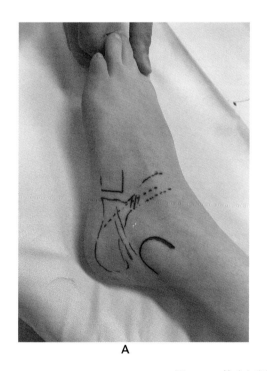
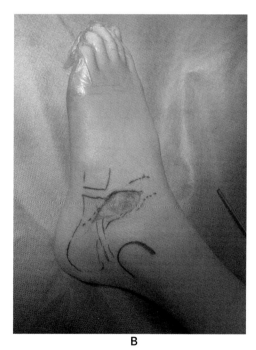

图 42.4　体表解剖及手术切口标识。

联合比 X 线片所显示的要更深,彻底清除联合,会形成一个较深的凹槽。凿除联合结构后,透视检查其间隙是否清晰(图 42.6)。然后,于大腿内侧切取脂肪移植物,填充在骨缺损处(图 42.7)。常规闭合切口,以夹板固定患足。

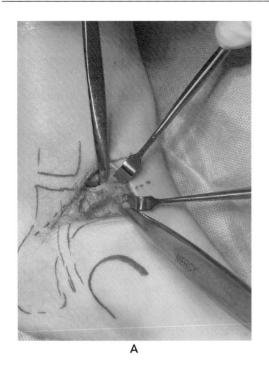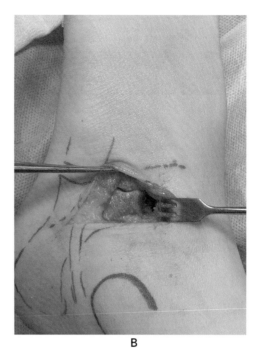

图 42.5　附骨联合的显露和切除。

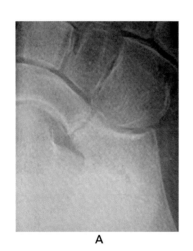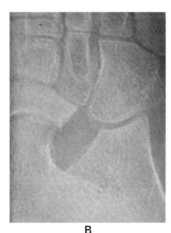

图 42.6　行 X 线检查,以确认联合处的定位,确保切除彻底。

对治疗效果感到满意。

术后管理

患儿 2 周内避免负重,之后配戴支具制动。当开始活动时,重点进行足内翻、外翻和小腿伸直训练。术后 8 周允许正常活动。

末次随访时,患儿足部无疼痛和不适,距下关节和跗间关节活动度有所改善,患儿

总结

切除跟舟联合后,距下关节活动度恢复程度低于预期,患儿偶尔会出现持续性足部疼痛,因此,应随访患儿直至其骨骼发育成熟。

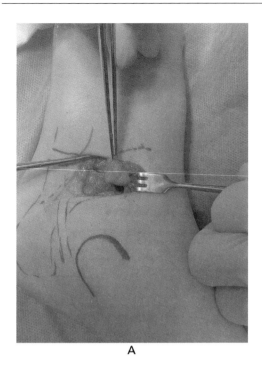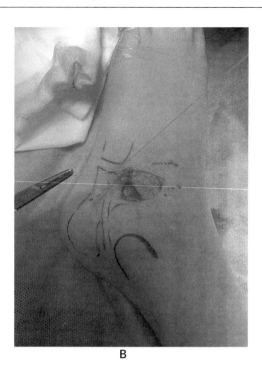

A　　　　　　　　　　　　　B

图 42.7　对骨缺损处采用脂肪移植，以趾短伸肌覆盖。

参考文献

1. Carli A, Leblanc E, Amitai A, Hamdy RC. The evaluation and treatment of pediatric tarsal coalitions. *JBJS Rev.* 2014 Aug 12;2(8):01874474-201408000-00002. doi: 10.2106/JBJS.RVW.M.00112.
2. Bonasia DE, Phisitkul P, Amendola A. Endoscopic coalition resection. *Foot Ankle Clin.* 2015;20(1):81–91.
3. Docquier P-L, Maldaque P, Bouchard M. Tarsal coalition in paediatric patients. *Orthop Traumatology Surg Res.* 2019;105(1):S123–31.
4. Masquijo J, Allende V, Torres-Gomez A, Dobbs MB. Fat graft and bone wax interposition provides better functional outcomes and lower reossification rates than extensor digitorum brevis after calcaneonavicular coalition resection. *J Pediatr Orthop.* 2017;37(7):e427–31.

病例 43：下肢肌肉挛缩——继发于股骨骨髓炎的股四头肌挛缩

Benjamin Joseph，Hitesh Shah

病例

患儿，男，12 岁，主诉右膝关节外观异常，无法屈膝。患儿幼儿期时有右股骨骨髓炎病史。随后，其出现膝关节畸形和僵硬，但近几年无明显进展。体格检查可见右侧大腿上 1/3 外侧可见皮肤瘢痕，伴有皱褶、凹陷。右膝呈 30°反弓（图 43.1），不能被动屈曲（即膝关节僵硬、处于过伸位）。髌骨可活动，未固定于股骨髁间。患儿行走时，膝关节僵硬，呈右下肢环绕步态。患儿取坐姿时，右下肢伸直。

膝关节 X 线片显示右侧股骨髁扁平（图 43.2）、膝关节反弓。股骨远端和胫骨近端生长板正常，关节间隙正常。

思考

- 需要解决哪些问题？
- 治疗的目标是什么？
- 有哪些可行的治疗方案？
- 有哪些因素会影响治疗方案的选择？
- 基于这些因素，你建议如何治疗该患儿？

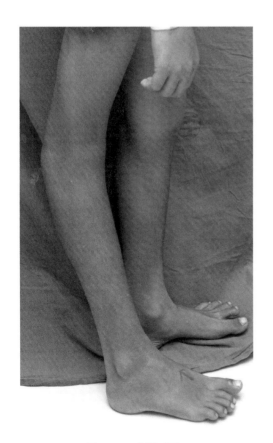

图 43.1　右膝反弓。

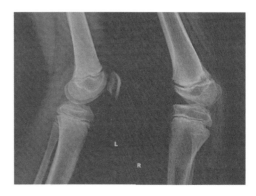

图 43.2　双侧膝关节侧位 X 线片。右侧股骨髁扁平，但关节间隙，以及股骨和胫骨生长板正常。

- 治疗后需要随访该患儿多久?

需要解决的问题

- 膝关节 30° 反弓。
- 膝关节过伸伴股四头肌挛缩,导致关节外僵硬畸形。
- 患肢呈划圈行走的膝关节僵硬步态。
- 手术有减弱股四头肌力量的风险。

治疗目标

- 矫正膝关节反弓畸形。
- 恢复膝关节约 90° 的屈曲,使患儿能舒适地坐在椅子上,并改善其步态。
- 避免过度减弱股四头肌力量。

治疗方案

- 股四头肌近端成形术。

影响治疗选择的因素

- 关节僵硬的类型(关节外/关节内)
- 反弓畸形的部位
- 前期感染的部位
- 患儿的年龄
- 手术入路
- 手术技术

表 43.1 概述了基于这些因素的治疗选择。

治疗过程

实施经外侧入路的股四头肌近端成形术。切除凹陷的瘢痕(图 43.3),并显露深层的股外侧肌。于股骨外侧面、外侧肌间隔和

表 43.1　影响治疗选择的因素

因素		对治疗的影响
关节僵硬的类型(关节外/关节内)	膝关节 X 线片显示关节间隙正常,为关节外僵硬	对挛缩的股四头肌进行松解,观察畸形能否被矫正,膝关节屈曲能否恢复
反弓畸形的部位	畸形位于膝关节(不在股骨远端或胫骨近端)	股骨远端或胫骨近端无畸形,因此,不需要对股骨或胫骨进行手术
前期感染的部位	股骨近端 1/3	最初的感染累及股骨近端,因此,肌肉纤维化最可能出现在该区域,有股四头肌近端成形术的指征
患儿的年龄	12 岁	最好选择在患儿年龄较小、股骨髁变平之前进行股四头肌成形术。若延期手术,股骨髁持续变平,可能影响治疗效果
手术入路	外侧入路与前侧入路	最好选择外侧入路,可以切除瘢痕并直接处理股外侧肌另一个优点是,膝关节屈曲时,切口张力最小
手术技术	Thompson 股四头肌成形术(远端松解)与 Judet 股四头肌成形术(近端松解)	大多数外科医生更愿意选择 Judet 技术,并对其进行了一些改良[1-4]

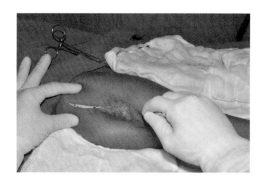

图 43.3　大腿外侧上 1/3 处的瘢痕褶皱。

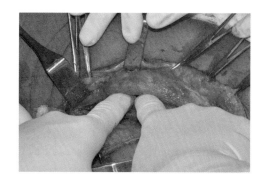

图 43.4　将两根手指置于股外侧肌深处,尝试屈曲膝关节。若肌肉挛缩,手指将会被夹在股骨和绷紧的肌肉之间。

股骨粗线,对瘢痕化和纤维化的股外侧肌进行松解。此时膝关节可获得一定的被动屈曲。

为了确定是否需要进一步松解股外侧肌,将两根手指置于股外侧肌深处,再被动屈曲膝关节(图 43.4)。若手指被紧紧夹在股外侧肌和股骨之间,表明需要进一步松解肌肉。

进一步松解股外侧肌,向远端显露,直至未探查到挛缩的结构。然后处理股中间肌;将纤维化的肌肉组织一直松解至股骨远端(图 43.5)。若发现股直肌存在挛缩,从其起点进行松解。未对股内侧肌进行松解,因为此时膝关节屈曲可达 80°(即获得了 110°的矫正)。置入引流管,缝合切口。

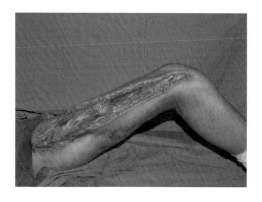

图 43.5　膝关节屈曲 80° 时所需的松解程度。

术后管理

利用石膏将膝关节固定于 80° 屈曲位,固定 4 周。移除石膏后的 6 个月内,鼓励患儿进行股四头肌力量锻炼和主动屈膝锻炼。移除石膏后,允许患儿借助拐杖进行保护性负重,待股四头肌肌力恢复至 4 级(MRC 分级)后弃用拐杖。

术后 9 年,患儿没有再出现膝反弓(图 43.6);膝关节可屈曲至 80°(图 43.7)。股四头肌肌力为 4 级(MRC 分级),有 5°的伸膝

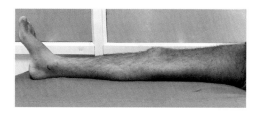

图 43.6　末次随访时,无膝关节反弓。

受限。股骨髁已经重塑,不像以前那样扁平(图 43.8)。患儿步态正常,坐姿正常。外侧切口愈合良好(图 43.9)。

随访

需要在骨骼发育成熟后对患儿进行随

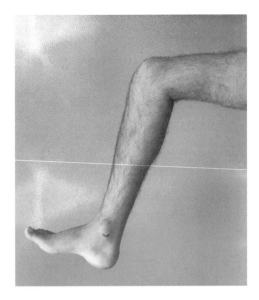

图 43.7　膝关节屈曲可维持在 80°。

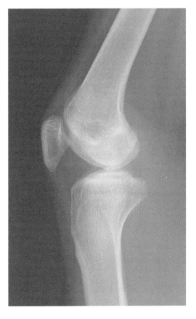

图 43.8　股骨髁形态得到一定程度的重塑。

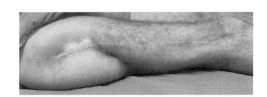

图 43.9　外侧切口愈合良好。

访,观察其是否会出现矫正丢失,同时了解股骨髁重塑的程度。该患儿在末次随访时要求进一步手术,以便能够蹲下,但笔者没有同意,因为进一步松解很可能会导致股四头肌明显无力。

总结

　　肌内注射导致的股四头肌纤维化挛缩范围较局限,很少像该患儿这样需要广泛的松解。

　　针对获得性股四头肌挛缩的两种主要手术技术是 Judet 股四头肌近端成形术和 Tompson 股四头肌远端成形术。相对于近端松解,行远端松解后,伸膝无力和持续的伸展迟滞更常见。由于该患儿挛缩严重,预计需要行广泛的肌肉松解。笔者选择进行近端松解,以最大限度地降低伸膝无力的风险。

参考文献

1. Jackson AM, Hutton PA. Injection-induced contractures of the quadriceps in childhood: A comparison of proximal release and distal quadricepsplasty. *J Bone Joint Surg Br.* 1985;67(1):97–102.
2. Persico F, Vargas O, Fletscher G, Zuluaga M. Treatment of extraarticular knee extension contracture secondary to prolonged external fixation by a modified Judet quadricepsplasty technique. *Strategies in Trauma and Limb Reconstruction.* 2018;13:19–24. https://doi.org/10.1007/s11751-017-0302-x.
3. Holschen M, Lobenhoffer P. Treatment of extension contracture of the knee by quadriceps plasty (Judet Procedure). *Oper Orthop Traumatol.* 2014;26(4):353–60. doi: 10.1007/s00064-013-0286-8.
4. Blanco CE, Leon HO, Guthrie TB. Endoscopic quadricepsplasty: A new surgical technique. *Arthroscopy.* 2001;17(5):504–9. doi: 10.1053/jars.2001.24062.

病例 44：上肢肌肉挛缩——严重的前臂 Volkmann 缺血性肌挛缩

Binu P. Thomas

病例

患儿，男，10 岁，曾因尺骨骨折接受传统的手法复位治疗。由于之后发生了右前臂骨筋膜室综合征，在当地医院接受筋膜室切开术和坏死肌肉清创术。

2 年后，患儿出现了严重的肢体萎缩、腕关节屈曲畸形、手指屈曲畸形和拇指内收畸形(图 44.1)。Volkmann 征阳性，腕关节固定 70°屈曲畸形，不能被动矫正。拇指僵硬内收，不能被动外展。患儿不能主动弯曲手指，手指伸展动作缓慢，手内在肌也无明显功能。前臂中段以远感觉丧失。桡动脉搏动可触及。这些特征表明存在严重的 Volkmann 缺血性挛缩(VIC)。前臂 X 线片显示骨质疏松；腕部和手部畸形很明显，原始骨折的痕迹已消失(图 44.2)。

思考

- 需要解决哪些问题？
- 治疗的目标是什么？
- 有哪些可行的治疗方案？
- 有哪些因素会影响治疗方案的选择？
- 基于这些因素，你建议如何治疗该患儿？

需要解决的问题

- 畸形：

  ○ 腕关节和手指的严重屈曲畸形。
  ○ 拇指内收挛缩。
- 运动功能丧失：
  ○ 手指(拇指)的主动屈曲活动丧失。
  ○ 手指和腕关节伸展无力。
- 感觉丧失：
  ○ 前臂中段以远出现手套样感觉麻木。
- 由上述问题导致的手部功能完全

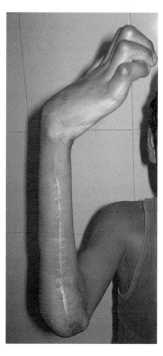

图 44.1 严重 VIC 的特征性表现：肢体严重萎缩、腕关节屈曲畸形、手指屈曲畸形和掌指关节过伸。可见既往的手术瘢痕。

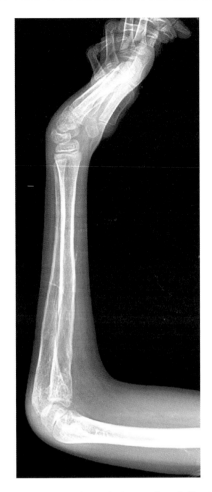

图 44.2　前臂和手部 X 线片显示典型的外观畸形及骨质疏松。

丧失。

治疗目标

- 矫正腕关节、手指（拇指）的畸形。
- 重建手指（拇指）的主动屈指功能。
- 加强伸指肌力。
- 重建腕关节及拇指的稳定性。
- 改善手的感觉并恢复保护性感觉。
- 通过上述办法在一定程度上重建手部功能和恢复外观。

治疗方案

- 矫正腕关节及手指畸形：
  ○ 长期积极的手部理疗。
  ○ 切除挛缩的屈肌腱和萎缩的屈肌。
  ○ 近端腕骨切除术。
  ○ 延长夹板固定矫正的时间。
- 矫正拇指内收挛缩：
  ○ 拇指指蹼牵张及夹板固定。
  ○ 拇指指蹼松解术。
  ○ 拇指指蹼松解术和第一腕掌关节融合术。
- 重建手指（拇指）的主动屈指功能：
  ○ 利用腕伸肌进行肌腱转位，以恢复手指（拇指）的屈曲功能。
  ○ 游离肌肉的功能性移植。
- 加强伸指及伸腕肌力：
  ○ 物理治疗及肌肉强化训练。
  ○ 伸肌腱松解术。
- 重建拇指和腕关节的稳定性：
  ○ 肌腱转位，以平衡肌力。
  ○ 第一腕掌关节融合术。
  ○ 腕关节融合术。
- 恢复手部感觉：
  ○ 尺神经和正中神经松解。

影响治疗选择的因素
- 畸形的严重程度
- 未受累肌肉的肌力
- 患儿及家属的意愿，能否接受分阶段手术及长期的康复治疗

表 44.1 概述了基于这些因素的治疗选择。

表 44.1 影响治疗选择的因素

因素		对治疗的影响
畸形的严重程度	严重的腕关节屈曲畸形	仅采用物理治疗不可能有效地改善畸形
	严重的手指屈曲畸形	在松解挛缩的组织后,畸形可能会得到改善,但不太可能完全纠正
	严重的拇指内收畸形	可能需要额外的骨性手术来完全矫正畸形
未受累肌肉的肌力	屈肌肌间室的所有肌肉都是瘫痪的	由于没有屈肌或伸肌的肌力达到 5 级,不考虑进行肌腱转位,以恢复手功能。游离肌肉移植是唯一可行的选择
	伸肌肌间室的肌肉没有瘫痪,但肌力非常弱	腕关节和手指的屈曲畸形被矫正后,伸肌肌力可提高 1~2 级
		通过肌腱转位来实现腕关节和拇指的动态稳定性是不可能的,因此,需要通过关节融合术来稳定这些关节
患儿及家属的意愿,能否接受分阶段手术及长期的康复治疗	患儿及家属愿意接受分阶段手术和康复治疗	计划在 2 年内完成 3 个阶段的手术治疗

治疗过程

该患儿手术前接受了手部理疗,主要是持续地拉伸挛缩的手指和腕部。但是正如预期,改善程度可以忽略不计,因此,进行了第一阶段的手术。

第一阶段

切除已经挛缩的指屈肌,并切除指浅屈肌腱。对指深屈肌腱进行松解,以获得被动手指功能。软组织松解后,腕关节被动伸展功能获得改善, 可以被动伸腕达到中立位置。最后用夹板将手固定在最大矫正位置。

第二阶段

用夹板将手固定在矫正位置,等待伤口愈合后,进行下一阶段手术。探查正中神经并进行神经松解。探查并游离出骨间前神经。取游离股薄肌肌皮瓣转位至前臂。将肌皮瓣的近端缝合到内上髁和屈肌总腱的残端上。在最佳张力下,将远端缝入指深屈肌腱和拇长屈肌腱的末端(图 44.3)。股薄肌神经与骨间前神经进行端–侧吻合,血管与肱动脉进行端–侧吻合。密切监测转移肌皮瓣的灌注情况(术后第 5 天的肌皮瓣外观如图44.4 所示)。

第三阶段

移植的股薄肌使手指(拇指)恢复了良

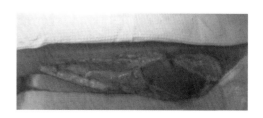

图 44.3 术中照片显示将股薄肌肌皮瓣移植于前臂。

好的主动功能，但仍存在腕关节屈曲畸形和拇指内收畸形。接着通过拇指腕掌关节融合术矫正拇指畸形，并采用张力带技术将拇指固定在最佳功能位置上(图44.5)。由于腕伸肌的肌力没有恢复，进行了如 Anderson[1] 所描述的近端腕骨切除术和腕关节融合术(图44.6)。前臂和手的最终外观如图44.7所示。

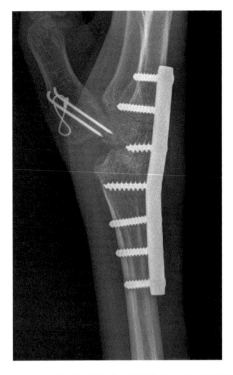

图 44.6 腕关节融合术后的前臂和腕关节的 X 线片。

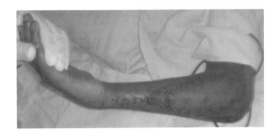

图 44.4 术后第 5 天的照片显示前臂的股薄肌肌皮瓣。

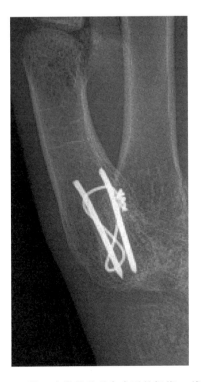

图 44.5 第一腕掌关节融合术后的拇指 X 线片。

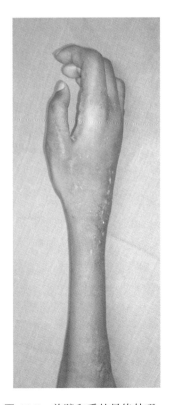

图 44.7 前臂和手的最终外观。

术后管理

游离肌肉移植后,使用夹板将腕关节保持在伸腕位,将手指保持在功能位置上,持续 6 周。开始先进行轻柔的运动训练。对转位的肌肉给予电刺激,直到观察到肌肉收缩,然后开始加强锻炼。长期使用热塑性夹板固定,以防出现复发性挛缩。

随访

自第一次手术起随访了 6 年,自第 3 次手术起随访了 3 年。

在最近一次的随访中,转位肌肉的肌力为 4 级,手指主动屈曲活动度为 100°。拇指和腕关节稳定在功能位上,手可以完成抓握动作。正中神经存在良好的保护性感觉。手功能明显改善。

总结

在发展中国家,经传统接骨整复治疗后,出现急性筋膜室综合征的情况仍有发生[1]。要想预防 Volkmann 缺血性挛缩,必须进行早期诊断和急诊筋膜室切开减压术。严重的缺血性挛缩治疗起来相当困难,手术后继续加强手部治疗和应用长臂夹板固定是获得良好结果的必要条件[2]。如本病例所示,当残余肌力不足或缺失时,可使用游离肌肉功能性移植的方式治疗[3]。当腕关节存在严重屈曲畸形伴关节挛缩时,需要在功能位行近端腕骨切除术和腕关节融合术[4]。

参考文献

1. Anderson GA. The child's hand in the developing world. In: Gupta A, Kay SPJ, Scheker LR, editors. *The growing hand*. London: Mosby; 2000. pp. 1097–114.
2. Botte MJ, Keenan MA, Gelberman RH. Volkmann's ischemic contracture of the upper extremity. *Hand Clin*. 1998;14(3):483–97.
3. Oishi SN, Ezaki M. Free gracilis transfer to restore finger flexion in Volkmann ischemic contracture. *Tech Hand Up Extrem Surg*. 2010;14(2):104–7. doi: 10.1097/BTH.0b013e3181d4459d.
4. Anderson GA, Thomas BP. Arthrodesis of flail or partially flail wrists using a dynamic compression plate without bone grafting. *J Bone Joint Surg Br*. 2000;82-B(4):566–70. doi: 10.1302/0301-620X.82B4.0820566.

第 **7** 部分

下运动神经元麻痹

病例 45：膝关节瘫痪

Benjamin Joseph，Hitesh Shah

病例

患者，男，18 岁，因自幼右侧髋关节、膝关节及足部畸形伴右下肢无力就诊。患者在幼儿期短暂发热后出现弛缓性瘫痪，被诊断为脊髓灰质炎。尽管起初有所恢复，但在近 10 年内，肌力没有出现明显改善。随着年龄增加而逐渐出现外观畸形。患者主诉在不平坦的地面上行走或上下楼梯、走斜坡时，右膝关节会突然弯曲。

体格检查可见患者右侧大、小腿肌肉萎缩。髋关节固定屈曲 15°和外展 15°畸形，膝关节屈曲 20°畸形，右足严重的马蹄高弓畸形（图 45.1 和图 45.2）。下肢肌力见表 45.1。患者的感觉正常。髂胫束、腘绳肌、小腿三头肌和足底筋膜挛缩。由于髋关节外展畸形和

严重的马蹄畸形，外观上右下肢明显较长，而事实上，右下肢短缩 3cm。患者平地行走时步态笨拙，需要抬起下垂的右足。他在上、下坡时需要用右手扶住大腿行走。

思考

- 需要解决哪些问题？
- 治疗的目标是什么？
- 有哪些可行的治疗方案？
- 有哪些因素会影响治疗方案的选择？
- 基于这些因素，你建议如何治疗该患儿？

需要解决的问题

- 右侧髋关节、膝关节、踝关节的畸形。
- 肢体不等长。
- 膝关节不稳。

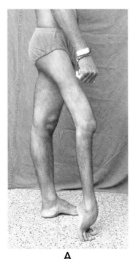
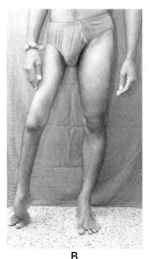

A   B

图 45.1　右侧大、小腿肌肉明显萎缩，髋关节、膝关节、踝关节畸形明显。

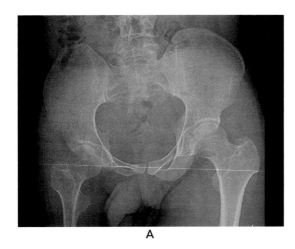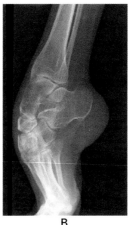

图 45.2 骨盆正位 X 线片显示右侧髋关节发育不良,髋关节外展畸形导致骨盆倾斜,髋关节屈曲畸形导致骨盆前倾(A)。足踝侧位 X 线片显示严重的马蹄高弓畸形(B)。

表 45.1 右下肢肌力

关节	肌群	肌力(MRC 分级)
髋关节	屈肌	4 级
	伸肌	3 级
	外展肌	3 级
	内收肌	3 级
	内旋肌群	3 级
	外旋肌群	4 级
膝关节	伸肌(股四头肌)	0 级
	屈肌(腘绳肌)	3+级
踝关节	背伸肌群	由于严重马蹄畸形,无法进行可靠检查
	跖屈肌群	5 级
距下关节	内翻肌群	5 级
	外翻肌群	5 级

治疗目标

- 改善步态。
- 稳定膝关节。
- 平衡肢体长度。

治疗方案

- 改善步态。
  - 矫正导致异常步态的畸形。
    - 膝关节屈曲畸形:
      - 软组织松解。
      - 股骨远端截骨。
    - 马蹄高弓足:
      - 软组织松解。
      - 中足跗骨截骨。
      - Lambrinudi 三关节融合术。
  - 提供膝关节稳定性。
- 消除膝关节不稳。
  - 支具:
    - 膝–踝–足矫形器。
    - 地反力作用型矫形器。
  - 通过腘绳肌转位实现动态稳定。
  - 采取股骨髁上伸直截骨术,使膝关节过伸 10°,以达到静态稳定。
- 平衡肢体长度:
  - 肢体延长。

影响治疗选择的因素

- 患者的年龄
- 肌力
- 畸形对髋关节、膝关节稳定性的影响
- 患者意向

表 45.2 概述了基于这些因素的治疗选择。

治疗过程

通过股骨髁上截骨术来恢复患者站立位膝关节的稳定性,并部分矫正马蹄高弓畸形,以改善外观。保留一定程度的马蹄畸形,以维持站立时膝关节的稳定性,同时能部分平衡肢体的短缩。髋关节外展畸形未予矫正,以避免出现 Trendelenburg 步态。

做垂直切口,显露跟腱,采取冠状面"Z"字成形术延长跟腱。牵开蹬长屈肌及神经血管束,显露踝关节后关节囊。广泛切开踝关节后关节囊,并切断距腓后韧带。背伸踝关节,后足马蹄畸形可得到明显改善。通过足内侧沿跟骨下缘切口,于跟骨附着上松解足底筋膜,高弓畸形可得到适度改善。笔者选择不行跗骨中段截骨,以保留一定程度的马蹄畸形,从而代偿肢体的短缩。

通过髌骨近端大腿前内侧切口,牵开股内侧肌肌束,显露股骨髁上区域骨膜。纵向切开骨膜,显露股骨。计划切除前方楔形截骨,钻孔标记。近端骨块前侧皮质呈"V"形突起(图 45.3)。用咬骨钳和小骨刀去除钻孔范围内的楔形骨块。后侧皮质上做多个钻孔,伸膝时轻微折断。膝关节过伸 10°时,注意应确保近端骨块末端的尖刺状皮质骨插入远端骨块的松质骨中[3]。逐层关闭切口,以长腿石膏固定,膝关节固定于 10°过伸位,足踝最大背伸位(图 45.4)。

表 45.2　影响治疗选择的因素

因素		对治疗的影响
患者的年龄	18 岁(骨骼发育成熟)	由于骨骺闭合,采用生长调控技术进行畸形矫正和肢体延长不可行
		由于患者骨骼已发育成熟,采取股骨髁上伸直截骨术,使膝关节过伸 10°是可行的。骨骼发育成熟的患者不太可能发生截骨处重塑和矫形的丢失[1]
肌力	腘绳肌和臀大肌的肌力小于 5 级	行腘绳肌转位以有效恢复伸膝力量的前提是腘绳肌、髋关节伸肌和小腿三头肌的肌力必须达到 5 级[2]
畸形对髋关节、膝关节稳定性的影响	髋关节外展畸形	尽管髋关节外展肌力弱,但髋外展畸形避免了 Trendelenburg 步态出现
	膝关节屈曲畸形	膝关节屈曲畸形是膝关节不稳的主要原因:畸形使地面反作用力传递到膝关节轴线的后方,引起膝关节弯曲
	马蹄足畸形	当存在马蹄足畸形时,可以由"跖屈-伸膝偶联"来辅助膝关节伸直。如果股四头肌麻痹,轻微的马蹄足畸形是有益的
患者意向		患者不希望配戴任何形式的支具,也不愿意接受肢体延长手术

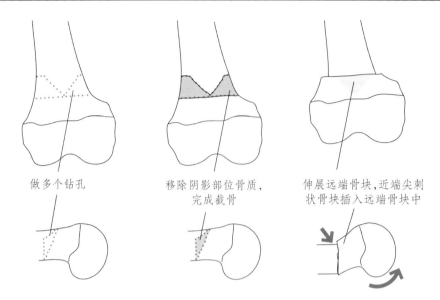

做多个钻孔　　　　　移除阴影部位骨质,　　伸展远端骨块,近端尖刺
　　　　　　　　　　完成截骨　　　　　状骨块插入远端骨块中

图 45.3　尖刺状截骨技术。(Reproduced from Figure 13.4, Paediatric Orthopaedics—A system of decision-making 2nd Edition.)

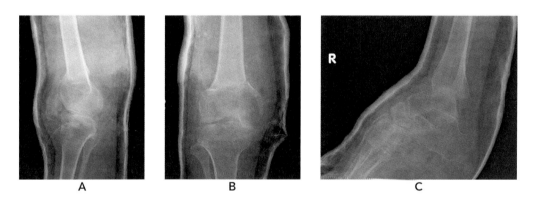

图 45.4　完成尖刺状截骨术(A,B),膝关节固定于 10°过伸位,足部经软组织松解后残留部分马蹄畸形(C)。

术后管理

　　术后 6 周拆除石膏,开始膝关节活动;X 线片显示截骨端良好愈合后允许患者负重(图 45.5)。

随访

　　随访患者 3 年,在此期间,即使在不平坦的地面上行走,患者也能以一种更舒适的方式行走,而不必用手扶着大腿。

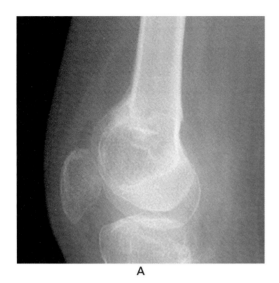 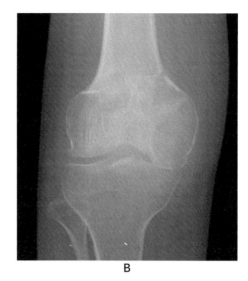

图 45.5 末次随访的 X 线片提示股骨截骨端愈合良好。

参考文献

1. Joseph B, Watts H. Polio revisited: Reviving knowledge and skills to meet the challenge of resurgence. *J Child Orthop.* 2015 Oct;9(5):325–38. doi: 10.1007/s11832-015-0678-4. Epub 2015 Sep 11. PMID: 26362170; PMCID: PMC4619376.

2. Patwa JJ, Bhatt HR, Chouksey S, Patel K. Hamstring transfer for quadriceps paralysis in post polio residual paralysis. *Indian J Orthop.* 2012 Sep;46(5):575–80. doi: 10.4103/0019-5413.101044. PMID: 23162153; PMCID: PMC3491794.

3. Dietz FR, Weinstein SL. Spike osteotomy for angular deformities of the long bones in children. *J Bone Joint Surg Am.* 1988 Jul;70(6):848–52. PMID: 3392081.

病例 46：足瘫痪

Hitesh Shah，Benjamin Joseph

病例

    患儿，女，5 岁，因右足畸形逐渐加重而就诊。该患儿有低节段脊柱裂伴神经功能受损，累及右下肢。患儿的大小便功能正常，足部感觉存在异常。

    体格检查发现，患儿右下肢比左下肢短缩 1cm，小腿周径也存在差异（图 46.1A）。右侧后足内翻、前足内收、内侧跖列高弓和爪形趾畸形。右踝关节仅能被动背伸至中立位（图 46.1B，C），所有畸形都可以完全被动矫正。由远及近对跖骨头施加应力，可以完全纠正爪形趾畸形。这说明爪形趾畸形较柔软，在负重相，爪形趾畸形不明显；在摆动相，出现右足下垂和后足内翻。足外缘最早

与地面接触，在负重相中期，前足和足跟与地面接触。表 46.1 和图 46.2 显示了足部和踝关节周围肌力情况。患儿足底感觉减退，但存在保护性感觉。

思考

- 需要解决哪些问题？
- 治疗的目标是什么？
- 有哪些可行的治疗方案？
- 有哪些因素会影响治疗方案的选择？
- 基于这些因素，你建议如何治疗该患儿？
- 治疗后需要随访该患儿多久？

需要解决的问题

- 畸形：

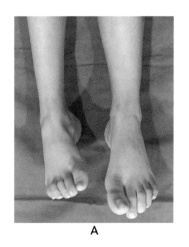
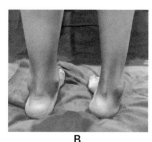
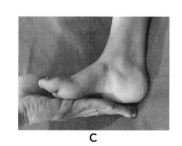

图 46.1　低位脊柱裂，右侧前足内收和后足内翻，右下肢短缩，右足小于左足，右下肢周径减小(A)；右侧可见后足内翻(B)；右踝关节可以被动背伸到中立位，非负重状态下，爪形趾和高弓足畸形明显(C)。

表 46.1　作用于足踝的骨骼肌肌力

关节	肌肉	肌力	结果
踝关节	胫前肌	3 级	摆动相足下垂
	腓肠肌–比目鱼肌	5 级	踝关节背侧和跖侧肌力失衡,导致跟腱挛缩
距下关节和跗间关节	胫前肌	3 级	前足内收
	胫后肌	5 级	后足内翻
	腓骨长肌	0 级	踝关节内翻和外翻的肌力不平衡
	腓骨短肌	0 级	
足趾关节	内在肌	0 级	爪形趾
	趾长屈肌	5 级	高弓足
	姆长屈肌		作用于足趾内在肌和外在肌之间的肌力不平衡
	趾长伸肌	5 级	
	姆长伸肌		

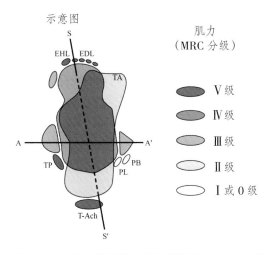

图 46.2　右足和踝关节的骨骼肌肌力。T–Ach,跟腱;TP,胫后肌;TA,胫前肌;EHL,姆长伸肌;EDL,趾长伸肌;PB,腓骨短肌;PL,腓骨长肌。

- ○ 后足内翻。
- ○ 前足内收。
- ○ 高弓畸形。
- ○ 爪形趾。
- 经过踝关节及距下关节轴的肌力不平衡。
- 异常步态:
  - ○ 在摆动相,踝关节背伸不足。
  - ○ 全步态周期中,足内翻。

治疗目标

- 矫正畸形。
- 平衡肌力。

治疗方案

- 矫正畸形:
  - ○ 松解导致畸形的结构(如胫后肌)。
  - ○ 截骨术。
- 恢复肌力平衡:
  - ○ 肌腱转位。
  - ○ 肌腱松解。

影响治疗选择的因素

- 患儿的年龄
- 畸形的严重程度和柔软度
- 足踝周围骨骼肌的肌力

表 46.2 概述了基于这些因素的治疗选择。

治疗过程

患儿接受了胫后肌转位至足背的手术治疗。在全身麻醉下,止血带充气,术中检查发现,右踝关节可背伸超过中立位10°,因此,未进行跟腱延长术。以舟骨结节为中心,做短切口。将胫后肌腱与舟骨分离,在跗骨分离肌腱的附着,留置缝线标记肌腱。于小腿远侧1/4和近侧3/4交界处的内侧做第二个切口,并将胫后肌腱的游离端拉入切口。于足背外侧做第三个切口。经皮下隧道将胫后肌腱牵拉到第三个切口。在计划肌腱转位附着处,行骨–骨膜瓣剥离。右足外翻,踝关节背伸10°,保持张力,用不可吸收缝线将胫后肌腱固定在骨–骨膜瓣下。闭合切口,应用膝下石膏固定于足背伸外翻位。

术后管理

石膏固定6周。之后开始物理治疗,训练转位后肌肉的肌力。患儿负重行走时,穿戴垫有软衬的踝足支具。术后3个月复诊时,右足跖行,无后足内翻。负重时,高弓足和爪形趾畸形并不明显(图46.4)。

表46.2　影响治疗选择的因素

因素		对治疗的影响
患儿的年龄	5岁	对于该年龄段患儿,重新平衡肌力可以防止畸形进展,也可以防止畸形变得僵硬
		患儿的年龄刚好适合进行肌腱转位的术后康复锻炼
畸形的严重程度和柔软度	畸形尚柔软且不严重	软组织松解能矫正畸形,这个阶段没有截骨术的必要
足踝周围骨骼肌的肌力	详见表46.1	由于胫后肌具有5级肌力,因此,适合行肌腱转位[1]
		胫后肌是引发后足内翻畸形的主要原因;肌腱转位将抵消该应力,并使畸形获得矫正
		转位肌腱的选择和转移肌腱附着点的选择将取决于拮抗肌的肌力(图46.3)[2]

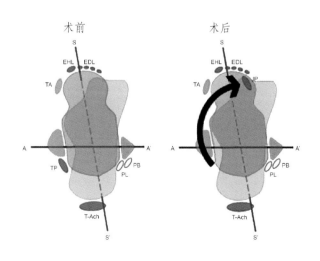

图46.3　通过胫后肌转位恢复踝关节和距下关节的肌力平衡。T-Ach,跟腱;TP,胫后肌;TA,胫前肌;EHL,蹈长伸肌;EDL,趾长伸肌;PB,腓骨短肌;PL,腓骨长肌;JP,关节位置。

随访

　　计划随访至患儿骨骼发育成熟,观察其是否出现右侧后足内翻畸形复发的表现。

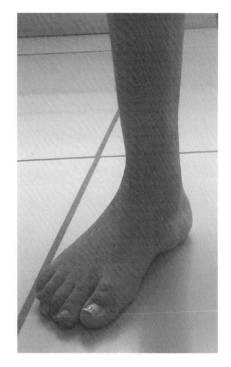

图 46.4　右足跖行,畸形矫正良好。

参考文献

1. Westin GW. Tendon transfers about the foot, ankle, and hip in the paralyzed lower extremity. *J Bone Joint Surg Am*. 1965 Oct;47(7):1430–43. PMID: 5837646.
2. Joseph B, Watts H. Polio revisited: Reviving knowledge and skills to meet the challenge of resurgence. *J Child Orthop*. 2015 Oct;9(5):325–38. doi: 10.1007/s11832-015-0678-4. Epub 2015 Sep 11. PMID: 26362170; PMCID: PMC4619376.

病例 47：肩关节瘫痪

Hitesh Shah

病例

患儿，男，10岁，不能自己用手把食物送入口中。出生时经阴道难产，推测发生肩难产。患儿出生后不久，发现其右上肢没有主动运动；但随时间推移，得到显著恢复。患

儿10岁时，手的抓握和伸展功能均正常。肘、腕和手的肌力正常。肩外展肌、内旋肌和屈曲肌的肌力良好。肩关节有严重的内旋挛缩。上臂内旋时，可完全抬起（图47.1A），但肩关节外旋完全受限，无法将手放到颈后（图47.1B）。当尝试将手放到口唇边时，会表现出明显的"吹号"征（图47.1C）。

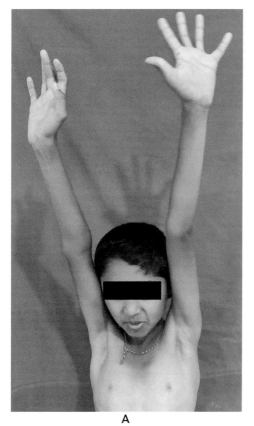

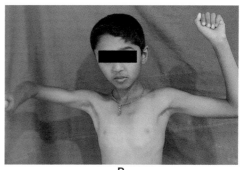

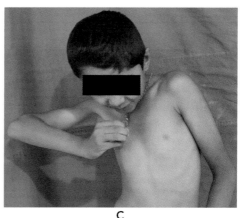

图 47.1 患儿能把双臂举过头顶；右上臂呈内旋位。右上肢比左上肢短缩(A)。右肩不能外旋(B)，当其试图把手放到口唇边时，肩关节外展，出现明显的"吹号"征(C)。

肩关节被动外旋时,肩胛骨内缘可触及突出(Putti 征阳性)。肩关节后侧可触及肱骨头, 被动内旋时肱骨头会更突出;X 线片证实右肩关节向后半脱位。

思考

• 患儿的肩关节功能 Mallet 量表评分如何?

• 需要解决哪些问题?

• 治疗的目标是什么?

• 有哪些可行的治疗方案?

• 有哪些因素会影响治疗方案的选择?

• 基于这些因素,你建议如何治疗该患儿?

• 治疗后需要随访该患儿多久?

肩关节功能评分 Mallet 量表

除主动外展功能接近正常外,该患儿的肩关节功能达到 Mallet 2 级[1]。

• Mallet 2 级:

○ 主动外展≤30°。

○ 外旋 0°。

○ 手不能置于背后。

○ 不能背手。

○ 做手触口唇动作时呈明显的"吹号"征。

需要解决的问题

• 必须外展肩关节,手才能接触到口唇。

治疗目标

• 改善肩关节外旋,使患儿手接触到口唇时不必外展肩关节。

治疗方案

• 矫正内旋畸形:

○ 内旋肌挛缩松解术。

○ 松解内旋肌挛缩及背阔肌,将大圆肌转位至冈下肌。

○ 肱骨近端外旋截骨术。

影响治疗选择的因素
• 患儿的年龄
• 肩关节内旋畸形的严重程度
• 肩关节后侧不稳定

表 47.1 概述了基于这些因素的治疗选择。

治疗过程

该患儿接受了肱骨外旋截骨术。三角肌

表 47.1 影响治疗选择的因素

因素		对治疗的影响
患儿的年龄	10 岁	在幼年时期,挛缩松解及肌腱转位手术可以防止肩关节发育不良的发生或进展[2]。该患儿 10 岁,肩关节已出现发育不良;适合进行肱骨外旋截骨术[3,4]
肩关节内旋畸形的严重程度	严重畸形	严重的畸形无法通过单纯软组织挛缩松解获得充分矫正,需要对肱骨进行额外的手术。任何程度的内旋挛缩都可以通过肱骨去旋转截骨术来矫正,这是首选方法
肩关节后侧不稳定		肌腱松解和转位术应在肩关节出现不稳定前进行。该患儿已 10 岁,已存在肩关节不稳定,肌腱手术可能无效

止点近端截骨;远端外旋 45°,用动力加压钢板固定(图 47.2)。关闭切口前,保持手臂在身体一侧,将无菌包裹的手移到洞巾口部,检查旋转矫正是否充分。

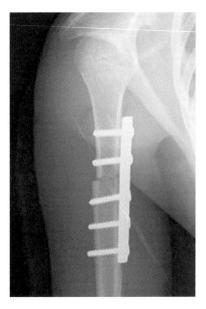

图 47.2 肱骨去旋截骨术已完成,以接骨板和螺钉固定。

术后管理

手臂用肩关节吊带制动 6 周。截骨处愈合后,开始关节活动度训练。

随访

术后随访了 1 年。患儿已能够将双臂举过肩部(图 47.3A),将双手放在头后(图 47.3B),当将手放在口唇边时没有出现"吹号"征(图 47.3B)。需要随访到患儿骨骼发育成熟。

总结

选择肱骨去旋转截骨术而非肌腱转位的指征之一是经 CT 或 MRI 证实存在肩关节盂发育不良和肱骨头扭转。

由于肩关节内旋畸形严重,无论关节盂和肱骨头的形态如何,均认为需要进行肱骨去旋转截骨术,因此,未行 CT/MRI。

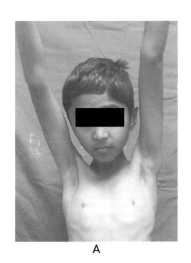
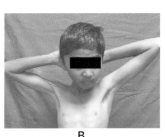
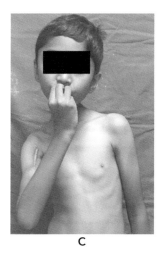

图 47.3 术后 1 年随访时,患儿可以抬起手臂(A),把手放在头后(B),把手放在口唇边(C),且没有出现"吹号"征。

参考文献

1. Al-Qattan MM, El-Sayed AA. Obstetric brachial plexus palsy: The Mallet grading system for shoulder function-revisited. *Biomed Res Int*. 2014;2014:398121. doi: 10.1155/2014/398121.
2. Waters PM, Bae DS. Effect of tendon transfers and extra-articular soft-tissue balancing on glenohumeral development in brachial plexus birth palsy. *J Bone Joint Surg Am*. 2005;87:320–5.
3. Waters PM, Bae DS. The effect of derotational humeral osteotomy on global shoulder function in brachial plexus birth palsy. *J Bone Joint Surg Am*. 2006;88:1035–42.
4. Hultgren T, Jönsson K, Roos F, Järnbert-Pettersson H, Hammarberg H. Surgical correction of shoulder rotation deformity in brachial plexus birth palsy: Long-term results in 118 patients. *Bone Joint J*. 2014;96:1411–8.

病例 48：肘关节瘫痪——伸肌瘫痪

Binu P. Thomas

病例

患儿，女，4岁，自出生以来右肘关节不能主动伸直，并且屈肘畸形逐渐加重。患儿出生时发生臂丛神经损伤，2岁时接受手术治疗（改良 Hoffer 手术），术后肩关节主动外展和外旋有了明显改善。患儿的父母注意到孩子不愿意外展肩关节。

体格检查发现，Horner 征阴性，桡动脉搏动正常。右上肢发育不良（图 48.1），肘关节屈曲 20°畸形。上肢肌力见表 48.1。

当要求患儿外展双肩时，其不愿意充分外展右侧肩关节（图 48.2）；经过多次要求后，

表 48.1　右上肢肌力

部位	肌肉	肌力（MRC 分级）
肩胸部	斜方肌	4 级
	菱形肌	4 级
肩关节	胸大肌	4 级
	冈上肌	4 级
	冈下肌	4 级
	三角肌	4 级
肘关节	肱二头肌	4 级
	肱肌	4 级
	肱桡肌	3 级
	肱三头肌	0 级
腕关节	腕屈肌	3 级
	腕伸肌	3 级
手外在肌	指屈肌	3 级
	指伸肌	3 级
手内在肌		4 级

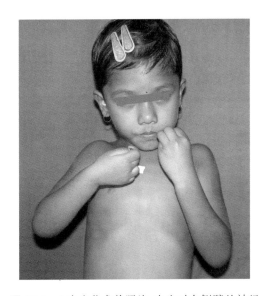

图 48.1　4 岁患儿术前照片，出生时右侧臂丛神经损伤，当将手放在口唇边时，肘关节呈主动屈曲。

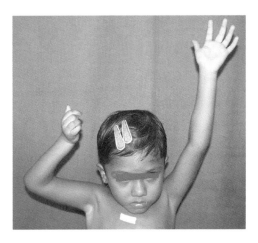

图 48.2　该患儿试图将肘关节举过头顶时，表现为伸肘无力。

患儿在外展肩关节时,肘关节呈不受控的屈曲状态,右手几乎撞击面部。

思考

- 需要解决哪些问题?
- 治疗的目标是什么?
- 有哪些可行的治疗方案?
- 有哪些因素会影响治疗方案的选择?
- 基于这些因素,你建议如何治疗该患儿?
- 治疗后需要随访该患儿多久?

需要解决的问题(上肢)

- 肘关节不稳定和伸肘无力(导致患儿不愿意主动外展肩关节超过 90°, 担心因为肘关节不受控制地屈曲导致手会撞击面部)。
- 无法完成双手举过头的动作。
- 肘关节屈曲畸形进展。

治疗目标

- 通过以下方法完成双手过头的动作:
  - 实现肘关节主动伸展。
  - 双手举过头时维持肘关节稳定性。

治疗方案

- 重建肘关节主动伸展功能。
  - 肌腱转位:
    - 背阔肌转位至肱三头肌。
    - 三角肌转位至肱三头肌。
    - 肱二头肌转位至肱三头肌。
  - 游离肌肉转位。
  - 神经移植。
- 肘关节的稳定性:
  - 重建肘关节伸展力。
  - 肘关节融合术。

> **影响治疗选择的因素**
>
> - 患儿的年龄
> - 神经损伤到干预的时间间隔
> - 既往手术的性质
> - 肘关节屈曲挛缩的程度
> - 手术引起的功能损害和潜在并发症

表 48.2 概述了基于这些因素的治疗选择。

治疗过程

采用内侧纵向切口,分离肱二头肌腱(图 48.3)。识别并保护肌皮神经肱二头肌分支。切断肱二头肌腱。

在肘关节后方做另一个切口,显露肱三头肌腱及其止点(图 48.4)。肱二头肌腱经切口取出,用骨–骨膜缝线将肱二头肌腱缝合到肱三头肌的止点处(图 48.5)。

关闭切口,用肘上夹板将肘关节固定于伸展位。

术后管理

术后 4 周,去除夹板并拆线,开始轻柔地训练主动伸展肘关节,在保护下训练屈曲肘关节。在患儿接受物理治疗的同时,继续使用热塑性夹板固定 4 周。

随访

患儿主动伸展肘关节的表现非常好,同时肩关节主动活动改善。患儿能够完成肩关节外展、肘关节伸直的动作,即手举过头顶的动作(图 48.6)。

表 48.2　影响治疗选择的因素

因素		对治疗的影响
患儿的年龄	4 岁	患儿 4 岁时,肘关节已出现 20° 屈曲畸形;除非恢复肘关节的肌力平衡,否则畸形可能会进展
		肘关节融合术会破坏肱骨远端和尺骨近端的生长板,因为患儿还有近 10 年的生长期,这将导致明显的上肢短缩
神经损伤到干预的时间间隔	4 年	由于神经损伤已发生 4 年,运动终板发生退化,任何重建神经连续性的手术都不会改善肌力
既往手术的类型和可用于转位的肌肉	以前接受过改良的 Hoffer 手术,目前肱二头肌和肱肌功能良好	背阔肌已经被转位,用于重建肩关节外旋,不可再用于转位
		肱二头肌可用于转位[1-3],可以减弱肘关节产生畸形的力量并改善肌力平衡
肘关节屈曲挛缩的程度	轻度畸形	适合轻度屈曲挛缩的肌腱转位方案包括三角肌转位至肱三头肌(Moberg 术)和肱二头肌转位至肱三头肌两种[4]。后者的手术操作更简单
手术引起的功能损害和潜在并发症	永久性肘关节僵硬生长板损伤	肘关节融合术会导致肘关节僵硬并影响上肢生长,该选择不合适

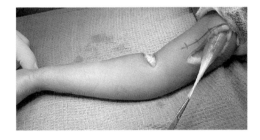

图 48.3　术中照片显示经两个切口获取肱二头肌腱,在肘关节前方横纹处做一个横向切口,分离肱二头肌腱,在上臂内侧做另一个切口,用于取出肱二头肌腱并仔细解剖该肌肉,确保相对笔直地将其转位至肱三头肌止点。识别并保护肌皮神经在肱二头肌的神经分支。

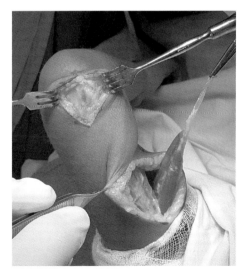

图 48.4　在肱三头肌止点的尺骨鹰嘴处做后侧切口,从上臂内侧切口自皮下隧道穿出肱二头肌。

总结

　　将肱二头肌转位至肱三头肌违反了肌腱转位的规律,因为其是一种非同相的转位[5]。尽管如此,该患儿通过该肌腱转位恢复了主动伸肘,同时肱肌的收缩可以主动地屈曲肘关节。

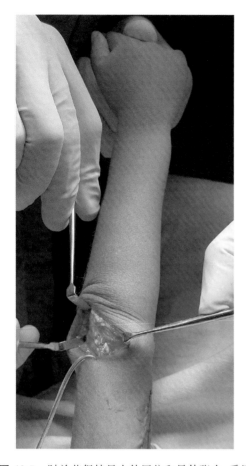

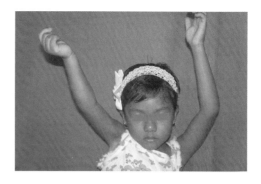

图 48.6　患者术后随访照片显示肘关节伸直良好，肩关节外展改善。

　　该手术方式已被应用于四肢瘫的治疗[1]，在治疗产伤麻痹时也是一种可行的肌腱转位方式，尤其是当肘部屈曲畸形不严重时。

图 48.5　肘关节保持最大伸展位和最佳张力，采用 Pulvertaft 编织缝合法，用骨 – 骨膜不可吸收缝线将肱二头肌腱与肱三头肌缝合。

参考文献

1. Kozin SH. Biceps-to-triceps transfer for restoration of elbow extension in tetraplegia. *Tech Hand Up Extrem Surg.* 2003;7(2):43–51.
2. Zancolli E. Surgery for the quadriplegic hand with active, strong wrist extension preserved: A study of 97 cases. *Clin Orthop.* 1975;(112):101–13.
3. Moberg E. Surgical treatment for absent single-hand grip and elbow extension in quadriplegia: Principles and preliminary experience. *J Bone Jt Surg.* 1975;57(2):196–206.
4. Sebastian S, Chung K. Reconstructive strategies for recovery of hand function. In: Chung K, Yang LJS, McGillicuddy J, editors. *Practical management of paediatric and adult brachial plexus palsies.* Philadelphia: Elsevier, 2012. pp. 114–42.
5. Anderson GA. The child's hand in the developing world. In: Gupta A, Kay SPJ, Scheker LR, editors. *The growing hand.* London: Mosby; 2000. pp. 1097–114.

病例 49：上肢瘫痪——创伤性全臂丛神经损伤后部分恢复

Binu P. Thomas

病例

患儿，男，7 岁，从拖拉机上摔下后导致创伤性右侧臂丛神经损伤。最初右上肢完全瘫痪，但两年后肩关节和肘关节功能获得了部分恢复。伤后 2 年，患儿因肢体无力和上肢功能差而就诊。患儿的日常生活能力严重受限。

上肢肌群的肌力经手工测量并记录（表49.1）。

三角肌和肱二头肌功能部分恢复，患儿可以外展肩关节和屈曲肘关节（图 49.1 和图 49.2）。Horner 征阴性，桡动脉可触及正常搏动。C5~T1 节段的皮肤感觉减退。

思考

- 需要解决哪些问题？
- 治疗的目标是什么？

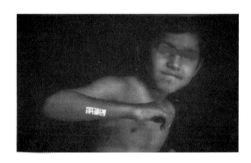

图 49.1　创伤性臂丛神经损伤患儿残存部分的肩关节外展和肘关节屈曲功能。

表 49.1　右上肢肌力

部位	肌肉	肌力（MRC 分级）
肩胸关节	斜方肌	5 级
	菱形肌	5 级
肩关节	胸大肌	3 级
	冈上肌	4 级
	冈下肌	4 级
	背阔肌	2 级
	三角肌	4 级
肘关节	肱二头肌	3 级
	肱三头肌	0 级
腕关节	腕屈肌	0 级
	腕伸肌	3 级
手外在肌	指/拇伸肌	0 级
	指/拇屈肌	0 级
手内在肌		0 级

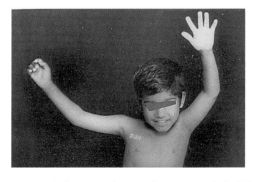

图 49.2　患儿通过三角肌和肱二头肌的收缩维持肩外展 90°和肘关节伸展，但肘关节不能主动伸展。

- 有哪些可行的治疗方案？
- 有哪些因素会影响治疗方案的选择？
- 基于这些因素，你建议如何治疗该患儿？

需要解决的问题

- 不能主动伸直肘关节。
- 腕关节和拇指不稳定。
- 由于以下原因，手无法抓握和张开：
  ○ 不能主动伸展腕关节和手指。
  ○ 不能主动屈曲手指和拇指。

治疗目标

- 恢复肘关节主动伸展。
- 实现手的抓握和张开：
  ○ 重建拇指和腕关节的稳定性。
  ○ 恢复手指屈曲。
  ○ 恢复手指和拇指伸展。

治疗方案

- 恢复肘关节主动伸展：
  ○ Moberg 法经阔筋膜移植将三角肌后束转位至肱三头肌。
  ○ 肱二头肌转位至肱三头肌。
- 稳定拇指及腕关节：
  ○ 肌腱转位，以稳定拇指和腕关节。

○ 第一掌骨–腕骨融合术及腕关节融合术。

- 恢复手指屈曲：
  ○ 保留近端神经支配的功能性肌肉游离移植。
  ○ 经阔筋膜移植将肱二头肌转位至指深肌屈。
- 重建手指和拇指伸展：
  ○ 转位单个腕伸肌，以重建手指和拇指伸展。

影响治疗选择的因素
- 初次损伤和本次外科重建手术的间隔时间 - 可用于转位的功能性肌肉

表 49.2 概述了基于这些因素的治疗选择。

治疗过程

计划进行分阶段重建手术，与患儿的父母进行了讨论。他们愿意配合长期治疗，所以进行了第一阶段的手术。

表 49.2 影响治疗选择的因素

因素		对治疗的影响
初次损伤和本次外科重建手术的间隔时间	2 年	伤后 2 年，不可能期待出现进一步自愈 瘫痪肌肉的运动终板在伤后 2 年发生退化，通过手术恢复臂丛神经的连续性是不可行的
可用于转位的功能性肌肉	只有菱形肌和斜方肌有 5 级肌力（MRC 分级）	理想情况下，用于重建功能的转位肌肉应该具有 5 级肌力 肌力较弱的肌肉可以被转位，以恢复肌力平衡或作为肌腱固定 对于该患儿这样广泛的肌肉瘫痪，需要联合关节融合术、肌腱固定术和游离肌肉转位术

第一阶段

分离三角肌后束,经阔筋膜移植转位至肱三头肌腱(图49.3),以重建伸肘功能(Moberg手术)[1]。

第二阶段

游离腓肠神经进行移植,连接至第2、3和4肋间神经(图49.4)。将该移植神经穿过腋下的皮下隧道至肘关节的内侧,标记并保留,以便在下一阶段与游离的移植肌肉的神经进行吻合。

第三阶段

每隔6个月对该患儿进行一次全面的随访。在肘关节处,当移植的游离腓肠神经远端出现Tinel征时,进行下一阶段的重建。

取带血管神经束的股薄肌[2],将其转位至前臂。近端缝合至内上髁的屈肌总腱起点,远端缝合至指深屈肌和拇长屈肌腱,以实现手指屈曲功能(图49.5和图49.6)。

第四阶段

用两根平行的克氏针固定拇指掌腕关节,使拇指稳定在外展位[3]。

第五阶段

桡侧腕长伸肌的肌力虽然较弱,但转位到指伸肌和拇长伸肌可以重建手指伸展功

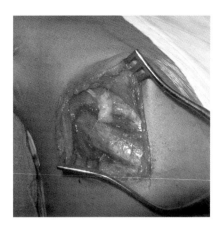

图49.4 术中照片显示从胸部游离肋间神经,并用移植的腓肠神经延长。

能或至少产生肌腱固定的效果。这可能不符合肌腱转位的原则[4],但没有其他选择,因此施行了该方案。

术后管理

每个手术阶段后都需要加强物理治疗。

随访

重建手术经过9年的时间分次完成,以避免过多地影响学业。

末次随访时,患儿的右上肢功能已相当好,可以完成肘关节的伸展、手指和拇指的屈曲及抓握(图49.7和图49.8)。

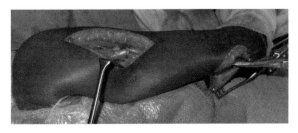

图49.3 术中照片显示经阔筋膜移植将三角肌的后半部分转位至肱三头肌。

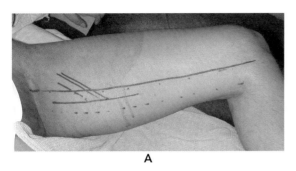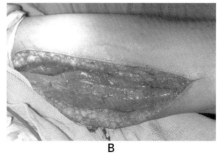

A B

图 49.5 (A)术中照片显示获取游离股薄肌的皮肤标记。神经血管束进入肌肉的标记位于距耻骨结节约四指宽处。(B)术中照片显示经大腿内侧获取股薄肌。

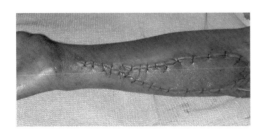

图 49.6 术中照片显示植入前臂内的股薄肌。股薄肌近端附着于屈肌总腱的起点,远端附着于指深屈肌和拇长屈肌肌腱。

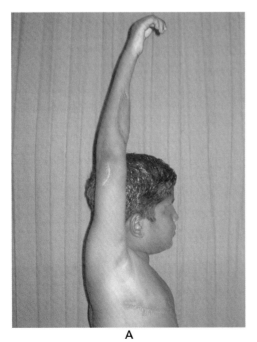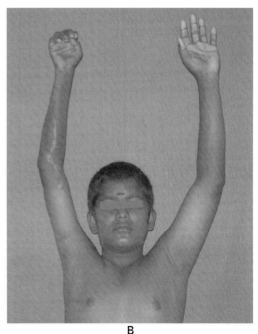

A B

图 49.7 随访照片显示 Moberg 转位术后肘关节完全伸直。

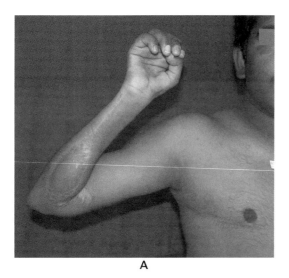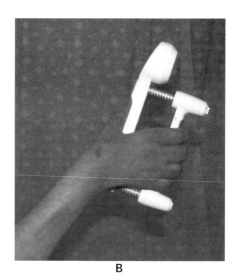

图 49.8　随访照片显示手指和拇指屈曲及握持物体的能力（握力计）。胸部瘢痕是切取肋间神经的痕迹；前臂瘢痕是股薄肌皮瓣移植的痕迹。

参考文献

1. Moberg E. Surgical treatment for absent single-hand grip and elbow extension in quadriplegia: Principles and preliminary experience. *J Bone Jt Surg.* 1975;57(2):196–206.
2. Madura T, Doi K, Hattori Y, Sakamoto S, Shimoe T. Free functioning gracilis transfer for reanimation of elbow and hand in total traumatic brachial plexopathy in children. *J Hand Surg Eur Vol.* Published online 2018 Mar 16. doi: 10.1177/1753193418762950.
3. Coulet B, Waitzenegger T, Teissier J, et al. Arthrodesis versus carpometacarpal preservation in key-grip procedures in tetraplegic patients: A comparative study of 40 cases. *J Hand Surg.* 2018;43(5):483.e1–9. doi: 10.1016/j.jhsa.2017.10.029.
4. Sammer DM, Chung KC. Tendon transfers Part I: Principles of transfer and transfers for radial nerve palsy. *Plast Reconstr Surg.* 2009;123(5):169e–77e. doi: 10.1097/PRS.0b013e3181a20526.

病例 50：手瘫痪——尺神经、正中神经瘫

Binu P. Thomas

病例

患儿,女,5 岁,3 个月前跌倒时被尖锐物体割伤右腕。在当地诊所进行了清创缝合。现患儿主诉右手活动困难,手掌感觉丧失。

体格检查发现,腕掌侧横纹处有一长约 4cm 长的已愈合的横向瘢痕。右手爪状畸形,四指的掌指关节过伸,指间关节屈曲。拇指内收、旋后。大、小鱼际处肌肉萎缩(图 50.1)。使用 MRC 量表评估,指浅屈肌和指深屈肌的肌力为 4 级。所有手内在肌的肌力都是 0 级。全手掌都没有感觉。

思考

- 需要解决哪些问题?
- 治疗的目标是什么?
- 有哪些可行的治疗方案?
- 有哪些因素会影响治疗方案的选择?
- 基于这些因素,你建议如何治疗该患儿?

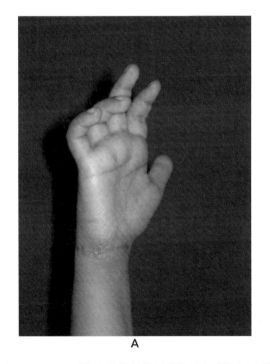
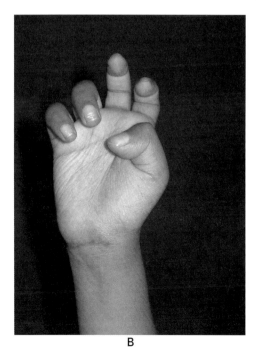

图 50.1 (A)手指和拇指的指间关节可主动屈曲,表明指长屈肌腱完好。(B)爪形手和腕部瘢痕清晰可见。

- 治疗后需要随访该患儿多久?

需要解决的问题(手部)

- 畸形:
  - 爪形手。
  - 拇指内收、旋后。
- 感觉丧失:
  - 正中神经区域。
  - 尺神经区域。
- 内在肌的肌力丧失:
  - 正中神经支配桡侧两块蚓状肌和鱼际肌。
  - 尺神经支配小鱼际肌、骨间肌、拇收肌和内侧两块蚓状肌。

治疗目标

- 矫正手指和拇指的畸形。
- 恢复内在肌的肌力。
- 恢复手掌的保护性感觉。

治疗方案

- 矫正手指和手的畸形:
  - 采取肌腱转位,以矫正爪状手。
  - 采取静态方法,以矫正爪状手。
  - 对掌成形术。
  - 第一腕掌关节融合术。

- 重建受损神经,恢复感觉和内在肌的肌力:
  - 神经修复。
  - 神经移植。
  - 利用桡神经浅支的分支进行神经化,以恢复拇指和示指指腹的重要感觉。

> **影响治疗选择的因素**
>
> - 患儿的年龄
> - 受伤后的时间
> - 损伤的性质
> - 存在相应的感觉丧失

表 50.1 概述了基于这些因素的治疗选择。

治疗过程

做弧形切口,探查腕部,发现正中神经和尺神经均断裂,断端近端形成神经瘤,远端形成胶质瘤,断端之间有约 5cm 的间隙。

切除神经瘤和胶质瘤。从左侧小腿获取腓肠神经,移植修复神经缺损,在手术显微镜下使用 10-0 缝线缝合 4 针并确保神经束对齐[4,5]。

表 50.1　影响治疗选择的因素

因素		对治疗的影响
患儿的年龄	5 岁	低龄儿童经过神经修复或移植,神经恢复非常好[1]
受伤后的时间	3 个月	伤后 3 个月,不能直接进行神经修补术;在切除神经瘤和神经胶质瘤后,需要进行神经移植来修补缺损[2]
		只有当神经治疗方案不可行或已超过延迟治疗的时机时,才应该考虑肌腱转位或其他静态手术方法的方案
损伤的性质	被利器划伤	利器造成的开放伤导致神经中断,而不是神经失用或轴突损伤,因此,没有必要期待自然恢复[3]
存在相应的感觉丧失	手的正中神经和尺神经感觉均丧失	感觉功能恢复只能通过神经修复手术实现,因此,神经重建是首选的治疗方法,而非肌腱转位

术后管理

腕关节用肘下夹板固定于屈曲 30°，维持 4 周，随后进行轻柔的运动训练和内在肌主动训练。持续配戴定制夹板，保持指关节屈曲位，直至手指能主动地保持在蚓状肌功能位[6]。

随访

术后 9 个月，内在肌功能恢复良好（图 50.2）。尺神经和正中神经感觉支配区域内 4mm 的两点辨别觉恢复。9 年后随访，没有发现残余畸形。此后不再进一步随访。

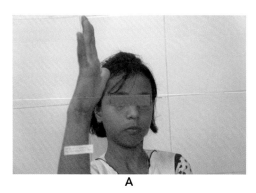
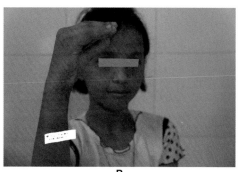
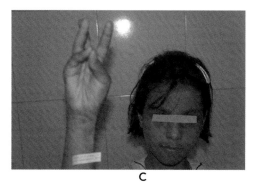

图 50.2　随访照片显示爪形手畸形已获得矫正(**A**)。患儿可以主动地将手保持在蚓状肌功能位，表明掌指关节的主动屈曲和指间关节的主动伸直功能已经恢复(**B**)。患儿可以完成拇对掌动作(**C**)。

参考文献

1. Rolf Birch B, Achan PA. Peripheral nerve repairs and their results in children. *Hand Clin.* 2000; 16(4):579–95.
2. Anderson GA. The child's hand in the developing world. In: Gupta A, Kay SPJ, Scheker LR, editors. *The Growing Hand.* London: Mosby; 2000. pp. 1097–114.
3. Birch R, Quick T. Nerve injury & repair. In: *Green's Textbook of Operative Hand Surgery.* Vol 2. 7th ed. Philadelphia, PA: Elsevier.
4. Williams HB, Jabaley ME. The importance of internal anatomy of the peripheral nerves to nerve repair in the forearm and hand. *Hand Clin.* 1986;2(4):689–707.

5. Jabaley ME, Wallace WH, Heckler FR. Internal topography of major nerves of the forearm and hand: A current view. *J Hand Surg*. 1980;5(1):1–18. doi: 10.1016/s0363-5023(80)80035-9.
6. Anderson GA, Thomas BP, Pallapati SCR, Santoshi JA. Peripheral nerve injuries: Part 1 current aspects of PNI, effects of injury and evaluation. *Asian J Orthop Rheumatol*. 2006; 3(3):30–9.

第 **8** 部分

上运动神经元麻痹

病例 51：足踝部痉挛——马蹄内翻足

David A. Spiegel

病例

患儿，女，11岁，被诊断为脑瘫后遗症，左侧偏瘫（GMFCS 1级），因左足畸形逐渐加重而就诊。患儿穿戴踝足支具后可独立行走，每周在学校接受2~3次物理治疗，每个月在医院接受1次门诊治疗。前期治疗包括物理治疗（牵张活动）、肉毒毒素注射及系列石膏固定矫形。

患儿左足向内倾斜，以足尖着地行走，且经常被绊倒。最近无法耐受支具，表现为左足背后外侧、距骨头及跟骨前突处出现疼痛和皮肤激惹。患儿负重行走时，左侧膝关节过伸且伴有疼痛。

体格检查发现，患儿左足呈中度僵硬的马蹄内翻足（图51.1）；左足可被动地外展到中立位。行Silfiverskiold检查发现，屈膝位踝关节背伸-10°，伸膝位踝关节背伸-25°。轻度中足高弓畸形伴跖腱膜挛缩。经改良

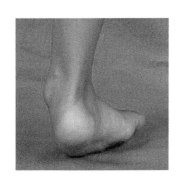

图51.1　左足马蹄内翻畸形的临床外观照。

Ashworth量表评定，腓肠肌-比目鱼肌、胫前肌和胫后肌的肌张力均为1级。患儿肢体远端运动控制能力良好。内翻肌力为4+级，外翻肌力为3级。左下肢较右下肢短缩2cm。

赤足行走的观察性步态分析发现，患儿在摆动相时左足下垂，并通过屈曲髋关节和膝关节获得肢体平衡。左足在摆动相和支撑相时均旋后，初始时为前足外侧缘着地，在支撑相，患儿用足部外侧推进（稳定性差）。步态分析仪评估表明，胫前肌在整个步态周期（即在摆动相和支撑相）均是活跃的。

思考

- 需要解决哪些问题？
- 治疗的目标是什么？
- 有哪些可行的治疗方案？
- 有哪些因素会影响治疗方案的选择？
- 基于这些因素，你建议如何治疗该患儿？
- 治疗后需要随访该患儿多久？

需要解决的问题

- 踝关节和足后部内侧软组织和跖腱膜挛缩，影响畸形的被动矫正。
- 内翻肌力和外翻肌力的失衡导致畸形，矫正后容易复发。
- 在摆动相存在足廓清困难。
- 支撑相稳定性差。
- 患儿无法耐受矫形支具。

治疗目标

- 矫正足部畸形,并恢复足的活动度(背伸和外翻)。
- 平衡肌力,防止畸形复发。
- 使患儿能耐受在支具辅助下行走,并减轻膝关节过伸引起的疼痛。
- 通过改善步态异常和缓解疼痛来改善步行能力。

治疗方案

- 矫正足部畸形并恢复足的活动度。
  - 非手术治疗:
    - 系列石膏矫形。
  - 手术治疗:
    - 软组织延长伴/不伴肌腱转位。
    - 跗间截骨术。
    - 三关节融合术。
- 矫正成功后,防止畸形复发。
  - 足内翻肌转位至足外侧。
    - 胫前肌转位:
      - 胫前肌劈开部分转位。
      - 胫前肌完全转位。
    - 胫后肌转位:
      - 胫后肌劈开部分转位。
      - 胫后肌完全转位。
- 使患儿能使用支具舒适地行走,畸形矫正后疼痛得到缓解。

影响治疗选择的因素
• 既有的疾病及其自然病史
• 肌力失衡
• 患儿的年龄
• 畸形的严重程度

表 51.1 概述了基于这些因素的治疗选择。

治疗过程

- 恢复关节活动度:
  - 跖腱膜松解。
  - 跟腱延长。
  - 胫后肌"Z"字形延长。
  - 矫正马蹄足后,所有足趾背伸均会受限,故需延长趾长屈肌和姆长屈肌腱。
- 肌力平衡:
  - 胫前肌劈开转位至骰骨,并用锚钉固定(图 51.2)。

通过 3 个切口完成胫前肌腱转位[2-4],亦有通过双切口技术操作的报道[5,6]。首先在第一跖骨近端切取一半肌腱,在踝关节正上方抽出, 然后经皮下隧道定位于骰骨钻孔处。将肌腱置入骰骨隧道,用锚钉固定[7]。也有研究者将该肌腱转位到第三腓骨肌或跖骨基底[8]。在将肌腱锚定到骰骨的技术中,最常见的方法是在足底放置的纽扣来缝合固定。皮肤压疮等是这种方法的常见并发症,为了实现早期负重,改用锚钉固定来代替。

术后管理

术后即刻以短腿石膏固定, 并维持 6 周。直至石膏拆除,才允许负重。术后 8 个月随访时,畸形矫正效果良好(图 51.3),下肢力量为对侧的 90%,并且能保持左侧单侧下肢站立 7 秒以上。患儿不再需要足踝支具,能够奔跑。患儿需要使用约 1cm 的增高鞋垫,以弥补下肢的轻度不等长。

总结

马蹄内翻足是由强大的内翻肌和薄弱的外翻肌肌力不平衡所引起的。临床检查中鉴别畸形来自胫前肌还是胫后肌是十分困

表 51.1　影响治疗选择的因素

因素		对治疗的影响
既有的疾病及其 自然病史	脑瘫后遗症合并 痉挛瘫	与下运动神经元麻痹患儿相比,对脑瘫后遗症患儿进行肌腱 转位的结果更难预测。尽管如此,肌腱转位的方案是可行 的,因为持续的肌力失衡容易导致畸形复发,肌腱转位可以 消除导致畸形的始动力量,并将其转换为矫正力量 当存在痉挛时,肌腱完全转位可能导致矫正过度,因此,首选 肌腱劈开部分转位
肌力失衡	观察性步态分析 和仪器测量步 态运动分析	通过评估步态周期支撑相和摆动相胫前肌持续活动表明,胫 前肌是造成畸形的原因。因此,胫前肌劈开移位是首选治疗
患儿的年龄	11 岁 6 个月	在年龄较大的儿童中,复发的可能性很低,因为其生长潜能较 小。关于胫后肌腱转位的研究数据表明,手术时年龄<8 岁 和不能行走患儿的手术失败风险更大[1],对该患儿进行肌腱 转位容易获得满意的结果
畸形的严重程度	中度	肌腱转位的一个重要原则是在转位前恢复足够的运动范围。 因此,该患儿在肌腱转位前必须恢复足的背伸和外翻 恢复活动度的方法包括:软组织延长或松解、截骨术,较少应 用关节融合术。在肌腱转位前,实施软组织延长即可恢复足 的运动。由于畸形不严重,可避免实施中足、后足的截骨术

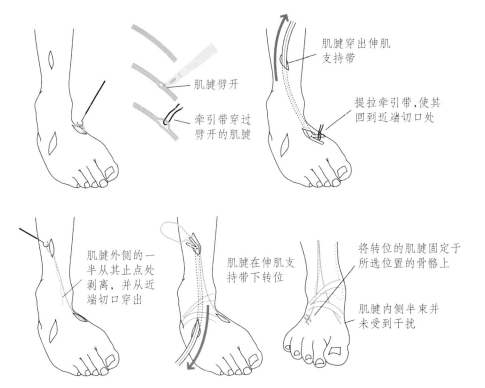

图 51.2　胫前肌劈开移位术的步骤示意图。(Reproduced from Paediatric Orthopaedics—A system of decision-making 2nd Edition)

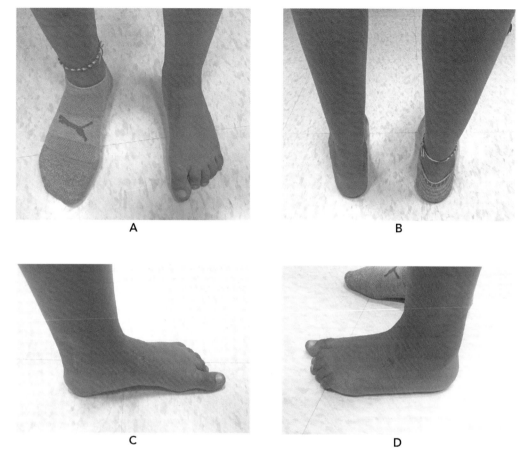

图 51.3　术后 8 个月随访时的临床外观照。

难的,动态肌电图的仪器运动分析可能有助于判断畸形来源[9,10]。可以在皮肤上放置表面电极进行胫前肌的评估,但胫后肌更深,需要在肌腹中放置细针电极才能评估。

动态肌电图研究表明,在偏瘫型脑瘫后遗症的患儿中,1/3 由胫前肌导致畸形,1/3 由胫后肌导致畸形,1/3 由两块肌肉共同导致畸形[10]。

没有动态肌电图的情况下,胫前肌腱转位的指征是基于步态分析和混淆试验得出的。混淆试验(屈肌收缩试验)是患者在对抗阻力的情况下屈曲髋关节来进行的,当踝关节在此动作过程中也发生背伸时,混淆试验呈阳性(图 51.4)[11]。

混淆试验阳性表明胫前肌没有麻痹,能

完成背伸[11]。一些外科医生认为,试验阳性是胫前肌转位的指征。但值得注意的是,试验阳性结果并不能被用来预测该肌肉在步态摆动相的活跃程度[11]。

对此类儿童进行胫前肌劈开转位联合胫骨后肌延长(又称为 Rancho 手术)的临床适应证如下。

● 在步态摆动相和支撑相,后足内翻伴前足内收。

● 通过肌力测试或混淆试验阳性判定胫前肌功能正常[5]。

然而,Michlitsch 等认为,仅发现在不同步态阶段存在后足内翻,并不能准确预测哪块肌肉的异常引发了动态的马蹄内翻足[10]。

尽管许多患儿在手术后可能需要长期

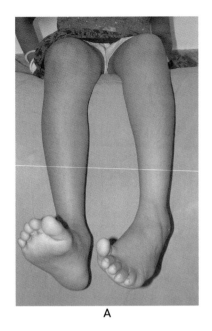
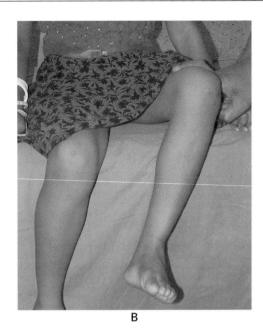

图 51.4　混淆试验：患儿试图背伸踝关节，左踝关节不背伸(A)；当患儿克服阻力屈曲左髋关节时，右踝关节背伸(B)。（Reproduced from Paediatric Orthopaedics—A system of decision-making 2nd Edition.）

穿戴踝足支具，但部分患儿能够像本例患儿一样不再依赖支具。该患儿的被动背伸范围得到恢复，通过治疗和训练，其胫前肌肌力得到了充分强化，有助于足部在摆动相抬离地面。需要随访到患儿骨骼发育成熟时。

参考文献

1. Chang CH, Albarracin JP, Lipton GE, Miller F. Long-term follow-up of surgery for equinovarus foot deformity in children with cerebral palsy. *J Pediatr Ortho.* 2002;22:792–9.
2. Hoffer MM, Reiswig JA, Garrett AM, Perry J. The split anterior tibial tendon transfer in the treatment of spastic varus hindfoot of childhood. *Orthop Clin North Am.* 1974;5:31–8.
3. Hoffer MM, Barakat G, Koffman M. 10-year follow-up of split anterior tibial tendon transfer in cerebral palsied patients with spastic equinovarus deformity. *J Pediatr Orthop.* 1985;5:432–4.
4. Sarıkaya İA, Birsel SE, Şeker A, Erdal OA, Görgün B, İnan M. The split transfer of tibialis anterior tendon to peroneus tertius tendon for equinovarus foot in children with cerebral palsy. *Acta Orthop Traumatol Turc.* 2020;54:262–8.
5. Barnes MJ, Herring JA. Combined split anterior tibial-tendon transfer and intramuscular lengthening of the posterior tibial tendon: Results in patients who have a varus deformity of the foot due to spastic cerebral palsy. *J Bone Joint Surg Am.* 1991;73:734–8.
6. Limpaphayom N, Chantarasongsuk B, Osateerakun P, Prasongchin P. The split anterior tibialis tendon transfer procedure for spastic equinovarus foot in children with cerebral palsy: Results and factors associated with a failed outcome. *Int Orthop.* 2015;39:1593–8.
7. Wu KW, Huang SC, Kuo KN, et al. The use of bioabsorbable screw in a split anterior tibial tendon transfer: A preliminary result. *J Pediatr Ortho B.* 2009;18:69–72.
8. Gasse N, Luth T, Loisel F, Serre A, Obert L, Parratte B, Lepage D. Fixation of split anterior tibialis tendon transfer by anchorage to the base of the 5th metatarsal bone. *Orthop Traumatol Surg Res.* 2012;98:829–33.

9. Perry J, Hoffer MM. Preoperative and postoperative dynamic electromyography as an aid in planning tendon transfers in children with cerebral palsy. *J Bone Joint Surg Am*. 1977;59:531–7.

10. Michlitsch MG, Rethlefsen SA, Kay RM. The contributions of anterior and posterior tibialis dysfunction to varus foot deformity in patients with cerebral palsy. *J Bone Joint Surg Am*. 2006;88:1764–8.

11. Davids JR, Holland WC, Sutherland DH. Significance of the confusion test in cerebral palsy. *J Pediatr Orthop*. 1993;13:717–21.

病例 52：膝关节痉挛——痉挛性脑瘫型膝关节屈曲

David A. Spiegel

病例

患儿，女，12岁，痉挛型双瘫，GMFCS为3级，主诉膝关节弯曲逐渐加重，行走时双膝相互摩擦，且髌骨下极疼痛。日常活动耐受力逐渐下降。患儿既往接受过两次股内收肌、腓肠肌和腘绳肌的肉毒毒素注射治疗，内侧腘绳肌延长手术，以及腓肠肌和比目鱼肌的非选择性切断手术。大多数情况下，患儿需要使用前臂拐杖行走，偶尔使用助行器，长距离活动时需使用轮椅。患儿成绩不错，希望能恢复以前的活动能力且不感到疼痛。

患儿临床表现为反射亢进和阵挛、下肢肌无力、远端运动控制差，而且站立时无法保持平衡。患儿的腓肠肌、股直肌和腘绳肌表现为轻度痉挛。髋关节屈曲挛缩（右侧为20°，左侧为15°），双侧股骨向内扭转（右侧内旋80°，左侧内旋70°），腘绳肌挛缩，双侧腘窝角为80°，膝关节屈曲挛缩（右侧22°，左侧27°）。无明显的胫骨扭转。Silfverskiold试验发现患儿存在腓肠肌挛缩。观察性步态分析可见，在整个步态周期中，双膝关节屈曲严重，关节偏移非常少，呈剪刀步态，骨盆前倾伴屈髋，躯干前倾（图52.1A~C）。患儿以右侧前足和左侧中足着地。右足跟不能着地，左足塌陷，呈扁平外翻状。膝关节X线片提示髌骨高位伴下极应力性骨折（图52.1D，E）。

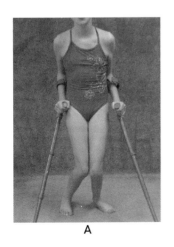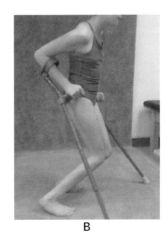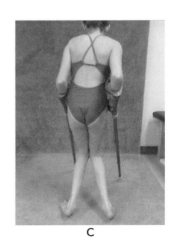

图 52.1 站立位的前视图（A）、侧视图（B）和后视图（C）显示患儿在行走过程中身体各节段的姿态，髋关节和膝关节屈曲，踝关节呈马蹄状。（待续）

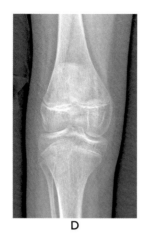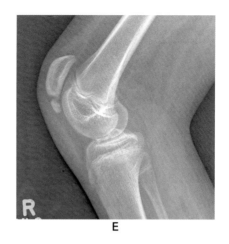

图 52.1(续)　右侧膝关节 X 线片显示髌骨高位及下极应力性骨折(D,E)。

思考

- 需要解决哪些问题?
- 治疗的目标是什么?
- 有哪些可行的治疗方案?
- 有哪些因素会影响治疗方案的选择?
- 基于这些因素,你建议如何治疗该患儿?
- 治疗后需要随访该患儿多久?

需要解决的问题

- 屈膝步态有进展倾向。
- 膝关节前侧疼痛。
- 足内旋步态。

该患儿多层面的神经系统和肌肉骨骼损伤导致异常步态;以下神经系统损伤无法通过矫形外科手术改善:

- 痉挛状态引起的肌张力升高。
- 肌无力。
- 远端选择性运动控制受损。
- 平衡能力异常。

以下肌肉骨骼损伤可以改善:

- 股骨内旋。
- 腘绳肌挛缩。
- 固定的屈膝挛缩。
- 髌骨高位导致显著的股四头肌无力。

- 右侧踝关节马蹄畸形,左足马蹄外翻畸形。

治疗目标

- 改善屈膝步态,阻止病情进展。
- 提高伸膝力量。
- 改善膝前疼痛。
- 改善足内旋步态及膝关节摩擦。
- 改善步行时的支撑条件。

治疗方案

- 屈膝挛缩的治疗方案:

　　○ 物理治疗联合或不联合动态支具的使用,以及系列石膏矫正[1,2]。

　　○ 腘绳肌、后关节囊的软组织松解延长[2,3]。

　　○ 股骨远端的生长诱导技术(可逆性前半骨骺阻滞术)[4]。

　　○ 股骨远端伸展截骨术联合缩短截骨术[5-10]。

- 改善膝关节伸膝肌力的方案。

　　○ 髌腱折叠术。

　　○ 髌腱前移术:

　　　　□ 抵止点骨块远端前移。

　　　　□ 软组织(肌腱)远端前移。

影响治疗选择的因素

- 患儿的年龄
- 既往治疗
- 各种手术方式的效果
- 畸形的程度

表 52.1 概述了基于这些因素的治疗选择。

治疗过程

全身麻醉诱导下，置入硬膜外导管用于术后镇痛。如图 52.2 所示，在麻醉下再次进行体格检查，完成了单次麻醉下多部位下肢手术，目的是在一次麻醉下解决所有肌肉骨骼相关问题。实施双侧股骨远端伸展截骨术（外旋和缩短）伴髌韧带推移、双侧 Strayer 手术（腓肠肌切断）和左足外侧柱延长手术。

术后管理

术后立即以后侧夹板固定下肢，保持膝关节屈曲 30°，同时髋关节屈曲<50°，以避免坐骨神经牵拉损伤。待患儿完全清醒并取出硬膜外导管后，即放宽对肢体的限制。术后 1 周，患儿在门诊接受后续治疗，更换长腿石膏，将膝关节固定于伸直位。术后 6 周，X 线片显示截骨处和髌骨应力性骨折均愈合，而后患者入院接受康复治疗(图 52.3)。

在 3 年的随访过程中，患儿在社区内活动时通过使用前臂拐杖和踝上矫形器完成行走。足推进可保持中线，患儿能足跟着地，站立时膝关节完全伸直，屈髋动作明显减少，躯干呈小幅度前倾。膝关节不再疼痛。图 52.4 显示了在术后第 3 年随访时的体格检

表 52.1 影响治疗选择的因素

因素		对治疗的影响
患儿的年龄	12 岁	患儿剩余的生长潜能有限。兼顾畸形的程度和每个月约 1° 的矫正率，应用生长诱导的方法矫正膝关节固定屈曲的效果有限
		由于生长高峰已出现，不太可能再出现挛缩
既往治疗	已进行过腘绳肌切断	改良腘绳肌延长术可能无效
各种手术方式的效果	腘绳肌延长	腘绳肌是站立相早期重要的髋伸肌，过度延长会导致骨盆前倾，从而造成蹲伏步态
		如果进行股骨远端缩短截骨术，则需要延长腘绳肌
	后关节囊松解	关节囊松解可能导致神经牵张损伤和畸形复发的风险增加
	伸展截骨术	伸展截骨术是通过形成畸形来治疗畸形，尽管这种畸形的临床表现并不明显；理想情况下，可以在截骨前使用系列石膏，将挛缩幅度减小到 20° 或以下
	股骨短缩	股骨短缩可以在矫正屈膝畸形的同时完成，以减少坐骨神经牵拉的风险
畸形的程度	严重畸形	对于轻度畸形，可以通过系列石膏矫形
		对于严重畸形，需要采取系列石膏矫形联合生长调控技术或截骨术，这取决于系列石膏矫形的效果及剩余的生长潜能

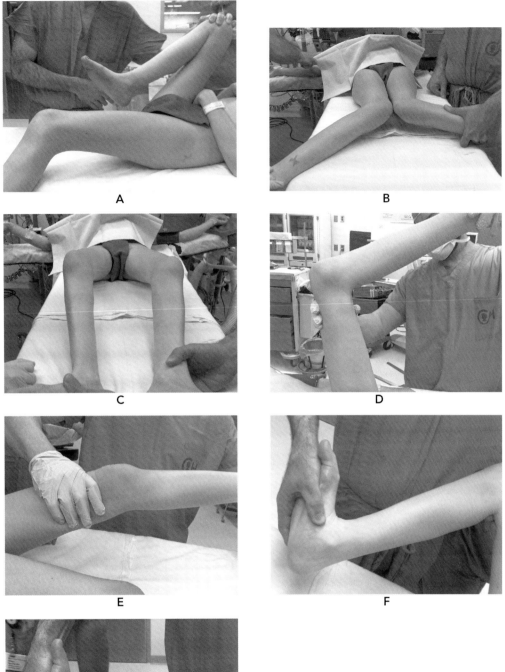

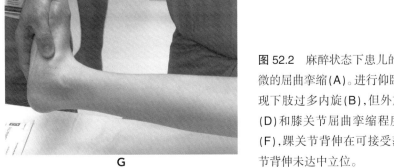

图 52.2 麻醉状态下患儿的体格检查结果:髋关节有轻微的屈曲挛缩(A)。进行仰卧位检查时,在伸髋位可以发现下肢过多内旋(B),但外旋受限(C)。患儿的腘窝角(D)和膝关节屈曲挛缩程度(E)与术前相似。屈膝时(F),踝关节背伸在可接受范围内,但伸膝时(G),踝关节背伸未达中立位。

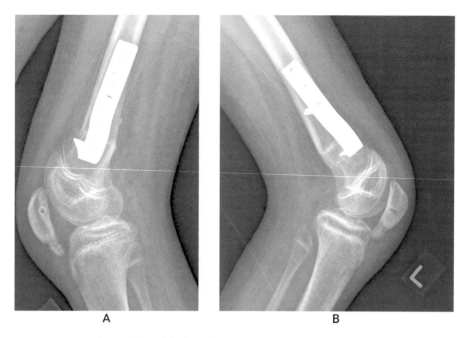

图 52.3　术后 6 周,双膝侧位 X 线片显示髌骨下极的应力性骨折已经愈合。

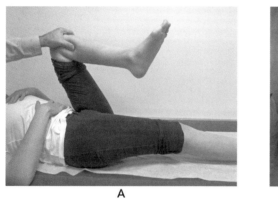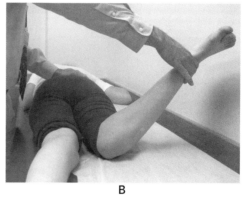

图 52.4　经过 3 年以上的随访,患儿的屈髋挛缩已经较手术时减轻(A)。术中使用钢针沿股骨颈标记,以评估股骨近端扭转时发现患儿双侧髋内旋角度略大于外旋角度(B~F),股骨大转子突出试验估计前倾角约为 20°(D)。(待续)

查情况。患儿的下肢状态在接下来长达 7 年的随访中仍维持良好,那时其已成为一名大学生,但需要使用轮椅来完成长途跋涉。

总结

　　屈膝步态通常是由腘绳肌痉挛或挛缩伴或不伴屈膝挛缩所致。手术治疗应针对膝关节伸直功能丧失的根源。腘绳肌在站立相早期是重要的伸髋肌,在摆动相的作用是减缓膝关节伸直。腘绳肌过度延长可能导致髋关节屈曲和骨盆前倾,这反过来又需要屈曲膝关节来代偿。因此,对于有腘绳肌挛缩的使用助行器的患者,只延长内侧腘绳肌。

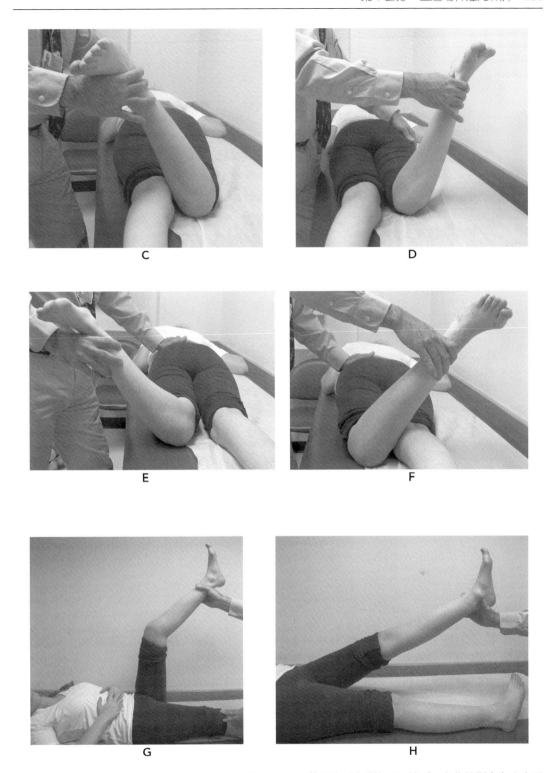

图 52.4(续) 在步态评估中，患儿的髌骨面向前进方向。即使没有进行腘绳肌延长术，患儿的腘窝角也有了显著改善(G)，屈膝畸形也得到了很好的矫正(H)。(待续)

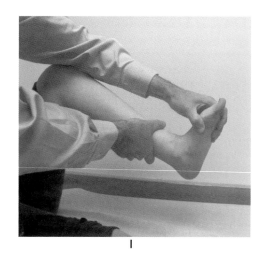
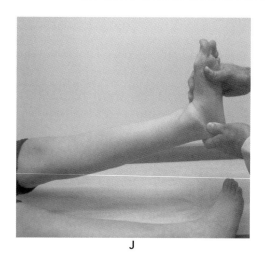

I　　　　　　　　　　J

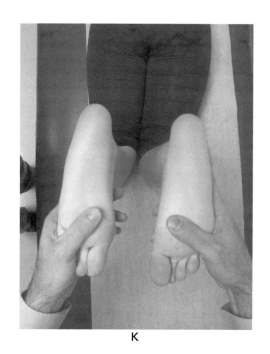

K

图 52.4(续) 当进行膝关节屈伸活动时,踝关节背伸刚好超过中立位(I,J),说明仍残留轻度的马蹄畸形。考虑到患儿选择使用 SMO 而不是 AFO 支具来行走,这可能是有益的。俯卧位检查没有提示胫骨扭转(K)。

轻度的膝关节挛缩可通过系列石膏矫形治疗。采用手法拉伸和石膏矫形治疗中至重度的畸形,目的是在截骨术前将畸形矫正至-20°~-15°。笔者没有做后关节囊松解术的经验,但预计神经牵拉的损伤及复发的风险都高于截骨。坐骨神经损伤是关节囊松解术或截骨一期矫正方案可能面临的风险[3]。大多数研究者采用股骨远端伸展截骨术,通常同时进行短缩截骨术[3,5-9],另有学者报道了仅采用短缩截骨术即可充分矫正[10]。截骨术后骨盆前倾增加(4°~10°)常见[7,8,10],即便同时进行了髂腰肌的肌内延长术也会如此[8]。

股骨远端伸展截骨术的关键作用之一

是通过髌韧带前移或折叠来重新拉紧伸肌结构[9]。

对于因屈膝步态接受治疗的患儿,必须随访至其成年。

参考文献

1. Westberry DE, Davids JR, Jacobs JM, et al. Effectiveness of serial stretch casting for resistant or recurrent knee flexion contractures following hamstring lengthening in cerebral palsy. *J Pediatr Ortho*. 2006;26:109–14.

2. Long JT, Cobb L, Garcia MC, McCarthy JJ. Improved clinical and functional outcomes in crouch gait following minimally invasive hamstring lengthening and serial casting in children with cerebral palsy. *J Pediatr Orthop*. 2020;40:e510–15.

3. Taylor D, Connor J, Church C, Lennon N, Henley J, Niiler T, Miller F. The effectiveness of posterior knee capsulotomies and knee extension osteotomies in crouched gait in children with cerebral palsy. *J Pediatr Orthop B*. 2016;25:543–50.

4. Long JT, Laron D, Garcia MC, McCarthy JJ. Screw anterior distal femoral hemiepiphysiodesis in children with cerebral palsy and knee flexion contractures: A retrospective case-control study. *J Pediatr Orthop*. 2020;40:e873–9.

5. Stout JL, Gage JR, Schwartz MH, Novacheck TF. Distal femoral extension osteotomy and patellar tendon advancement to treat persistent crouch gait in cerebral palsy. *J Bone Joint Surg Am*. 2008;90:2470–84.

6. Boyer ER, Stout JL, Laine JC, Gutknecht SM, Araujo de Oliveira LH, Munger ME, Schwartz MH, Novacheck TF. Long-term outcomes of distal femoral extension osteotomy and patellar tendon advancement in individuals with cerebral palsy. *J Bone Joint Surg Am*. 2018;100:31–41.

7. Klotz MCM, Hirsch K, Heitzmann D, Maier MW, Hagmann S, Dreher T. Distal femoral extension and shortening osteotomy as a part of multilevel surgery in children with cerebral palsy. *World J Pediatr*. 2017;13:353–9.

8. de Morais Filho MC, Blumetti FC, Kawamura CM, Leite JBR, Lopes JAF, Fujino MH, Neves DL. The increase of anterior pelvic tilt after crouch gait treatment in patients with cerebral palsy. *Gait & Posture*. 2018;63:165–70.

9. Sossai R, Vavken P, Brunner R, Camathias C, Graham HK, Rutz E. Patellar tendon shortening for flexed knee gait in spastic diplegia. *Gait Posture*. 2015;41:658–65.

10. Park H, Park BK, Park KB, Abdel-Baki SW, Rhee I, Kim CW, Kim HW. Distal femoral shortening osteotomy for severe knee flexion contracture and crouch gait in cerebral palsy. *J Clin Med*. 2019;8:1354.

病例 53：髋关节痉挛——痉挛性脑瘫型髋关节屈曲

David A. Spiegel

病例

患儿，男，8 岁，有痉挛性三瘫的病史，表现为进行性步态紊乱和耐力丧失。患儿曾接受过物理治疗、系列石膏矫形和肉毒杆菌注射治疗，目前使用带铰链的踝足支具，并需要使用后侧助行器来辅助行走，夜间配戴动态膝关节伸直支具。尽管如此，患儿还是出现了进行性的膝关节屈曲，并用足趾行走。患儿膝关节前方偶尔出现疼痛，容易疲劳。由 GMFCS 3 级恶化到 GMFCS 4 级。

观察性步态分析发现，患儿使用助行器行走时，整个步态周期中髋关节和膝关节均发生屈曲，并且移动很少（图 53.1）。患儿以足尖行走，在摆动相存在足趾拖拽，伴轻微的剪刀步，足部前进角未发生偏移。

仰卧位检查时，患儿右侧髋关节被动外展 10°，左侧 15°，左侧髋关节屈曲挛缩 20°，右侧 30°（图 53.2）。双侧髋关节内旋约 70°，外旋约 20°。双侧腘窝角为 60°，膝关节固定屈曲挛缩 20°。双膝关节屈曲时，足背伸超过中立位约 10°，双膝关节伸直时，足背伸距离中立位约 10°。患儿双侧髌骨高位，内收肌、腘绳肌和腓肠肌–比目鱼肌张力升高，选择性运动控制欠佳，双下肢完全无力。

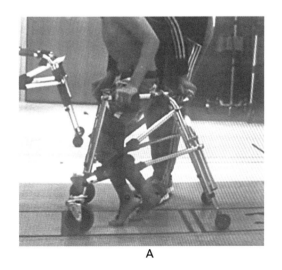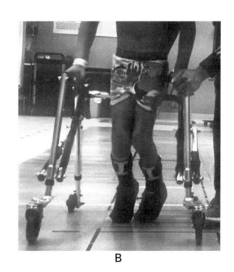

| A | B |

图 53.1　患儿步态的侧视图（A）和正视图（B）。在整个步态周期中，患儿的髋关节和膝关节屈曲，且呈马蹄步态，有轻微的剪刀步态，左侧较右侧明显。

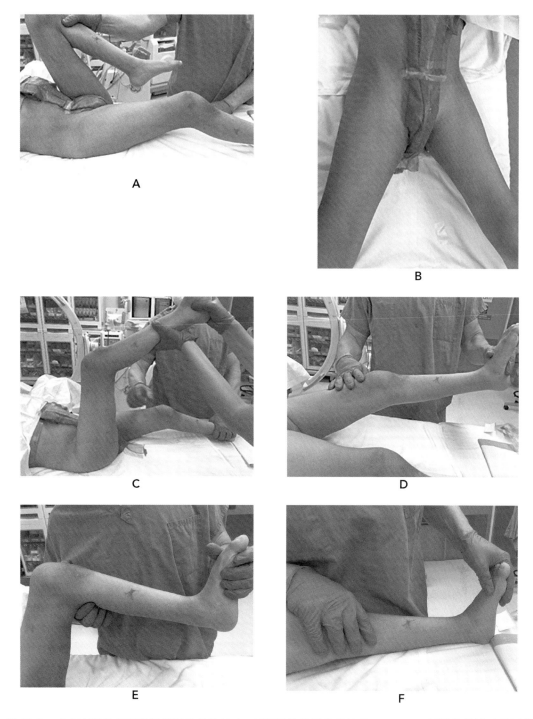

图 53.2　术中麻醉状态下进行仰卧位体格检查，双侧髋关节屈曲挛缩约 30°(A)，双侧髋关节被动外展约 15°(B)，腘窝角约为 60°(C)，膝关节屈曲畸形约 20°(D)，屈膝时双踝背伸 10°(E)，伸膝时双踝背伸-10°(F)。

思考

- 需要解决哪些问题？

- 治疗的目标是什么？
- 有哪些可行的治疗方案？
- 有哪些因素会影响治疗方案的选择？

- 基于这些因素,你建议如何治疗该患儿?
- 治疗后需要随访该患儿多久?

需要解决的问题

- 多水平的神经系统和肌肉骨骼损伤。
- 超出骨科干预范围的神经功能障碍:
  ○ 肌张力升高。
  ○ 明显的潜在肌无力。
  ○ 选择性运动控制缺乏。
  ○ 平衡能力障碍。
- 肌肉骨骼损伤:
  ○ 双侧髋关节屈曲挛缩。
  ○ 双侧髋关节内收挛缩。
  ○ 双侧腘绳肌挛缩。
  ○ 双侧固定性膝关节屈曲挛缩。
  ○ 双侧髌骨高位伴股四头肌无力。
  ○ 双侧股骨内旋(轻度)。

治疗目标

- 矫正畸形,患儿希望在支具辅助下恢复到以前的功能水平,即恢复有限的行走能力。
- 在单次麻醉下处理所有的肌肉骨骼

损伤。

治疗方案

- 物理治疗。
- 髂腰肌的软组织延长或松解术。
- 股骨近端伸直截骨术。

影响治疗选择的因素
• 步态恶化
• 需要解决膝关节屈曲畸形
• 步态支撑相时髋关节伸展不足
• 髋关节屈曲挛缩的严重程度

表 53.1 概述了基于这些因素的治疗选择。

治疗过程

该患儿接受了系列石膏矫正膝关节畸形的治疗。在最大伸膝位以长腿石膏固定,1周后楔形撑开(图 53.3),第 2 周更换新的石膏。屈膝畸形改善至 15°~20°。

表 53.1　影响治疗选择的因素

因素		对治疗的影响
步态恶化	明显加重的步态恶化	通过干预来逆转某些病变,避免行走能力进一步恶化
需要解决膝关节屈曲畸形	膝关节屈曲畸形严重,需要矫正	膝关节伸直可能会导致骨盆前倾增加,这是由于腘绳肌会被削弱并使重心前移。减轻髋关节屈曲挛缩应该有助于减轻这些问题,并改善髋关节的肌力平衡
步态支撑相时髋关节伸展不足	髋关节存在固定屈曲挛缩	由于存在静止性肌肉挛缩,延长髂腰肌腱是必需的。远端的问题也需要解决,包括膝关节屈曲和踝关节马蹄畸形,因为其有助于髋关节屈曲
髋关节屈曲挛缩的严重程度	中重度畸形(分别为20°和30°)	髂腰肌延长足够
患儿的活动状态	使用家用助行器	在能行走的儿童中,髂腰肌在骨盆内缘处松解。而在不能行走的儿童中,可从小转子处松解髂腰肌腱

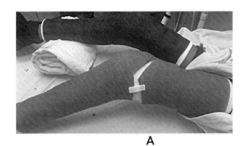

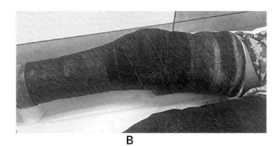

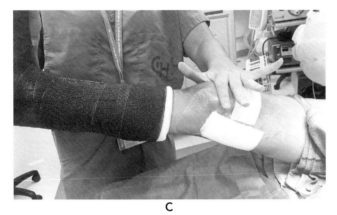

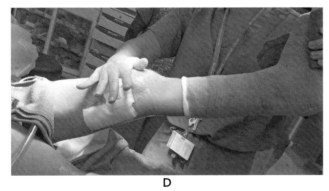

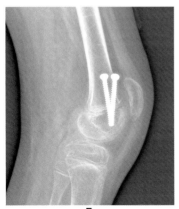

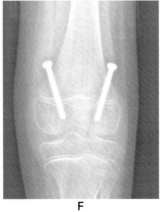

图 53.3　固定的膝关节屈曲挛缩通过系列石膏固定部分矫正，第 1 周以石膏固定，第 2 周楔形撑开矫正(A)，第 3 周更换石膏(B)。手术时挛缩改善了 30° 以上，腘绳肌延长后，最终屈曲畸形 10°~15° (C,D)。通过物理治疗和股骨远端生长调控(E,F)来矫正残余畸形，其本质上是通过造成轻度畸形来治疗屈膝畸形。可选择在关节两侧骺板前方放置钢板和螺钉，笔者近期习惯使用空心螺钉固定。矫正程度通常为每个月 1° 左右。

除了在骨盆内缘切断髂腰肌以外(图53.4),患儿还接受了双侧内收肌腱切断术、双侧腘绳肌内侧切断术(半腱肌和股薄肌)、双侧股骨远端前侧半骺固定术（使用螺钉）和双侧腓肠肌切断术(Strayer 手术)。

术后管理

以关节固定支具固定,允许患儿术后即刻负重。治疗包括每天 4 小时俯卧,内收肌、腘绳肌和髋屈肌伸展。术后 6 周拆除石膏,更换为 AFO 支具。最初选择使用地面反应支具或防蹲伏支具,并争取逐步更换为带有动态调节反馈铰链的 AFO 支具。铰链可以收紧,实现踝关节背伸角度微调。随访 1 年以上,髋关节屈曲挛缩得到良好矫正,无复发迹象。

总结

在步态支撑相,髋关节伸展受限可能会妨碍下肢向前推进。髋关节屈曲会导致摆动相时下肢发生内旋,这是由于当髋关节屈曲时,内旋肌群的动力增强。

对髂腰肌复合体延长术的适应证仍有争议;Sutherland 等建议将"骨盆过度前倾和髋关节过度动态屈曲或髋关节屈曲挛缩"作为松解指征[1,2],而 Mallet 等则建议髋关节屈曲挛缩>20°[3]。

已报道了不同的髂腰肌复合体延长手术[1,2-4,6-8]。Bleck 强调,在小转子处松解髂腰肌会导致明显无力,尤其是在爬楼梯等活动中,可能会降低肢体向前推进的能力,因此,建议在股骨颈水平松解髂肌和髂腰肌腱,并将其分别缝合到髋关节囊近端前方[7]。笔者首选的技术类似 Sutherland 等的技术,但略向近端,且通过髂腹股沟入路的中段进行操作,切开腹股沟韧带上方的深筋膜[9]。切口起自 ASIS 和耻骨结节之间,止于股动脉触诊点外侧。深层显露首先穿过腹外斜肌腱膜的筋膜,然后第二层经过腹内斜肌和腹横肌筋膜层,保留组织包膜方便随后缝合。避免损伤股外侧皮神经,其通常位于 ASIS 内侧 1~2cm。股神经直接显露,可以牵开和保护。从内侧可触及髂耻筋膜和其中的股部血管。随后可识别和松解髂腰肌腱。

髂腰肌延长术的结果难以验证,因为该手术通常只是单次多平面下肢手术的一部分,与许多其他手术同时进行[1,2-4,6-8]。

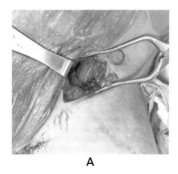
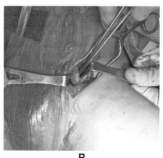

A　　　　　　B

图 53.4　经髂腹股沟中段入路行髂腰肌内延长术(A,B)。(A)左侧箭头标识位于切口下方内侧,是经股动脉的触诊标记,而圆圈标识位于切口上方外侧,为髂前上棘标记。打开深筋膜后,可以看到股神经位于肌肉的前方。可以分离神经并将其向外侧牵开(B),显露深面的髂腰肌腱,并在肌肉内松解延长。

参考文献

1. Skaggs DL, Kaminsky CK, Eskander-Rickards E, Reynolds RA, Tolo VT, Bassett GS. Psoas over the brim lengthenings: Anatomic investigation and surgical technique. *Clin Orthop Relat Res*. 1997;339:174–9.

2. Sutherland DH, Zilberfarb JL, Kaufman KR, Wyatt MP, Chambers HG. Psoas release at the pelvic brim in ambulatory patients with cerebral palsy: Operative technique and functional outcome. *J Pediatr Orthop*. 1997;17:563–70.

3. Mallet C, Simon AL, Ilharreborde B, Presedo A, Mazda K, Penneçot GF. Intramuscular psoas lengthening during single-event multi-level surgery fails to improve hip dynamics in children with spastic diplegia: Clinical and kinematic outcomes in the short- and medium-terms. *Orthop Traumatol Surg Res*. 2016;102:501–6.

4. Morais Filho MC, de Godoy W, Santos CA. Effects of intramuscular psoas lengthening on pelvic and hip motion in patients with spastic diparetic cerebral palsy. *J Pediatr Orthop*. 2006;26:260–4.

5. Novacheck TF, Trost JP, Schwartz MH. Intramuscular psoas lengthening improves dynamic hip function in children with cerebral palsy. *J Pediatr Orthop*. 2002;22:158–64.

6. Rethlefsen SA, Lening C, Wren TA, Kay RM. Excessive hip flexion during gait in patients with static encephalopathy: An examination of contributing factors. *J Pediatr Orthop*. 2010;30:562–7.

7. Bleck EE. Postural and gait abnormalities caused by hip-flexion deformity in spastic cerebral palsy: Treatment by iliopsoas recession. *J Bone Joint Surg Am*. 1971;53:1468–88.

8. Bialik GM, Pierce R, Dorociak R, Lee TS, Aiona MD, Sussman MD. Iliopsoas tenotomy at the lesser trochanter versus at the pelvic brim in ambulatory children with cerebral palsy. *J Pediatr Orthop*. 2009;29:251–5.

9. Gittings DG, Dattilo JR, Fryhofer G, Donegan DJ, Baldwin KD. Treatment of hip flexion contractures with psoas recession through the middle window of the ilioinguinal approach. *J Bone Joint Surg Am*. 2017;7:e25:1–7.

病例 54：前臂和手部痉挛

Hitesh Shah，Benjamin Joseph

病例

患儿，女，10 岁，因右手功能受损而就诊，表现为不能用右手拿东西或写字。患儿有右侧偏瘫性脑瘫，一直在接受定期的物理治疗。患儿的智商高达 110，在主流学校就读，学习成绩也不错。

患儿前臂旋前，腕关节屈曲伴尺偏（图54.1）。患儿的旋前圆肌、指屈肌和尺侧腕屈肌存在痉挛。腕和手部其他肌肉无固定性挛缩，可以被动地完全矫正至正常。前臂旋后肌和腕伸肌无力。右手的抓握动作是在腕关节屈曲的情况下完成的（图 54.2A），握力非常差。当腕关节屈曲时，松手动作正常（图54.2B）。当腕关节背伸时，右手的抓握动作和握力都有所改善。当腕关节稳定在 10°背伸时，所有手指都完全伸展，因此，松手动作没有异常（图54.3）。手的精细感觉正常，两点辨别力小于 10mm。

思考

- 需要解决哪些问题？
- 治疗的目标是什么？
- 有哪些可行的治疗方案？
- 有哪些因素会影响治疗方案的选择？
- 基于这些因素，你建议如何治疗该患儿？
- 治疗后需要随访该患儿多久？

需要解决的问题

- 抓握无力。
- 前臂和腕关节畸形：
  ○ 前臂旋前。
  ○ 腕关节屈曲伴尺偏。

治疗目标

- 改善抓握。
- 矫正前臂和手部畸形。

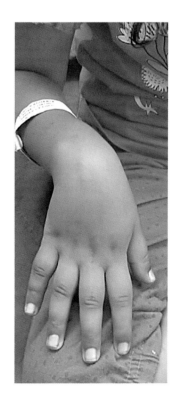

图 54.1　右前臂旋前，腕关节屈曲伴尺偏。

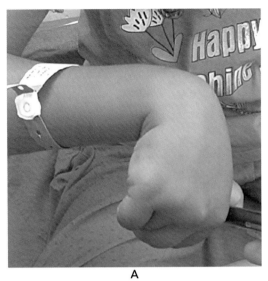
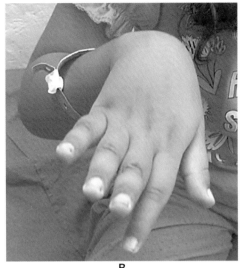

图 54.2　患儿只能在腕关节屈曲的姿势下抓握(A)，在腕关节屈曲的姿势下松开(B)。

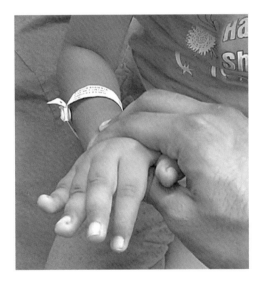

图 54.3　患儿腕部保持 10°伸展时能够很好地松开手指。

治疗方案

- 改善抓握。
  - 提升伸腕肌力：
    - 肌腱转位至伸腕肌(桡侧腕长伸肌及桡侧腕短伸肌)。
  - 降低屈腕肌力：
    - 尺侧腕屈肌的松解或转位，这是变形力的主要来源。
- 矫正前臂旋前：
  - 旋前肌松解。
  - 尺侧腕屈肌在尺骨内侧缘转位至桡侧腕短伸肌[1-3]。
- 矫正腕关节屈曲和尺偏：
  - 尺侧腕曲肌松解或转位。

影响治疗选择的因素
• 患儿的年龄
• 挛缩的表现
• 患儿抓握和松手的能力
• 患儿的智力
• 腕关节保持背伸位时松开手指的能力
• 手指和手掌的感觉

表 54.1 概述了基于这些因素的治疗选择。

表 54.1　影响治疗选择的因素

因素		对治疗的影响
患儿的年龄	10 岁	该年龄段的儿童在术后康复和肌腱再训练阶段可以配合
		治疗不能再推迟,因为痉挛的肌肉很可能发展成为静态挛缩
挛缩的表现	不存在挛缩	适合在不进行任何软组织松解的情况下进行肌腱转位
患儿抓握和松手的能力	患儿能抓握和松手,但稍显笨拙	如果患儿具备抓握和松手的能力,预期治疗后功能可以改善
患儿的智力	智力良好	能够配合肌腱转位后的康复治疗
腕关节保持背伸位时松开手指的能力	可能有良好的松开手指的能力	将尺侧腕屈肌转位到桡侧腕短伸肌只适用于腕关节背伸时能松开手指的儿童[1]
手掌和手指的感觉	两点辨别力小于 10mm	感觉正常且两点辨别<10mm 儿童的功能更可能改善

治疗过程

治疗时将尺侧腕屈肌转位至桡侧腕短伸肌和腕长伸肌。在前臂内侧做一个长切口,从豌豆骨向近端延伸,找到尺侧腕屈肌腱和尺血管神经束。

保护血管神经束并将其牵开。将尺侧腕屈肌腱从其豌豆骨的附着处分离,并且小心地松解尺骨远端附着的肌纤维。在手腕背侧 Lister 结节的外侧做另一个小切口。通过用拉钩牵拉肌腱时出现腕关节的伸展动作来识别桡侧腕短伸肌和桡侧腕长伸肌。从尺骨内侧缘旁的第二个切口将肌腱隧道器穿过内侧肌间隔中的纵向间隙,抓住尺侧腕屈肌腱的游离端并牵拉回到背侧切口中。保持前臂旋后,伸展腕关节,将尺侧腕屈肌腱穿过桡侧腕短伸肌和桡侧腕长伸肌,在保持张力的状态下缝合(图 54.4)。

维持屈肘 90°,以肘上石膏固定,并维持前臂在中立位,同时腕关节背伸 10°。6 周后拆除石膏,再开始肌肉训练。患儿的手部功能获得改善。术后 3 年,畸形得到了良好矫正,抓握能力显著提高(图 54.5),患儿现在可以进行双手活动。患儿及其父母都对结果非常满意。

随访

需要随访至患儿骨骼成熟,以确保矫正得以维持。

总结

尺侧腕屈肌是一块在腕关节屈曲和伸展时正常运作的肌肉。尺侧腕屈肌转位到桡侧腕短伸肌是为了使其强化并提高抓握能力;理想情况下,这应该涉及转位肌肉的相位转换。然而,肌电图分析表明,尽管临床效果良好,但进行这种肌腱转位后很少发生相位转换[5]。

一部分儿童可能在晚期又出现畸形,特

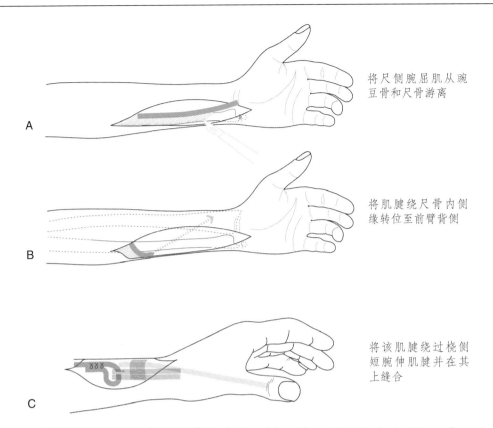

将尺侧腕屈肌从豌
豆骨和尺骨游离

将肌腱绕尺骨内侧
缘转位至前臂背侧

将该肌腱绕过桡侧
短腕伸肌腱并在其
上缝合

图 54.4　尺侧腕屈肌转位到腕伸肌的示意图。（Adapted from Figure 65.4, Paediatric Orthopaedics—A system of decision-making.）

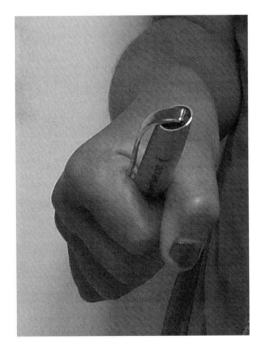

别是发生在生长加速后,其原因是转位肌腱的生长与骨骼生长不同步[6]。因此,要求对接受该手术的患儿进行密切的随访,直至其骨骼发育成熟。

由于脑瘫的主要特征是运动障碍,因此,通常认为感觉障碍不会发生。此类患儿可能存在轻微的感觉障碍,包括立体感差、纹理识别能力差和两点辨别能力减弱。当脑瘫患儿两点辨别力>10mm 时,上肢肌腱转位后的功能结果可能较差[4]。

图 54.5　末次随访时,患儿前臂处于中立位时抓握正常。

参考文献

1. Thometz JG, Tachdjian M. Long-term follow-up of the flexor carpi ulnaris transfer in spastic hemiplegic children. *J Pediatr Orthop*. 1988 Jul–Aug;8(4):407–12. doi: 10.1097/01241398-198807000-00005. PMID: 3392191.

2. Bansal A, Wall LB, Goldfarb CA. Cerebral palsy tendon transfers: Flexor carpi ulnaris to extensor carpi radialis brevis and extensor pollicis longus reroutement. *Hand Clin*. 2016 Aug;32(3):423–30. doi: 10.1016/j.hcl.2016.03.010. Epub 2016 May 21. PMID: 27387086.

3. Wolf TM, Clinkscales CM, Hamlin C. Flexor carpi ulnaris tendon transfers in cerebral palsy. *J Hand Surg Br*. 1998 Jun;23(3):340–3. doi: 10.1016/s0266-7681(98)80054-5. PMID: 9665522.

4. Goldner JL, Ferlic DC. Sensory status of the hand as related to reconstructive surgery of the upper extremity in cerebral palsy. *Clin Orthop Relat Res*. 1966 May–Jun;46:87–92. PMID: 5915119.

5. Van Heest A, Stout J, Wervey R, Garcia L. Follow-up motion laboratory analysis for patients with spastic hemiplegia due to cerebral palsy: Analysis of the flexor carpi ulnaris firing pattern before and after tendon transfer surgery. *J Hand Surg Am*. 2010 Feb;35(2):284–90. doi: 10.1016/j.jhsa.2009.10.004. Epub 2009 Dec 22. PMID: 20022711.

6. Patterson JM, Wang AA, Hutchinson DT. Late deformities following the transfer of the flexor carpi ulnaris to the extensor carpi radialis brevis in children with cerebral palsy. *J Hand Surg Am*. 2010 Nov;35(11):1774–8. doi: 10.1016/j.jhsa.2010.07.014. PMID: 20888146.

第 **9** 部分

骨骼和骨板疾病

病例 55：婴幼儿胫骨内翻（Blount 病）

Randall T. Loder

病例

患儿,女,4 岁 1 个月,因膝内翻逐渐加重伴轻微疼痛而就诊。结合临床表现及影像学检查不考虑为佝偻病,患儿的身高和身体比例正常。患儿体形肥胖,在体格检查时不愿被触碰。站立位正位 X 线片显示双侧胫骨内翻,Langenskiöld 分期为左侧 II 期,右侧 III 期(图 55.1)[1,2]。

思考

- 需要解决哪些问题?
- 治疗的目标是什么?
- 有哪些可行的治疗方案?
- 有哪些因素会影响治疗方案的选择?
- 治疗后需要随访该患儿多久?

需要解决的问题

- 双下肢持续进展的胫骨近端内翻畸形。
  - 并发症的风险:
    - 畸形复发。
    - 胫骨近端内侧骨骺早闭的风险。
    - 肢体不等长。

治疗目标

- 矫正内翻畸形。
- 关注并发症(如畸形复发、肢体不等长、胫骨近端骨骺早闭)。

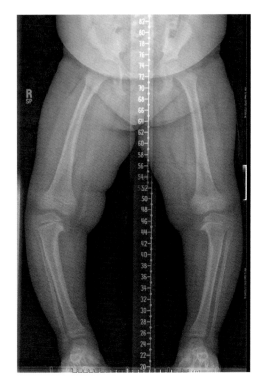

图 55.1 站立位正位 X 线片显示双侧胫骨近端改变, 提示婴幼儿胫骨内翻,Langenskiöld 分期为左侧 II 期,右侧 III 期。没有代谢性骨病或骨骼发育不良的特征。

治疗方案

- 生长调控。
- 胫腓骨近端截骨术:
  - 经皮交叉克氏针固定。
  - 外固定。
  - 坚强内固定。

影响治疗选择的因素

- 患儿的年龄
- 疾病的分期（Langenskiöld 分期）
- 畸形的严重程度
- 可能存在的手术并发症
- 患儿的依从性及与治疗团队合作的可能性
- 患儿的体形

表 55.1 概述了基于这些因素的治疗选择。

治疗过程

- 最初，使用 8 字钢板、螺钉进行生长调控（临时行胫骨近端外侧半骨骺阻滞术）。
- 术后 4 个月，患儿父母对矫正效果不满意，并希望获得更好的矫正效果。因此，患儿在 4 岁 6 个月时接受了胫骨和腓骨截骨内固定术（图 55.2），并刻意进行轻度过度矫正，同时进行了预防性的前侧筋膜间室切开术。

- 治疗结束时取出了生长调控内固定装置。患儿 9 岁 2 个月时，左侧表现为持续的轻微过度矫正，但右侧对线良好（图 55.3）。

尽管笔者建议定期对患儿进行随访，但其父母直到患儿 13 岁 8 个月时才将其带来复诊。患儿右膝关节髌骨周围有些疼痛，但没有关节内疼痛。患儿的父母对其畸形没有任何担心。患儿骨骼成熟时的最终 X 线片（图 55.4）显示，右侧轻微的内翻畸形复发，左侧残余轻微的过度外翻。

随访

- 有必要随访至患儿骨骼发育成熟，需要监测以下情况：
  - 是否存在畸形复发或过度矫正[8]。
  - 是否存在胫骨近端骨骺早闭。
  - 是否存在下肢不等长。

表 55.1　影响治疗选择的因素

因素		对治疗的影响
患儿的年龄	4 岁	在这个年龄段，选择使用生长调控手术是可行的（使用张力带原理的 8 字钢板或螺钉）[3,4]
Langenskiöld 分期	Ⅱ 期、Ⅲ 期	如果生长调控方法失败，胫骨近端截骨术是可行的[5,6]
畸形的严重程度	不严重	从这一点考虑，矫正畸形可以通过侵入性较小的方式进行干预，如生长调控技术
可能存在的手术并发症	骨筋膜室综合征	与常规的胫骨近端截骨术相比，生长调控方法的创伤更小，并发症风险更低（尤其是发生骨筋膜室综合征的风险）[1-4]
患儿的依从性	不太可能合作，因为患儿连体格检查都很排斥	如果患儿不能配合，不建议行外固定
患儿的体形	肥胖	在肥胖儿童中，使用交叉克氏针或外固定发生针道感染的风险更高 体形肥胖导致交叉克氏针固定的效果不太理想

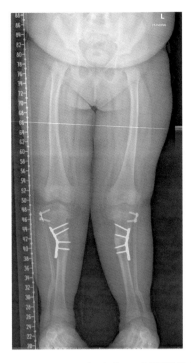

图 55.2 患儿 4 岁 11 个月时，双侧胫腓骨截骨术后 5 个月的 X 线片。

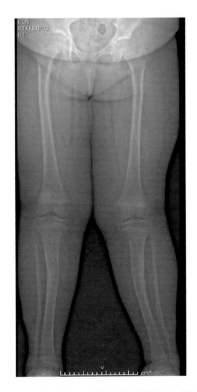

图 55.3 患儿 9 岁 2 个月时的下肢站立位正位 X 线片。值得注意的是，双侧胫骨近端内侧骨骺的 Blount 病变显著修复和愈合。

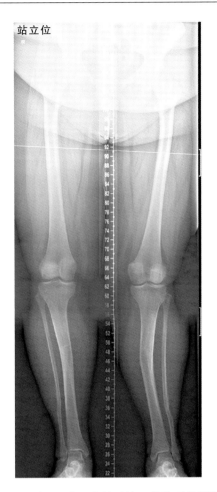

图 55.4 患儿 13 岁 8 个月时的 X 线片可见骨骺完全闭合，右侧轻微内翻，左侧轻微外翻。

参考文献

1. Greene WB. Infantile tibia vara. *J Bone Joint Surg [Am]*. 1993;75-A(1):130–43.
2. Birch JG. Blount disease. *J Am Acad Orthop Surg*. 2013;21(7):408–18.
3. Heflin JA, Ford S, Stevens P. Guided growth for tibia vara (Blount's disease). *Medicine*. 2016;95(41): e4951(1–7).
4. Sabharwal S, Sabharwal S. Treatment of infantile Blount disease: An update. *J Pediatr Orthop*. 2019;37(6 S2):S26–31.
5. Loder RT, Johnston II CE. Infantile tibia vara. *J Pediatr Orthop*. 1987;7:639–46.
6. Schoenecker PL, Meade WC, Pierron RL, Sheridan JJ, Capelli AM. Blount's disease: A retrospective review and recommendations for treatment. *J Pediatr Orthop*. 1985;5:181–6.
7. Richard HM, Nguyen DC, Birch JG, Roland SD, Samchukov MK, Cherkashin AM. Clinical implications of psychosocial factors on pediatric external fixation treatment and recommendations. *Clin Orthop*. 2015;473(10):3154–62.
8. LaMont LE, McIntosh AL, Jo CH, Birch JG, Johnston CE. Recurrence after surgical intervention for infantile tibia vara: Assessment of a new modified classification. *J Pediatr Orthop*. 2019;39(2):65–70.

病例 56：Perthes 病

Benjamin Joseph，Hitesh Shah

病例

患儿，男，6 岁 9 个月，左腹股沟区疼痛伴跛行 2 个月。疼痛发作前无外伤史、发热或全身症状。体格检查发现左侧髋关节外展和内旋受限；而其他活动与对侧髋关节接近。全身系统检查正常。骨盆正位 X 线片显示左侧髋关节 Perthes 病早期征象，股骨头骨骺整体扁平且硬化。正位和 Lauenstein 侧位 X 线片均无碎裂的表现，表明疾病仍处于缺血坏死期晚期（Ⅰ b 期，改良 Waldenstrom 分期）[1]。髋关节内侧间隙增宽，股骨头向外突出（图 56.1）。

思考

- 需要解决哪些问题？

- 治疗的目标是什么？
- 有哪些可行的治疗方案？
- 有哪些因素会影响治疗方案的选择？
- 基于这些因素，你建议如何治疗该患儿？
- 治疗后需要随访该患儿多久？

需要解决的问题

- 髋关节活动受限。
- 引起股骨头不可逆性变形的危险因素：
  - 全股骨头骨骺受累。
  - 股骨头突出于髋臼缘之外。
- 由于全股骨头骨骺受累，存在股骨头骺板早闭及大转子过度生长的风险。

治疗目标

- 恢复髋关节的正常活动度。
- 防止股骨头变形（如维持股骨头球形

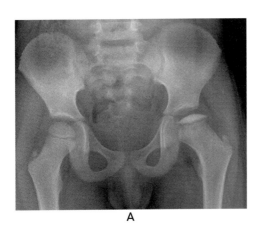
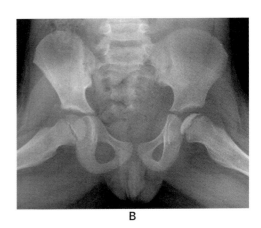

A B

图 56.1　骨盆正位 X 线片和 Lauenstein 蛙式侧位 X 线片显示左侧髋关节股骨头骨骺整体硬化及扁平表现。髋关节内侧间隙增宽，股骨头突出，股骨头骨骺未见碎裂。

形状并避免股骨头变得膨大）。

- 防止大转子过度生长。

治疗方案

- 恢复关节活动度：
  - 物理治疗。
  - 膝上皮肤牵引。
  - Petrie 石膏（"扫帚样"外展石膏）。
  - 软组织松解（内收肌松解，内侧关节囊切开）
- 防止股骨头变形。
  - 通过以下方法实现股骨头的包容治疗：
    - 外展石膏/支具（A 型支具）[2]。
    - 股骨近端内翻去旋转截骨术[3]。
    - 骨盆截骨术（Salter 截骨术、三联截骨、造盖术）[4-6]
- 避免大转子过度生长：
  - 大转子骨骺阻滞术。

> **影响治疗选择的因素**
>
> - 发病时年龄
> - 病程所处阶段
> - 股骨头骺受累范围
> - 是否存在突出
> - 髋关节活动度

表 56.1 概述了基于这些因素的治疗选择。

治疗过程

最初的治疗是卧床休息，行膝上皮肤牵引 1 周。1 周后，左侧髋关节活动度恢复正常。然后患儿接受了股骨转子下开放楔形截骨术及大转子骨骺阻滞术。利用预弯的动态加压接骨钢板使截骨远端内翻外旋 20°。最近端螺钉经过大转子骺板（图 56.2）。

表 56.1 影响治疗选择的因素

因素		对治疗的影响
发病时年龄	6 岁 9 个月	对于发病时年龄小于 7 岁的患儿，除非已发生股骨头突出，否则不需要进行干预。该患儿存在股骨头突出，存在包容治疗指征[7]
病程所处阶段	I b 期	要想成功防止股骨头变形，应在 II a 期前进行干预（即在疾病的早期）。由于该患儿目前处于 I b 期，是早期包容的对象[8]
股骨头骨骺受累范围	全股骨头骨骺缺血	如股骨头骨骺缺血范围≥1/2，必须考虑行包容干预。该患儿全股骨头骨骺缺血，因此，需行包容治疗[9]
是否存在突出	存在突出	决定是否对 Perthes 病髋关节进行干预的最重要因素之一是股骨头是否存在突出[9]。该患儿存在突出，需通过包容治疗来逆转股骨头突出
髋关节活动度	髋关节活动度不正常，外展内旋受限	要想保证包容治疗效果，须在包容治疗前恢复髋关节活动度，并在包容治疗后加以维持。该患儿在包容治疗前改善了关节活动度

术后管理

未使用外固定石膏或支具。使用拐杖免负重行走,直至修复晚期(Ⅲb 期)。

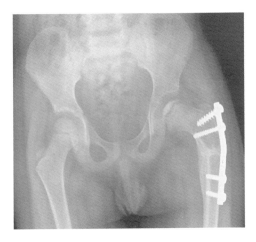

图 56.2 股骨近端内翻去旋转截骨术后 6 周,骨盆正位 X 线片显示已实现了良好包容。截骨处愈合良好。

随访

定期随访该患儿至股骨头病变愈合,取出内固定物(图 56.3)。继续随访至患儿骨骼发育成熟并行详细评估。患儿没有任何症状,行走正常,无跛行,髋关节活动度正常,髋外展肌力正常,能正常下蹲及盘腿而坐。髋关节 X 线片与站立位全长 X 线片显示股骨头呈球形,与髋臼匹配。无大转子过度生长。下肢机械轴正常,下肢等长(图 56.4)。

总结

所有治疗目标均得以实现,这或许得益于在疾病早期进行了包容治疗。

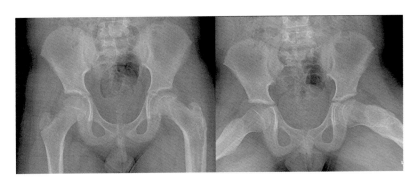

图 56.3 股骨头病变已完全愈合,内固定物已取出。

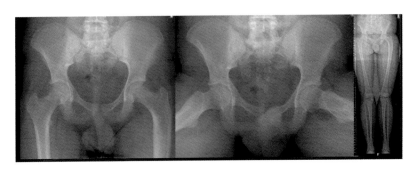

图 56.4 患儿骨骼发育成熟时,股骨头呈球形,无大转子上移,下肢等长。

参考文献

1. Hyman JE, Trupia EP, Wright ML, et al. Interobserver and intraobserver reliability of the modified Waldenström classification system for staging of Legg-Calvé-Perthes disease. *J Bone Joint Surg Am.* 2015;97(8):643–50. doi: 10.2106/JBJS.N.00887.
2. Rich MM, Schoenecker PL. Management of Legg-Calvé-Perthes disease using an A-frame orthosis and hip range of motion: A 25-year experience. *J Pediatr Orthop.* 2013;33(2):112–19. doi: 10.1097/BPO.0b013e318281ab44.
3. Copeliovitch L. Femoral varus osteotomy in Legg-Calve-Perthes disease. *J Pediatr Orthop.* 2011;31(2 Suppl):S189–91. doi: 10.1097/BPO.0b013e318223b55c.
4. Salter RB. The present status of surgical treatment for Legg-Perthes disease. *J Bone Joint Surg Am.* 1984;66:961–6.
5. Sponseller PD, Desai SS, Millis MB. Comparison of femoral and innominate osteotomies for the treatment of Legg-Calve-Perthes disease. *J Bone Joint Surg Am.* 1988;70:1131–9.
6. Yoo WJ, Choi IH, Cho TJ, Chung CY, Shin YW, Shin SJ. Shelf acetabuloplasty for children with Perthes' disease and reducible subluxation of the hip: Prognostic factors related to hip remodelling. *J Bone Joint Surg Br.* 2009;91:1383–7.
7. Joseph B, Price CT. Principles of containment treatment aimed at preventing femoral head deformation in Perthes disease. *Orthop Clin North Am.* 2011;42:317–27.
8. Joseph B, Nair NS, Rao NLK, Mulpuri K, Varghese G. Optimal timing for containment surgery for Perthes' disease. *J Pediatr Orthop.* 2003;23:601–6.
9. Catterall A. Perthes's disease. *Br Med J.* 1977;1(6069):1145–9. doi: 10.1136/bmj.1.6069.1145.

病例 57：股骨头骨骺滑脱

Randall T. Loder

病例 1

患儿，女，11 岁 5 个月，在 1 个月前跌倒后出现左侧大腿疼痛伴跛行。患儿的首诊医生对其进行了 X 线检查(图 57.1)[1]。当时认为 X 线片表现正常[2]。大约 1 个月后，患儿在学校踩到橡皮后滑倒，立即无法站起及行走。X 线片(图 57.2)显示移位的股骨头骨骺滑脱(SCFE)。患儿下肢完全不能负重，临床上属于不稳定型滑脱[3]。

思考

- 需要解决哪些问题？
- 治疗的目标是什么？
- 有哪些可行的治疗方案？
- 有哪些因素会影响治疗方案的选择？
- 基于这些因素，你建议如何治疗该患儿？
- 治疗后需要随访该患儿多久？

需要解决的问题

- 中重度不稳定型股骨头骨骺滑脱。

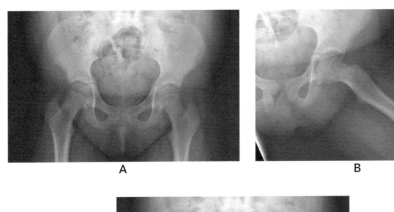

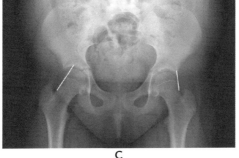

图 57.1　正位(A)和蛙式侧位(B)X 线片显示左侧髋关节非常轻微的 SCFE。可以注意到正位 X 线片上左侧髋关节 Klein 线(C)与股骨头骨骺不相交，侧位 X 线片(B)显示股骨头骺相对干骺端有非常轻微向后的台阶。

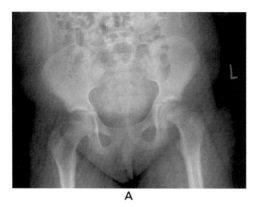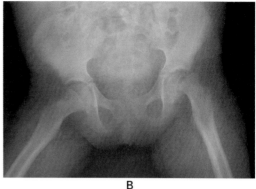

图 57.2　正位(A)和侧位(B)X 线片显示移位的不稳定型股骨头骨骺滑脱。

- 股骨近端畸形。
- 股骨头缺血性坏死风险高。

治疗目标

- 稳定股骨头骨骺滑脱。
- 纠正畸形。
- 降低股骨头缺血坏死的风险。

治疗方案

- 股骨头骨骺滑脱原位固定。
- 轻柔地闭合复位、固定及关节减压。
- 轻柔地切开复位、固定及关节减压。
- 经髋关节外科脱位手术入路行改良 Dunn 手术,以纠正畸形并行固定。

影响治疗选择的因素
• SCFE 的稳定程度
• SCFE 的严重程度
• 各种操作致缺血坏死的风险
• 手术的复杂程度
• 手术时机

表 57.1 概述了基于这些因素的治疗选择。

治疗过程

该患儿接受了急诊手术轻柔闭合复位,并用两枚螺钉固定骨骺(图 57.3A,B)。用大号止血钳打开髋关节囊,以行关节减压 (图 57.3C)。

患儿的疼痛立即得到了缓解。8 周内维持免负重,从床边到轮椅活动。然后允许患儿逐渐部分负重。5 个月后,患儿出现了缺血性坏死的早期影像学改变(图 57.4)。

患儿在 19 岁时,出现轻度不适,末次随访 X 线片如图 57.5 所示。当患者后期出现更明显的症状时,可能需行进一步手术干预,干预方案包括全髋关节置换术、股骨头成形术,极少行关节融合术[9,10]。

病例 2

患儿,男,13 岁,既往数月内左侧大腿疼痛。患儿热衷篮球运动。体格检查见左下肢外旋,左侧髋关节内旋减少 10°,仰卧位屈曲髋关节时下肢被动外旋,与对侧相比,髋关节外展轻度受限。X 线片显示左侧 SCFE (图 57.6)。

表 57.1　影响治疗选择的因素

因素		对治疗的影响
SCFE 的稳定程度	不稳定	滑脱进展风险高,因此,需要使用两枚螺钉固定,以实现充分稳定,最大限度地降低进一步滑脱的风险[4]
		由于缺血性坏死的风险高,建议行关节减压,以减轻积液的填塞效应[4,5]
SCFE 的严重程度	中度畸形	如果不解决畸形,凸轮畸形引起继发性髋-股撞击,可能导致进行性关节损伤及功能受限。因而,不推荐行原位固定[6]
各种操作致缺血坏死的风险	因操作方式而异	强力的手法复位进一步损伤股骨头骨骺血供的风险很高,轻柔地复位相对合理[4]
手术的复杂程度	因手术方式而异	经安全的髋关节外科脱位入路的改良 Dunn 股骨颈截骨术是一种复杂且对技术要求很高的手术,仅应由经过充分培训的外科医生来完成[7]。不是每个中心都有这样的能力
手术时机(急诊还是择期)	延迟治疗可能会增加缺血坏死的风险	需对关节进行紧急减压,并对滑脱的骨骺进行轻柔复位

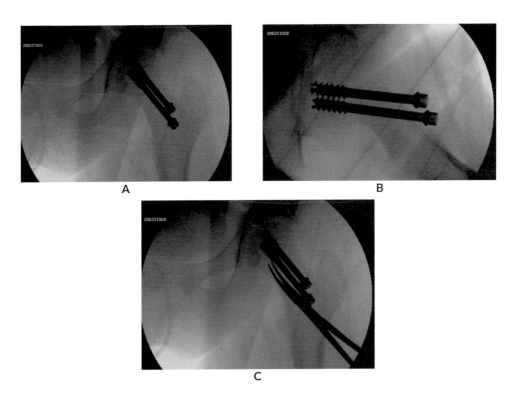

图 57.3　将滑脱的股骨头骨骺复位后,用两枚螺钉(A,B)固定,用大号止血钳打开髋关节囊,对关节进行减压(C)。

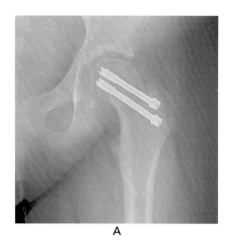 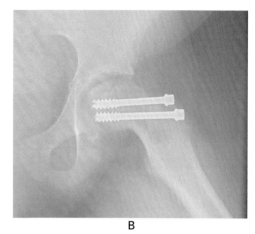

图 57.4　股骨头骨骺早期硬化提示缺血性坏死。

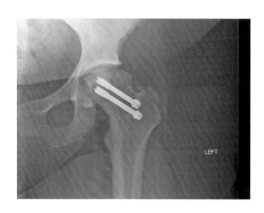

图 57.5　末次随访时左髋关节正位 X 线片。

思考

- 需要解决哪些问题?
- 治疗的目标是什么?
- 有哪些可行的治疗方案?
- 有哪些因素会影响治疗方案的选择?
- 基于这些因素,你建议如何治疗该患儿?
- 治疗后需要随访该患儿多久?

需要解决的问题

- 稳定型 SCFE,有进展的风险。
- 股骨颈畸形会导致凸轮型髋–股撞击。
- 股骨头缺血坏死的风险。

治疗目标

- 防止滑脱进展。
- 允许股骨颈畸形重塑,后期如发生凸轮型撞击则进行治疗。
- 最大限度地降低缺血坏死的风险。

治疗方案[11,12]

- SCFE 原位固定。
- SCFE 螺钉固定联合股骨近端截骨矫形。
- SCFE 原位固定,后期如有必要再行股骨头颈成形术。

影响治疗选择的因素
• SCFE 的稳定程度
• SCFE 的严重程度
• 各种操作致缺血坏死的风险
• 手术时机

　　表 57.2 概述了基于这些因素的治疗选择。

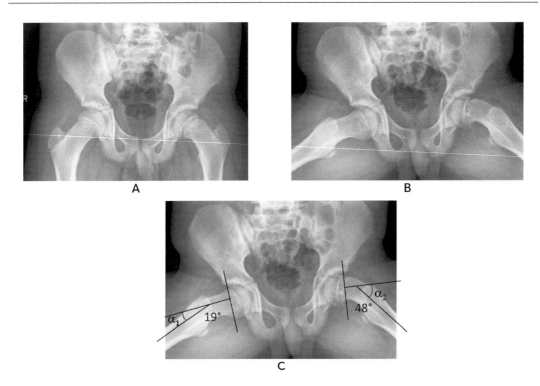

图 57.6 正位(A)和蛙式侧位(B)X 线片显示左侧髋关节轻度 SCFE。Southwick 外侧骺干角(C)差值($\alpha_2 - \alpha_1$)为 29°,表明为轻度滑脱。

表 57.2 影响治疗选择的因素

因素		对治疗的影响
SCFE 的稳定程度	稳定型滑脱	在骨骺中心置入单枚螺钉进行固定,可以很好地稳定 SCFE
SCFE 的严重程度	轻度滑脱	轻度 SCFE 可选择原位稳定,长期效果良好
各种操作致缺血坏死的风险	经皮螺钉原位固定术与股骨头骨骺复位+固定的比较	原位固定后出现缺血坏死的风险最低[13]
手术时机	择期还是急诊手术行 SCFE 固定	不需要急诊固定,也不应无故拖延[14],以防止滑脱转为不稳定型或加重
	手术矫正股骨颈畸形	对于骨骼未发育成熟、无症状的青少年,股骨颈有潜在的重塑潜力[15,16]。如未发生充分的重塑,且出现了撞击症状,则可以进行手术[17]

治疗过程

患儿接受了单枚中心螺钉固定手术(图 57.7)。

术后患儿的疼痛立即缓解,术后 4 周允许恢复完全负重,而后逐渐恢复打篮球。髋关节伸展时活动受限 10°。患儿 15 岁 7 个月

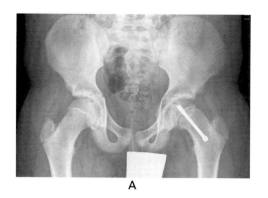
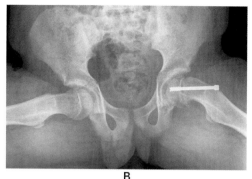

图 57.7　正位(A)和侧位(B)X 线片显示对 SCFE 行单螺钉中心固定。注意:螺钉头应远离髋臼缘,螺钉头越近越可能导致凸轮型撞击。

时,开始出现打篮球时左侧腹股沟区疼痛。体格检查发现左侧髋关节内旋、屈曲和内收时疼痛,提示凸轮型撞击。X 线片证实存在撞击征象(图 57.8)。

在与家属讨论后,选择行关节镜下股骨头颈成形术[18,19],与股骨转子间屈曲截骨术或通过开放性髋关节外科脱位入路进行的股骨头颈成形术相比,这种方案能使患者更快地恢复体育活动。患者的症状立即缓解,随后恢复篮球活动,无不适症状。末次复查的 X 线片如图 57.9 所示。

随访

- 所有单侧股骨头骨骺滑脱的患者应每 3~4 个月复查正位和侧位 X 线片,直至骺板闭合,以确保对侧髋关节未发生滑脱。
- 对于单侧和双侧滑脱病例,即使已行手术固定,均需定期(每 3~4 个月)随访,以确保滑脱不会进展、加重。
- 随访并观察是否发生软骨溶解[20]。
- 对于不稳定型滑脱,至少需要随访 1 年,以观察是否发生缺血性坏死。

总结

- 病例 1 强调了及早诊断 SCFE 的重要性。初始 X 线片显示 SCFE 非常轻微且稳定。遗憾的是,放射科医生判断其是正常的。跌倒后,SCFE 变得不稳定,后续发生股骨头

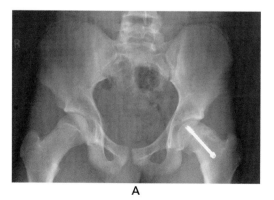
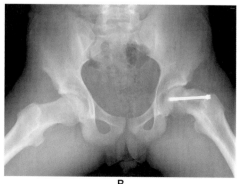

图 57.8　正后位(A)和蛙式侧位(B)X 线片证实存在前侧凸轮型撞击。

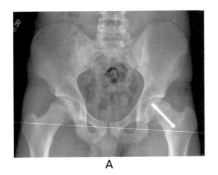 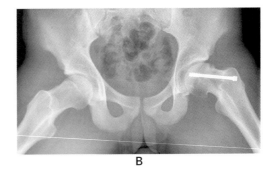

图 57.9 患儿 16 岁 10 个月时的正位片 (A) 和蛙式侧位片 (B)，因凸轮型撞击行关节镜下股骨头颈成形术后 10 个月。

缺血性坏死。

- SCFE 发展为缺血性坏死的预后多变；部分患者迅速加重且发展为骨关节炎，而部分患者出现股骨头畸形，但是可能一段时间内并不需要干预[9]。

- 关于对单侧 SCFE 行对侧髋关节预防性固定存在争议[21]。建议对年幼、合并内分泌功能障碍的患儿进行固定。

- 凸轮型撞击的治疗方式取决于撞击的严重程度；轻型病例可行关节镜下股骨头颈成形术，尽管矫正效果可能不如开放性髋

关节外科脱位手术[19,22]。

- 对 SCFE 相关凸轮型撞击行股骨头颈成形术的远期疗效尚不明确。稳定型滑脱总体的自然病史是骨关节炎形成并逐渐加重[23,24]。

- 尽管 SCFE 的自然病程是逐渐进展为继发性骨关节炎，但任何导致股骨头缺血性坏死的治疗方法都比没有发生缺血性坏死的治疗方法要复杂。

- 对重度、稳定型滑脱应谨慎采用经髋外科脱位入路的改良 Dunn 截骨术[25]。

参考文献

1. Lam A, Boenerjous SA, Lo Y, Abzug JM, Kurian J, Liszewski MC, et al. Diagnosing slipped capital femoral epiphysis amongst various medical specialists. *J Child Orthop.* 2018;12:160–6.
2. Hosseinzadeh P, Iwinski HJ, Salava J, Oeffinger D. Delay in the diagnosis of stable slipped capital femoral epiphysis. *J Pediatr Orthop.* 2017;37(1):e19–322.
3. Loder RT, Richards BS, Shapiro PS, Reznick LR, Aronson DD. Acute slipped capital femoral epiphysis: The importance of physeal stability. *J Bone Joint Surg [Am].* 1993;75-A(8):1134–40.
4. Chen RC, Schoenecker PL, Dobbs MB, Luhmann SJ, Szymanski DA, Gordon JE. Urgent reduction, fixation, and arthrotomy for unstable slipped capital femoral epiphysis. *J Pediatr Orthop.* 2009;29(7):687–94.
5. Parsch K, Weller S, Parsch D. Open reduction and smooth Kirschner wire fixation for unstable slipped capital femoral epiphysis. *J Pediatr Orthop.* 2009;29(1):1–8.
6. Lang P, Panchal H, Delfoss EM, Silva M. The outcome of in-situ fixation of unstable slipped capital femoral epiphysis. *Journal of Pediatrics Orthopaedics B.* 2019;28(5):452–7.
7. Sankar WN, Vanderhave KL, Matheney T, Herrera-Soto JA, Karlen JW. The modified Dunn procedure for unstable slipped capital femoral epiphysis: A multicenter perspective. *J Bone Joint Surg [Am].* 2013;95-A(7):585–91.
8. Kaushal N, Chen C, Agarwal KN, Schrader T, Kelly D, Dodwell ER. Capsulotomy in unstable slipped capital femoral epiphysis and the odds of AVN: A meta-analysis of retrospective studies. *J Pediatr*

Orthop. 2019;39(6):e406–11.

9. Krahn TH, Canale ST, Beaty JH, Warner WC, Lourenco P. Long-term follow-up of patients with avascular necrosis after treatment of slipped capital femoral epiphysis. *J Pediatr Orthop*. 1993;13:154–8.

10. Larson AN, McIntosh AL, Trousdale RT, Lewallen DG. Avascular necrosis most common indication for hip arthroplasty in patients with slipped capital femoral epiphysis. *J Pediatr Orthop*. 2010;30(8):767–73.

11. Sucato DJ. Approach to the hip for SCFE: The North American perspective. *J Pediatr Orthop*. 2018;38(6S1):S5–S12.

12. Thawrani DP, Feldman DS, Sala DA. Current practice in the management of slipped capital femoral epiphysis. *J Pediatr Orthop*. 2016;36(3):e27–37.

13. Loder RT, Dietz FR. What is the best evidence for the treatment of slipped capital femoral epiphysis? *J Pediatr Orthop*. 2012;32(Supplement 1):S158–65.

14. Birch JG. Slipped capital femoral epiphysis: Still an emergency. *J Pediatr Orthop*. 1987;7:334–7.

15. Örtegren J, Björklund-Sand L, Engbom M, Tiderius CJ. Continued growth of the femoral neck leads to improved remodeling after in situ fixation of slipped capital femoral epiphysis. *J Pediatr Orthop*. 2018 Mar;38(3):170–5. doi: 10.1097/BPO.0000000000000797. PMID: 27261961.

16. Reihnardt M, Stauner K, Schuh A, Steger W, Schraml A. Slipped capital femoral epiphysis: Long-term outcome and remodeling after in situ fixation. *Hip International*. 2016;26(1):25–30.

17. Leunig M, Horowitz K, Ganz R. Femoroacetabular impingement after slipped capital femoral epiphysis: Does slip severity predict clinical symptoms? *J Pediatr Orthop*. 2011;31(1):e6.

18. Accadbled F, May O, Thévenin-Lemoine C, Sales de Gauzy J. SCFE management and the arthroscope. *J Child Orthop*. 2017;11:128–30.

19. Basheer SZ, Cooper AP, Maheshwari R, Balakumar B, Madan S. Arthroscopic treatment of femoroacetabular impingement following slipped capital femoral epiphysis. *Bone Joint J*. 2016;980B(1):21–7.

20. Lubicky JP. Chondrolysis and avascular necrosis: Complications of slipped capital femoral epiphysis. *J Pediatr Orthop B*. 1996;5:162–77.

21. Swarup I, Goodbody C, Goto R, Sankar WN, Fabricant PD. Risk factors for contralateral slipped capital femoral epiphysis: A meta-analysis of cohort and case-control studies. *J Pediatr Orthop*. 2020;40(6):e446–53.

22. Leunig M, Manner HM, Turchetto L, Ganz R. Femoral and acetabular re-alignment in slipped capital femoral epiphysis. *J Child Orthop*. 2017;11:131–7.

23. Carney BT, Weinstein SW, Noble J. Long-term follow-up of slipped capital femoral epiphysis. *J Bone Joint Surg [Am]*. 1991;73-A(5):667–74.

24. Mathew SE, Larson AN. Natural history of slipped capital femoral epiphysis. *J Pediatr Orthop*. 2019;39(6S1):S23–37.

25. Davis II RL, Samora III WP, Persinger F, Klingele KE. Treatment of unstable versus stable slipped capital femoral epiphysis using the modified Dunn procedure. *J Pediatr Orthop*. 2019;39(8):411–15.

病例 58:骺板骨桥

Nicholas Peterson,Christopher Prior,Selvadurai Nayagam

病例

患儿,男,11岁,因下肢不等长,右侧股骨短而就诊。患儿在新生儿时期有败血症病史,随后出现左侧髋关节化脓性关节炎,导致生长受限。患儿6岁时接受左侧股骨近端外翻截骨术和延长术来纠正下肢不等长。在后续的随访中,发现下肢不等长进行性加重,与健侧肢体的生长有关。患儿12岁时进行X线检查,发现右侧股骨较对侧短4cm。CT证实右侧股骨远端存在中央型骨骺骨桥形成, 累及骺板面积<25%(图58.1和图58.2)。

思考

- 需要解决哪些问题?
- 治疗的目标是什么?
- 有哪些可行的治疗方案?
- 有哪些因素会影响治疗方案的选择?
- 治疗后需要随访该患儿多久?

需要解决的问题

- 进行性下肢不等长。
- 右侧骺板骨桥导致的生长障碍。

治疗目标

- 阻止下肢不等长进展。
- 恢复骺板生长。
- 在患儿骨骼发育成熟时,实现肢体等长。

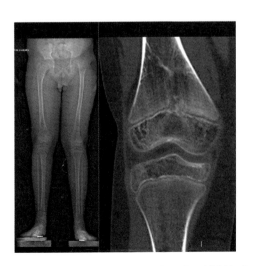

图58.1 新生儿发生败血症后,由股骨远端骺板中央骨桥形成导致的右侧股骨短缩。

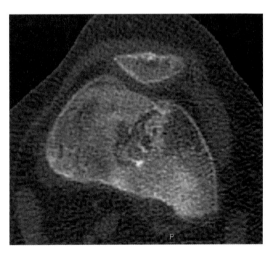

图58.2 轴位CT显示右侧股骨远端的中心型骨桥。

治疗方案

- 阻止下肢不等长进展：
  - 骨桥切除并植入植入物。
- 恢复骺板生长：
  - 骨桥切除并植入植入物。
- 实现肢体等长：
  - 健侧骨骺阻滞术。
  - 患侧肢体延长。

影响治疗选择的因素

- 患儿的年龄、性别及生长潜能
- 骨桥的范围和位置
- 患儿及其家属的选择

表 58.1 概述了基于这些因素的治疗选择。

治疗过程

在患侧大腿近端使用无菌止血带，患肢实施神经阻滞麻醉，经股中间肌和股外侧肌间隙入路显露右侧股骨远端的骨膜表面。在股骨干骺端进行低能量截骨（De Bastiani 截骨术）（图 58.3），并将股骨远端节段"移动"到外侧切口内（图 58.4）[4]。

根据术前规划，在透视下采用克氏针辅

助定位，确定中央型骨桥的范围。保留克氏针，以引导骨桥切除。用盐水冷却钻头，逐渐磨去骺板骨桥，直到在切除区域周围可以看到正常骺板。在关节镜辅助下确认骨桥切除到恰当的边界。

经同侧腹股沟的"比基尼"切口切除一块棱形皮肤组织，制备皮肤筋膜移植物。去除表皮层，得到一块椭圆形的真皮和皮下脂肪组织。皮内缝合关闭腹股沟处的切口。然后将椭圆形组织的顶点向内折叠并缝合，以形成一个圆柱体，其内含有脂肪组织（图58.5）；将其嵌入截骨区内，然后再复位股骨。内侧和外侧分别使用"L"形锁定钢板固

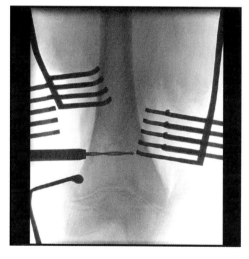

图 58.3 使用盐水冷却钻头，通过钻孔和骨凿截骨的方式，在股骨远端干骺端进行截骨。

表 58.1 影响治疗选择的因素

因素		对治疗的影响
患儿的年龄、性别及生长潜能	患儿为 11 岁男性，仍有 4 年的生长空间	在剩余的 4 年生长期内，预计骨骼成熟时的长度差异为 7.6cm。切除骺板骨桥是正确的决策
骨桥的范围和位置	中央型骨桥，累及<25%的骺板面积	此类骨桥的范围和位置符合手术适应证[1-3]
患儿及其家属的选择		患儿在 6 岁时已行左侧股骨延长术。如果可能，患儿及家属不再希望行右侧股骨延长术

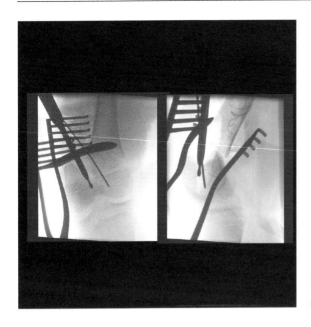

图 58.4 将截骨后显露的股骨干骺端"移动"到外侧切口中,以提供进入骨桥的通道。

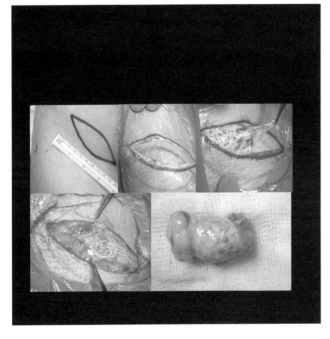

图 58.5 梭形切除腹股沟的皮肤,然后切除表皮,将含有少量皮下脂肪的真皮层折叠成圆柱形,真皮在最外面。最后缝合切口。

定截骨断端(图 58.6)。

术后管理

在术后前 2 周,允许患儿部分负重,承受体重 30% 的重量。在随后的 6 周内,逐渐增加重量,直至"可以耐受"为止。

在术后随访中,发现患儿的左下肢出现外翻畸形。畸形位于股骨远端和胫骨近端。遂建议并实施了生长调控术进行矫正。

术后 3 年临床随访时,拍摄了下肢全长 X 线片。

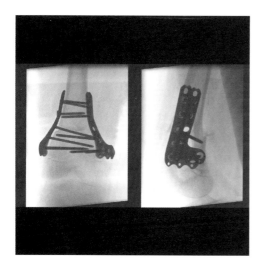

图 58.6　在股骨远端、骺板近端用内外侧钢板固定截骨断端。

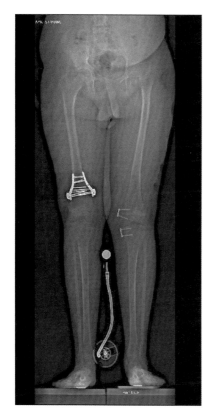

图 58.7　下肢全长 X 线片显示右侧股骨远端骺板恢复生长。

左侧膝关节外翻得到良好的矫正,机械轴位置恢复正常。肢体长度和"L"形锁定钢板的位置变化表明股骨远端骨骺的生长能力成功恢复。此时,体格检查和影像学检查提示肢体长度差异小于 2cm,一致同意后续进行非手术处理。

需要随访至患儿骨骼发育成熟。

总结

通过另一种入路治疗中央型骺板骨桥,可以避免截骨,方法是在干骺端做一个骨窗并做一个向下到生长停止区域的"隧道"。该技术可以借助牙镜或关节镜进行,或者两者同时使用,以观察骨桥切除的情况。但在实践中,很难观察和确认骨桥是否彻底切除。同时,大腿止血带对股骨髓腔出血的控制能力不如对胫骨髓腔出血的控制能力。所以在某些情况下,干骺端截骨术可以提供直视条件,更有助于确认骨桥被完整切除[8,9]。必须要求干骺端的截骨位置足够远,以达到骨桥的位置,故而需要减少内固定的固定长度,所以选择双侧钢板固定。这种双重固定提供了足够的稳定性,允许患儿在手术后不久就能够部分负重。

该病例说明了脓毒血症可导致骨骺破坏,这种影响会在多年后表现出来。没有必要延长右侧股骨,也没有必要在左侧进行骨骺阻滞术,也可以达到患者及其家属可接受的肢体长度平衡。这一现象可能是由于截骨及切除骨桥后右侧股骨远端"过度"生长,但也可能是由左侧股骨的病理性改变导致股骨近端骺板提前闭合所致。

参考文献

1. Birch JG. Technique of partial physeal bar resection. *Oper Tech Orthop.* 1993 Apr;3(2):166–73.
2. Langenskiöld A. Surgical treatment of partial closure of the growth plate. *J Pediatr Orthop.* 1981;1(1):3–11.
3. Khoshhal KI, Kiefer GN. Physeal bridge resection. *J Am Acad Orthop Surg.* 2005 Jan;13(1):47–58.
4. Kim HT, Lim KP, Jang JH, Ahn TY. Resection of a physeal bar with complete transverse osteotomy at the metaphysis and Ilizarov external fixation. *Bone Jt J.* 2015 Dec;97-B(12):1726–31.
5. Bueche MJ, Phillips WA, Gordon J, Best R, Goldstein SA. Effect of interposition material on mechanical behavior in partial physeal resection: A canine model. *J Pediatr Orthop.* 1990 Aug;10(4):459–62.
6. Langenskiöld A, Osterman K, Valle M. Growth of fat grafts after operation for partial bone growth arrest: Demonstration by computed tomography scanning. *J Pediatr Orthop.* 1987 Aug;7(4):389–94.
7. Williamson RV, Staheli LT. Partial physeal growth arrest: Treatment by bridge resection and fat interposition. *J Pediatr Orthop.* 1990 Dec;10(6):769–76.
8. Marsh JS, Polzhofer GK. Arthroscopically assisted central physeal bar resection. *J Pediatr Orthop.* 2006 Apr;26(2):255–9.
9. Jackson AM. Excision of the central physeal bar: A modification of Langenskiöld's procedure. *J Bone Joint Surg Br.* 1993 Jul;75(4):664–5.

第 **10** 部分

感　染

病例 59：急性骨髓炎

Hitesh Shah

病例

患儿,男,4 岁,因右下肢不能负重伴高热 3 天就诊。患儿就诊时表现为发热,痛苦面容。体格检查发现胫骨近侧干骺端有压痛。血液检查显示红细胞沉降率(ESR)和 C-反应蛋白（CRP）升高。胫骨 X 线片显示正常（图59.1）。超声显示胫骨近侧干骺端区域骨膜下脓肿,浅层软组织正常。患儿被诊断为胫骨近端急性骨髓炎。

思考

- 需要解决哪些问题?
- 治疗的目标是什么?
- 有哪些可行的治疗方案?
- 哪些因素会影响治疗方案的选择?
- 基于这些因素,你建议如何治疗该患儿?
- 治疗后需要随访该患儿多久?

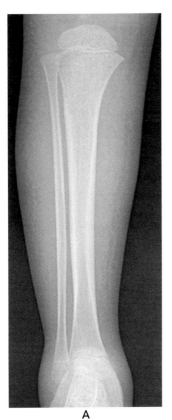

A

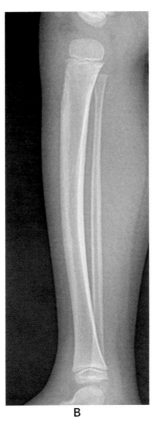

B

图 59.1 胫骨 X 线片显示正常。

需要解决的问题

- 胫骨近端感染。
- 局部感染扩散及发展为慢性骨髓炎。
- 感染可能全身传播,甚至引起脓毒血症。

治疗目标

- 控制并根除胫骨感染。
- 预防感染扩散。
- 预防并发症发生(如慢性骨髓炎、病理性骨折等)。

治疗方案

- 控制并根除胫骨感染:
  - 静脉输注抗生素。
  - 骨膜下脓肿的切开引流。
  - 骨开窗减压。
- 预防感染扩散:
  - 静脉输注抗生素。
- 预防慢性骨髓炎:
  - 及时处理急性骨髓炎。
- 预防病理性骨折:
  - 下肢石膏保护。

  ○ 延迟负重时间。

影响治疗选择的因素

- 患儿的年龄
- 症状持续时间
- 是否存在骨膜下脓肿
- 可能的感染源(社区感染或院内感染)

表 59.1 概述了基于这些因素的治疗选择。

治疗过程

该患儿被安排急诊手术,行骨膜下脓肿切开引流术及胫骨近端开窗减压术。从骨膜下排出了 10mL 脓液。胫骨近端钻孔后,排出了大量的脓液。通过在干骺端做一个小的开窗,引流剩余的脓液,并用生理盐水反复冲洗干骺端。对脓液样本进行病原学培养和药敏试验。逐层缝合手术切口,用过膝夹板固定保护下肢。

表 59.1　影响治疗选择的因素

因素		对治疗的影响
患儿的年龄	4 岁	感染引起的骨损伤在新生儿和婴儿中往往更严重[1,2]
症状持续时间	3 天	在 48 小时内出现的儿童急性骨髓炎通常可以在密切监测下单独使用静脉输注抗生素进行治疗
		症状超过 2 天的患儿可能已经进展为骨外扩散,并伴有骨膜下脓肿[3]
是否存在骨膜下脓肿	存在	骨膜下脓肿的急诊切开引流是必要的,以避免永久性和不可逆的并发症出现[4,5]
可能的感染源	社区感染	在获得培养结果前不必使用对耐甲氧西林金黄色葡萄球菌(MRSA)敏感的抗生素,因为社区获得性 MRSA 感染并不常见[6]

术后管理

在脓液标本的细菌培养报告出来之前,选择为该患儿静脉注射氯唑西林和庆大霉素,以覆盖革兰阳性菌和革兰阴性菌。血培养和脓液培养结果提示为对甲氧西林敏感的金黄色葡萄球菌。术后 7 天 CRP 恢复正常,ESR 降至正常范围内。停用静脉抗生素,开始口服抗生素,并维持 6 周的时间。术后 1 周,将过膝夹板改为过膝石膏固定并维持 6 周。拆除石膏后才允许下肢负重。

随访

该患儿接受了全程的定期随访。在发病后的 8 年内,他可以参加正常活动,没有任何与胫骨相关的症状出现,也未发现任何畸形或肢体不等长,胫骨 X 线片正常(图59.2)。患儿已经 12 岁,且在过去的 8 年间没有表现出任何胫骨生长障碍的迹象,因此,将来很可能不会发生生长障碍或过度生长,所以不再需要进一步随访。

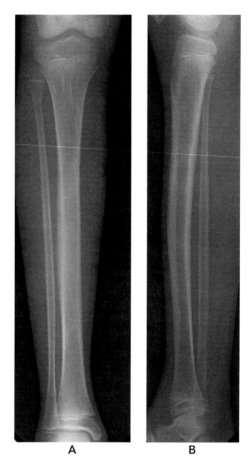

图 59.2　急性发病后的第 8 年,胫骨 X 线片显示正常。

参考文献

1. Castellazzi L, Mantero M, Esposito S. Update on the management of pediatric acute osteomyelitis and septic arthritis. *Int J Mol Sci.* 2016;17(6):855. Published 2016 Jun 1. doi: 10.3390/ijms17060855.
2. Gillespie WJ, Mayo KM. The management of acute haematogenous osteomyelitis in the antibiotic era: A study of the outcome. *J Bone Joint Surg Br.* 1981;63:126–31.
3. Sukswai P, Kovitvanitcha D, Thumkunanon V, Chotpitayasunondh T, Sangtawesin V, Jeerathanyasakun Y. Acute hematogenous osteomyelitis and septic arthritis in children: Clinical characteristics and outcomes study. *J Med Assoc Thai.* 2011;94(Suppl 3):S209–S216.
4. Howard CB, Einhorn M, Dagan R, Nyska M. Ultrasound in the diagnosis and management of acute haematogenous osteomyelitis in children. *J Bone Joint Surg Br.* 1993;75:79–82.
5. Cole WG, Dalziel RE, Leitl S. Treatment of acute osteomyelitis in childhood. *J Bone Joint Surg Br.* 1982;64:218–23.
6. Arnold SR, Elias D, Buckingham SC, Thomas ED, Novais E, Arkader A, Howard C. Changing patterns of acute hematogenous osteomyelitis and septic arthritis: Emergence of community-associated Methicillin-resistant Staphylococcus aureus. *J Pediatr Orthop.* 2006;26:703–8.

病例 60：急性化脓性关节炎

Hitesh Shah

病例

患儿，3 月龄，患儿家属发现其右下肢的主动活动减少，每次换尿布时哭闹不止，且2 天不进食。婴儿无发热，但烦躁。右侧髋关节位于外展、外旋位。任何被动活动髋关节的动作都会使患儿哭闹。

ESR、CRP 明显升高。超声显示右侧髋关节积液伴半脱位。骨盆 X 线片证实髋关节半脱位（图 60.1）。

思考

- 需要解决哪些问题？
- 治疗的目标是什么？
- 有哪些可行的治疗方案？
- 有哪些因素会影响治疗方案的选择？
- 基于这些因素，你建议如何治疗该患儿？
- 治疗后需要随访该患儿多久？

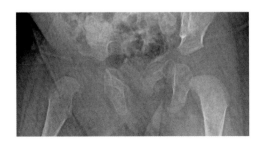

图 60.1　骨盆 X 线片显示右侧髋关节半脱位。髋关节位于屈曲、外展、外旋位。

需要解决的问题

- 右侧髋关节可能存在感染病灶。
- 髋关节半脱位。
- 有损伤关节面软骨、生长板及股骨头血供的风险。

治疗目标

- 彻底控制感染。
- 复位半脱位的髋关节并恢复髋关节的稳定性。
- 预防化脓性髋关节的其他合并症。

治疗方案

- 彻底控制感染。
  - 充分进行关节引流：
    - 反复进行关节腔冲洗。
    - 关节镜下灌洗。
    - 关节腔切开并充分冲洗。
  - 抗生素：
    - 静脉输注抗生素。
    - 口服抗生素。
- 复位半脱位的髋关节并恢复髋关节稳定性。
  - 关节切开引流，以解决关节积脓并维持髋关节稳定：
    - 髋人字石膏固定。
    - Pavlik 吊带固定。
- 预防感染并发症：
  - 急诊进行关节腔切开引流和灌洗。

323

影响治疗选择的因素

- 患儿的年龄
- 症状持续的时间
- 感染的来源（社区感染或院内感染）

表 60.1 概述了基于这些因素的治疗选择。

治疗过程

在全身麻醉下，采用腹股沟皮纹的斜向短切口（"比基尼"入路）进行急诊的关节切开术。切开膨胀的关节囊后，关节内立即涌出黏稠的脓液（图 60.2）。用拭子留取关节内样本后，用大量的生理盐水对关节腔进行冲洗。检查股骨头的关节软骨，发现其完整且有光泽。逐层闭合伤口，但未缝合关节囊。应用髋人字石膏将髋关节保持外展和屈曲 30° 固定。

术后管理

在脓液培养结果出来之前，为该患儿静脉注射氯唑西林钠和庆大霉素治疗，以覆盖革兰阳性菌和革兰阴性菌。在脓液中培养出了对甲氧西林敏感的金黄色葡萄球菌，然后

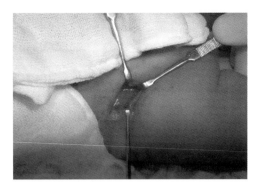

图 60.2　术中照片显示脓液从关节内涌出。

选择使用对该细菌敏感的抗生素治疗。

CRP 水平在 7 天内恢复正常，ESR 也降至正常范围内，遂停止静脉滴注抗生素，开始改为口服抗生素，并维持 4 周。

随访

4 周后拆除髋关节石膏，并继续配戴 Pavlik 吊带 4 周[5,6]。

定期随访该患儿，在 4 年的随访期间，该患儿的髋关节活动情况良好，未表现出任何髋关节相关的症状。髋关节检查结果正常。骨盆 X 线片显示股骨头和髋臼发育良好，与对侧一致。右侧股骨头存在轻微增大及轻度缺血性坏死的改变（图 60.3）。

表 60.1　影响治疗选择的因素

因素		对治疗的影响
患儿的年龄	3 月龄	新生儿和婴儿的软骨被破坏的可能性高于年龄较大的儿童。因此，对该患儿进行关节切开术更为紧急[1,2]
症状持续的时间	超过 2 天	发生感染 2 天后，软骨被破坏的可能性更大，因此，立即进行关节切开是很有必要的[2]
感染的来源	社区感染	由于社区获得性 MRSA 不太常见，在等待病原学培养和药敏试验结果期间，不需要使用对 MRSA 敏感的抗生素[3,4]

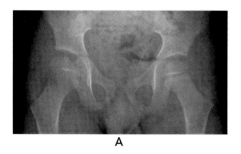
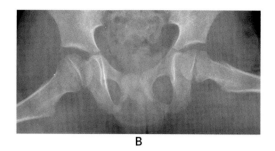

A　　　　　　　　　　　B

图60.3　(A)术后4年的髋关节正位X线片显示股骨头有轻度的膨大。(B)蛙式侧位X线片显示股骨头骨骺有轻度缺血性改变。

总结

需要继续随访至患儿骨骼发育成熟,以关注髋关节的发育情况。

参考文献

1. Agarwal A, Aggarwal AN. Bone and joint infections in children: Septic arthritis. *Indian J Pediatr.* 2016;83(8):825–33.
2. Castellazzi L, Mantero M, Esposito S. Update on the management of pediatric acute osteomyelitis and septic arthritis. *Int J Mol Sci.* 2016;17(6):855.
3. Swarup I, LaValva S, Shah R, Sankar WN. Septic arthritis of the hip in children: A critical analysis review. *JBJS Rev.* 2020;8(2):e0103. doi: 10.2106/JBJS.RVW.19.00103.
4. Arnold, SA, Elias D, Buckingham SC, et al. Changing patterns of acute hematogenous osteomyelitis and septic arthritis: Emergence of community-associated Methicillin-resistant Staphylococcus aureus. *J Pediatr Orthop.* 2006;26:703–8.
5. Vinod MB, Matussek J, Curtis N, Graham HK, Carapetis JR. Duration of antibiotics in children with osteomyelitis and septic arthritis. *J Pediatr Child Health.* 2002;38:363–7.
6. Kim HK, Alman B, Cole WG. A shortened course of parenteral antibiotic therapy in the management of acute septic arthritis of the hip. *J Pediatr Orthop.* 2000;20:44–7.

索　引